副甲状腺・骨代謝疾患診療マニュアル

改訂第2版

監修

平田結喜緒

編集

竹内　靖博
杉本　利嗣
成瀬　光栄

診断と治療社

口絵カラー

- 本項「カラー口絵」は，本書本文中にモノクロ掲載した写真のうち，カラーで提示すべきものを，本文出現順に並べたものである．
- 本項「カラー口絵」に示したページ（→）は当該写真の本文掲載ページを示す．

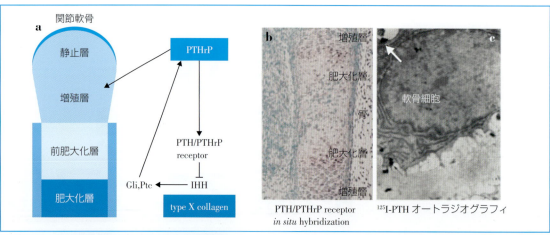

《口絵カラー①》軟骨細胞に対する PTHrP の作用
a：肥大化層軟骨細胞から産生される IHH は周囲の軟骨膜に作用し，そこで産生される PTHrP の発現が亢進する．PTHrP は IHH を産生する軟骨細胞よりも上層に存在する軟骨細胞の PTH/PTHrP 受容体に結合することで，下流の IHH の発現を抑制する．
b：PTH/PTHrP receptor の in situ ハイブリダイゼーションを行うと，増殖層から肥大化層にかけてその発現が認められる．
c：^{125}I-PTH を用いた電顕オートラジオグラフィーでも，軟骨細胞への PTH の結合を確認できる．

（→ p32）

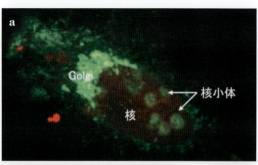

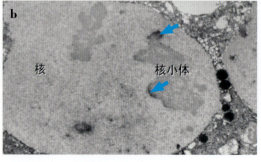

《口絵カラー②》PTHrP の核小体局在
a：PTHrP cDNA を遺伝子導入した CHO 細胞における PTHrP 蛋白の蛍光免疫染色．ゴルジ体（Golgi）と核内の核小体の両方に PTHrP の局在を観察することができる．
b：PTHrP cDNA を遺伝子導入した CHO 細胞における PTHrP 蛋白の免疫電顕（pre-embedding 法）．核内の核小体に PTHrP 蛋白（黒色）の局在を見出すことができる．
〔Amizuka N, et al.：Inefficient function of the signal sequence of PTHrP for targeting into the secretory pathway. Biochem Biophys Res Commun 2000；**273**：621-629. より〕

（→ p34）

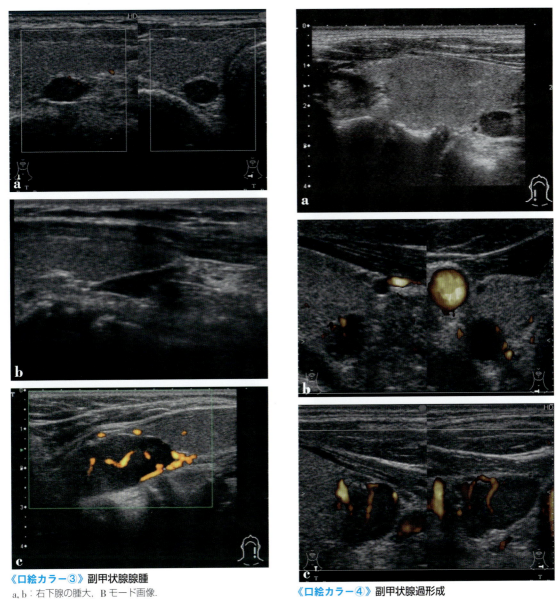

《口絵カラー③》副甲状腺腺腫
a, b：右下腺の腫大，Bモード画像．
c：左上腺の腫大，カラードプラ画像．
(→ p38)

《口絵カラー④》副甲状腺過形成
a：Bモード画像．
b, c：カラードプラ画像．
(→ p39)

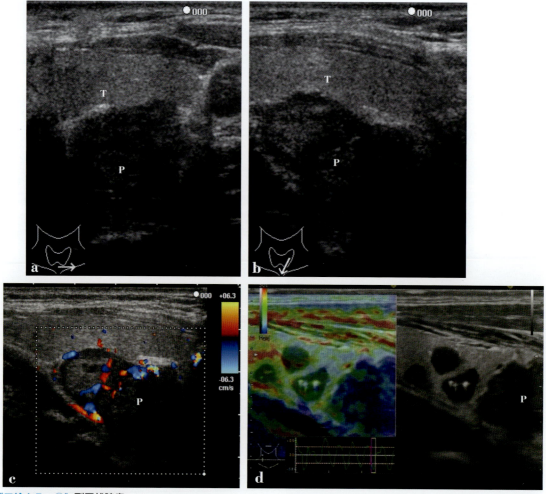

《口絵カラー⑤》副甲状腺癌
副甲状腺腫瘤（P）はDW比の高い低エコー腫瘤として描出されている．腫瘤の甲状腺側の辺縁が不整で境界部線状エコーを欠いており，甲状腺（T）への浸潤を疑う所見である（a：横断像．b：縦断像）．
c：カラードプラでは腫瘤内に豊富な血流を認める．
d：エラストグラフィでは副甲状腺は硬い組織として青く色表示され，甲状腺内のコロイド嚢胞は軟らかく緑色に表示されている．
（→ p40）

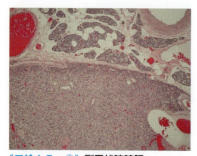

《口絵カラー⑥》副甲状腺腺腫
腫瘍周囲に"normal rim"と称される脂肪を混在した腺組織が認められる．
（→ p50）

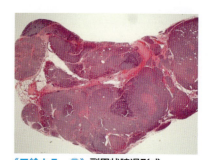

《口絵カラー⑦》副甲状腺過形成
多結節性病変である．被膜は明らかでない．
（→ p50）

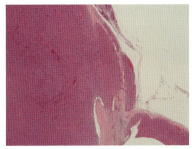

《口絵カラー⑧》副甲状腺癌
腫瘍細胞が被膜の外側にまで浸潤している（被膜浸潤）．
(→ p51)

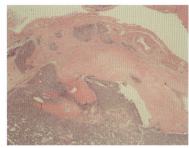

《口絵カラー⑨》副甲状腺異型腺腫
腫瘍細胞が厚い被膜内に入り込んでいるが，これを完全には越えていない．
(→ p51)

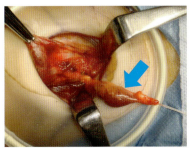

《口絵カラー⑩》腺腫（右下副甲状腺，矢印）
(→ p61)

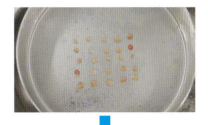

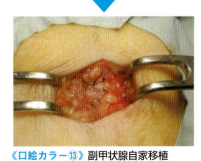

《口絵カラー⑬》副甲状腺自家移植
(→ p61)

《口絵カラー⑪》過形成①（右上下，矢印）
(→ p61)

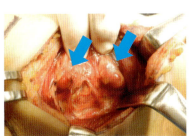

《口絵カラー⑫》過形成②（左上下，矢印）
(→ p61)

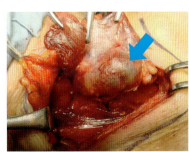

《口絵カラー⑭》癌
甲状腺右葉浸潤している（矢印）．
(→ p61)

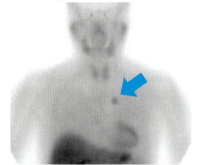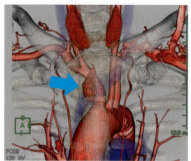

《口絵カラー⑮》Aorto-pulmonary window に位置する腺腫
a：MIBI シンチグラフィ（矢印）．b：3D 造影 CT（矢印）．胸腔鏡下に摘出できた．

(→ p62)

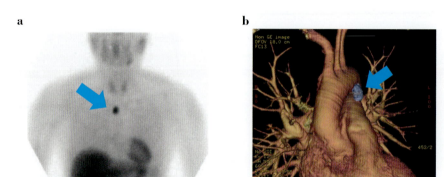

《口絵カラー⑯》上縦隔に下垂した右下副甲状腺の腺腫
a：MIBI シンチグラフィ（矢印）．b：3D 造影 CT（矢印）．頸部操作で摘出できた．

(→ p62)

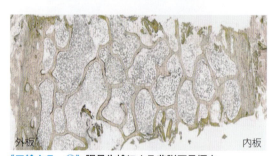

《口絵カラー⑱》腸骨生検による非脱灰骨標本

(→ p120)

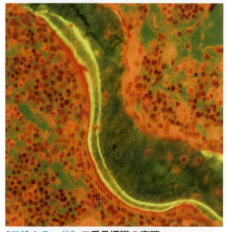

《口絵カラー⑰》二重骨標識の実際

(→ p120)

推薦のことば

　『副甲状腺・骨代謝疾患診療マニュアル』の改訂第2版の刊行を大変喜ばしく思います．副甲状腺は非常に小さい臓器ではありますが，Fuller Albrightにより偽性副甲状腺機能低下症として初めてホルモン不応症の概念が提起された後，ホルモン測定法やホルモン作用の評価法が確立され，見事にその仮説が証明されました．さらにその発症機序の解明を通じ，副甲状腺ホルモン受容体からGs蛋白を経てアデニル酸シクラーゼが活性化される情報伝達系が解明されました．そして偽性副甲状腺機能低下症におけるホルモン不応症の本態がGs蛋白自体の変異や組織特異的インプリンティング異常によることも示されました．しかも本症の低身長や短指などの異常がGs蛋白異常による発生期での副甲状腺ホルモン関連蛋白（PTHrP）の作用不全に基づく成長軟骨の異常によることも明らかになりました．このように，副甲状腺ホルモンはわれわれに多くの内分泌学の驚異を教えてくれるとともに，内分泌学の神秘の解明へのロマンをかき立て続けてくれました．

　副甲状腺ホルモンの標的臓器として腎臓と骨が重要であり，これらの臓器への作用を通じ血清カルシウム濃度を維持することがその主要な役割です．そして腎臓でのビタミンD活性化に関わる律速酵素1α水酸化酵素の発現制御を通じビタミンDの活性化を制御することで，腸管カルシウム吸収の調節によるカルシウム代謝平衡の維持にも関わっています．カルシウム代謝平衡が正なら骨量は増加し，負なら骨量は低下し骨構造も脆弱化し骨強度の低下により骨粗鬆症に至ります．この代謝平衡の調節には性ホルモンや成長因子，力学的負荷や加齢など数多くの因子が影響を及ぼします．また副甲状腺ホルモンの持続的高値は骨吸収を亢進させ骨代謝平衡を負に導く一方，生理的な間欠的上昇により活性型ビタミンDと協調し骨代謝平衡が維持されています．そして薬理量の副甲状腺ホルモンの間欠投与により骨形成が骨吸収以上に促進されることで骨形成促進薬として骨粗鬆症治療にも応用されています．副甲状腺ホルモンの間欠投与の間隔によっても骨形成と骨吸収の平衡が影響を受けるなど，副甲状腺ホルモン内分泌学の神秘は今なおわれわれを魅了し解明に向けた意欲をかき立てずにはおきません．

　この副甲状腺ホルモン内分泌学を網羅し，これと切っても切れない骨代謝調節の異常によりもたらされる骨粗鬆症の病因・病態・診断・治療などの最新情報を，わが国のエキスパートを網羅した執筆者により提供した本書は，必ずや多くの読者に貴重な一冊となるものと確信しています．

2019年4月

徳島大学藤井節郎記念医科学センター顧問

松本俊夫

「診断と治療社　内分泌シリーズ」について

　内分泌臓器および分泌されるホルモンの種類は多く，その異常である内分泌疾患も多岐にわたる．疾患の頻度も，橋本病や原発性アルドステロン症のようにコモンな疾患から，厚生労働省の「難病」に該当する希少疾患まで多様である．すなわち，内分泌疾患は「多様性」が一つの大きな特徴である．診断と治療の遅れは循環，糖・脂質，電解質，骨などの慢性的な代謝異常とそれに伴う標的臓器障害を招来するのみならず，患者の生命予後に重大な影響を及ぼす可能性がある．内分泌疾患の診療水準向上には多数例の診療経験と十分な最新の知識が必須であるが，近年，経験ある専門医数は十分ではなく，また，内分泌疾患に関する系統的な情報提供のツールも不十分である．このような背景から，実地臨床の視点に立って企画・刊行されたのが診断と治療社の「内分泌シリーズ」である．編者らはこれまで『内分泌代謝専門医ガイドブック』『原発性アルドステロン症診療マニュアル』『褐色細胞腫診療マニュアル』『わかりやすい原発性アルドステロン症診療マニュアル』『クッシング症候群診療マニュアル』『甲状腺疾患診療マニュアル』『内分泌機能検査実施マニュアル』『内分泌画像検査・診断マニュアル』『内分泌性高血圧診療マニュアル』『下垂体疾患診療マニュアル』など合計17の企画・編集を行ってきたが，シリーズの11番目の書籍として企画したのが『副甲状腺・骨代謝疾患診療マニュアル』である．

　第1版では，副甲状腺疾患と骨代謝疾患の診療に必要な解剖，生理，生化学などの基礎的知識，診断に必要な機能検査，画像検査等を概説するとともに，各論として多様な疾患の診断と治療を系統的かつコンパクトにまとめた．第2版では研究面でのトピックやガイドラインの解説も取り入れ，内容をアップデートしたが，この度，内容のさらなるアップデートのため改訂第2版を企画・発刊することとした．構成の大枠を「Ⅰ基礎篇」「Ⅱ臨床編」から「カルシウム・リン・骨代謝の生理学」「Ⅱ　カルシウム・リン・骨代謝の病態」に変更，「原発性骨粗鬆症の予防と治療ガイドライン2015年版」への改訂，「運動療法」「リエゾンサービス」「低フォスファターゼ症」などの項目追加，さらに，FGF23/FGFR/Klothoシグナル，低リン血症性くる病に対する新規治療薬，褐色細胞腫の骨転移などの最新トピックスを追加した．編集は竹内靖博先生と杉本利嗣先生に，監修は平田結喜緒先生にお願いし，執筆は当該分野でわが国を代表する諸先生方に分担をお願いした．多忙な折，ご協力いただいたすべての先生方に改めて心より感謝申し上げるとともに，本書が「診断と治療社 内分泌シリーズ」の一つとして，わが国の副甲状腺・骨代謝疾患の診療水準向上に貢献できれば幸いである．

2019年4月

国立病院機構京都医療センター臨床研究センター　客員研究員
成瀬光栄

改訂第2版　序文

　内分泌学の成書では，骨・ミネラル領域に関しては副甲状腺ホルモンに関連した記述が中心となり，疾患としても副甲状腺関連領域が主にとりあげられることになりがちのため，骨代謝疾患やそれに関連するミネラル代謝異常についての記載に物足りなさが残ることが多かった．一方で，骨代謝をテーマとした成書では，内分泌学的な視点が十分に盛り込まれているとはいえないことも多く，特に内科医の目で見た場合に，全身的なシステム制御機構からみた骨代謝についてもう一歩踏み込んだ理解を得たいという感想が残るものが多かった．

　このような背景から，内分泌代謝学を網羅的に学びたい医師のために，内分泌学と骨代謝学という2つの視点を融合させ，かつ臨床に即した手引きとなるようなハンドブックとして本書が企画された．本書では，カルシウム・リン・骨代謝という視点から，骨・ミネラル代謝の全体を俯瞰して理解できるように，相互の関係に配慮して記述されている．また，多くの領域にまたがる多彩なトピックについて詳述する項を設け，この分野に関する統合的な理解が進むように配慮されている．

　内分泌学の領域は拡大を続けており，今日では，内分泌学が包含する分野は古典的な内分泌臓器から分泌されるホルモンとその障害にとどまらないことは周知の通りである．骨から分泌されるホルモンとして線維芽細胞増殖因子23（FGF23）が発見されたことで，骨も内分泌臓器として認知されつつある．

　また，骨代謝はミネラル代謝と不可分の関係にあり，骨・ミネラル代謝を制御する内分泌システムの解明の進展から，骨代謝をも視野にいれた内分泌学の構築が進められている．従来から，ミネラル代謝には副甲状腺ホルモンやビタミンDが重要な役割を果たすこと，性腺機能低下症は骨吸収を亢進させることにより骨代謝障害をもたらすことなどが知られていた．最近では，骨代謝に関わる細胞生物学および分子生物学の進歩に基づいて，より直接に骨・ミネラル代謝を制御する局所因子が明らかにされ，そのホルモンによる制御についても多くの知見が得られつつある．

　骨代謝領域では，骨粗鬆症への対策が世界的に大きな問題となっている．高齢社会が急速に進行する中で，骨折の予防を中心とした高齢者医療はすべての医療従事者にとっての喫緊の課題である．骨折予防という視点に立てば，内科医の果たすべき役割は大きく，特に生活習慣病の診療に重要な責務を担っている内分泌代謝科を専門とする医師は，骨粗鬆症診療に積極的に関わっていくことが求められている．本書は，骨粗鬆症の診療を担うべき内科医のために実践的に役立つ書物としても配慮されている．

　内分泌代謝領域の専門家でも骨・ミネラル代謝は不案内であり，自身の専門外と感じる方々も少なくないようであるが，本書を手にとっていただければ，この領域を自家薬籠中のものとしていただけるものと確信している．また，これから内分泌学を学ぼうという皆様にとっては，本書が，骨・ミネラル代謝領域に対する苦手意識を払拭するお役に立つことを願ってやまない．

2019年4月

虎の門病院内分泌センター　センター長
竹内靖博

執筆者一覧

■ 監修

平田結喜緒	兵庫県予防医学協会健康ライフプラザ　参与，東京医科歯科大学　名誉教授

■ 編集

竹内靖博	虎の門病院内分泌センター　センター長
杉本利嗣	島根大学医学部内科学講座内科学第一　教授
成瀬光栄	国立病院機構京都医療センター臨床研究センター　客員研究員

■ 分担執筆者（50音順，肩書略）

網塚憲生	北海道大学歯学研究科硬組織発生生物学教室
飯利太朗	東京大学医学部附属病院腎臓・内分泌内科，聖マリアンナ医科大学薬理学
伊木雅之	近畿大学医学部公衆衛生学
石橋英明	伊奈病院整形外科
伊東伸朗	東京大学医学部附属病院腎臓・内分泌内科
稲葉雅章	大阪市立大学大学院医学研究科代謝内分泌病態内科学
井上大輔	帝京大学ちば総合医療センター第三内科
今西康雄	大阪市立大学大学院医学研究科代謝内分泌病態内科学
岩本　潤	慶友整形外科病院骨関節疾患センター
植木浩二郎	国立国際医療研究センター研究所糖尿病研究センター
上西一弘	女子栄養大学栄養生理学研究室
内野眞也	野口記念会野口病院外科
遠藤逸朗	徳島大学大学院医歯薬学研究部生体機能解析学分野，徳島大学病院内分泌代謝内科
大薗恵一	大阪大学大学院医学系研究科小児科学
太田博明	山王メディカルセンター・女性医療センター
大幡泰久	大阪大学大学院医学系研究科小児科学
岡崎具樹	帝京大学医学部生化学講座
岡田洋右	産業医科大学医学部第一内科学講座
岡村律子	日本医科大学武蔵小杉病院総合診療科，日本医科大学内分泌外科
岡本高宏	東京女子医科大学乳腺・内分泌外科
梶　博史	近畿大学医学部再生機能医学
柏井将文	市立豊中病院整形外科
金井厳太	東海大学医学部腎内分泌代謝内科
金沢一平	島根大学医学部内科学講座内科学第一
亀山香織	慶應義塾大学病院病理診断科
木下祐加	東京大学医学部附属病院腎臓・内分泌内科
窪田拓生	大阪大学大学院医学系研究科小児科学
小出雅則	松本歯科大学総合歯科医学研究所
古家美菜絵	東京大学医学部附属病院腎臓・内分泌内科

小守壽文	長崎大学大学院医歯薬学総合研究科生命医科学講座細胞生物学分野
酒井昭典	産業医科大学医学部整形外科
坂口和成	和歌山県立医科大学名誉教授，須佐病院内科
笹子敬洋	東京大学大学院医学系研究科糖尿病・代謝内科
佐藤友紀	北陸大学薬学部薬学臨床系（病態解析学分野）
自見英治郎	九州大学歯学研究院OBT研究センター
杉谷　巌	日本医科大学内分泌外科
杉本利嗣	島根大学医学部内科学講座内科学第一
鈴木敦詞	藤田医科大学医学部内分泌・代謝内科学
曽根照喜	川崎医科大学放射線核医学
田井宣之	帝京大学ちば総合医療センター第三内科
髙士祐一	徳島大学先端酵素学研究所糖尿病臨床・研究開発センター
高橋直之	松本歯科大学総合歯科医学研究所
田口　明	松本歯科大学歯学部歯科放射線学講座
田口哲也	京都府立医科大学大学院内分泌・乳腺外科学
竹内靖博	虎の門病院内分泌センター
田島敏広	自治医科大学とちぎ子ども医療センター小児科
辰島啓太	虎の門病院内分泌センター
立木美香	国立病院機構京都医療センター内分泌・代謝内科
津川尚子	大阪樟蔭女子大学健康栄養学部
寺内公一	東京医科歯科大学大学院医歯学総合研究科女性健康医学講座
成瀬光栄	国立病院機構京都医療センター臨床研究センター
難波　綾	国立病院機構京都医療センター臨床研究センター
難波範行	地域医療機能推進機構（JCHO）大阪病院小児科
西村理行	大阪大学大学院歯学研究科生化学教室
萩野　浩	鳥取大学医学部保健学科
橋本　淳	国立病院機構大阪南医療センター免疫疾患センター
長谷川智香	北海道大学歯学研究科硬組織発生生物学教室
波多賢二	大阪大学大学院歯学研究科生化学教室
平田結喜緒	兵庫県予防医学協会健康ライフプラザ
深川雅史	東海大学医学部腎内分泌代謝内科
福本誠二	徳島大学藤井節郎記念医科学センター
藤原佐枝子	安田女子大学薬学部薬学科
細井孝之	健康院クリニック
堀　倫子	堀医院
槙田紀子	東京大学医学部附属病院腎臓・内分泌内科
三浦雅一	北陸大学薬学部薬学臨床系（病態解析学分野）
道上敏美	大阪母子医療センター研究所・環境影響部門
皆川真規	千葉県こども病院内分泌科

宮川めぐみ	宮川病院内科
宮本幸奈	北海道大学歯学研究科硬組織発生生物学教室
森　諭史	聖隷浜松病院骨・関節外科
矢野彰三	島根大学医学部臨床検査医学
山内美香	島根大学医学部内科学講座内科学第一
山下照仁	松本歯科大学総合歯科医学研究所
山本智章	新潟リハビリテーション病院，新潟骨の科学研究所
山本昌弘	島根大学医学部内科学講座内科学第一
横本真希	国立病院機構京都医療センター内分泌・代謝内科
渡部玲子	帝京大学ちば総合医療センター第三内科

略語一覧

略語	欧文	和文
%TRP	tubular reabsorption of phosphate	尿細管リン再吸収率
$1,25(OH)_2D$	1,25-dihydroxyvitamin D	1,25水酸化ビタミンD
11β-HSD	11β-hydroxysteroid dehydrogenase	11β水酸化ステロイド脱水素酵素
$25(OH)D$	25-hydroxyvitamin D	25水酸化ビタミンD
^{99m}Tc	technetium-99m	テクネシウム99m
ACE	angiotensin converting enzyme	アンジオテンシン変換酵素
ACTH	adrenocorticotropic hormone/adrenocorticotropin	副腎皮質刺激ホルモン
ADL	activities of daily living	日常生活動作
AFF	atypical femoral fracture	非定型大腿骨骨折
AI	aromatase inhibitor induce bone loss	アロマターゼ阻害薬
ALN	alendronate	アレンドロネート
ALP	alkaline phosphatase	アルカリホスファターゼ
ARB	angiotensin type II receptor blocker	アンジオテンシンII受容体拮抗薬
ARONJ	anti-resorptive agents-related osteonecrosis of the jaw	骨吸収抑制薬関連顎骨壊死
ARR	aldosterone to renin ratio	アルドステロン／レニン比
AST	aspartate amino transferase	アスパラギン酸アミノ基転移酵素
ATP	adenosine triphosphate	アデノシン三リン酸
AVP	vasopressin/antidiuretic hormone	バゾプレシン／抗利尿ホルモン
BAP	bone specific alkaline phosphatase	骨型アルカリホスファターゼ
BH4	tetrahydrobiopterin	テトラヒドロビオプテリン
BMD	bone mineral density	骨密度
BMI	body mass index	体格指数
BP	bisphosphonate	ビスホスホネート
CaSR	calcium sensing receptor	カルシウム感知受容体
CK	creatine kinase	クレアチンキナーゼ
CKD	chronic kidney disease	慢性腎臓病
COPD	chronic obstructive pulmonary disease	慢性閉塞性肺疾患
Cr	creatinine	クレアチニン
CRH	corticotropin releasing hormone	副腎皮質刺激ホルモン放出ホルモン
CT	computed tomography	コンピュータ断層撮影
Dex	dexamethasone	デキサメタゾン
DHEA	dehydroepiandrosterone	デヒドロエピアンドロステロン
ER	estrogen receptor	エストロゲン受容体
F	cortisol	コルチゾール
FECa	fractional excretion of calcium	カルシウム排泄率
FGF23	fibroblast growth factor 23	線維芽細胞増殖因子23
FT3	free triiodothyronine	遊離トリヨードサイロニン

FT4	free thyroxine	遊離サイロキシン
GFR	glomerular filtration rate	糸球体濾過量
Gn	gonadotropin	性腺刺激ホルモン
GnRH	gonadotropin releasing hormone	性腺刺激ホルモン放出ホルモン
GR	glucocorticoid receptor	グルココルチコイド受容体
GRH	growth hormone releasing hormone	副腎皮質刺激ホルモン放出ホルモン
HbA1c	hemoglobin A1c	ヘモグロビン A1c
hCG	human chorionic gonadotropin	ヒト絨毛性ゴナドトロピン
IGF	insulin like growth factor	インスリン様成長因子
IGF-I	insulin-like growth factor-I	インスリン様成長因子 -I
LC-MS/MS	Liquid Chromatography/Mass Spectrometry/Mass Spectrometry	液体クロマトグラフィー・タンデム質量分析法
MEN	multiple endocrine neoplasia	多発性内分泌腫瘍症
MIBG	meta-iodobenzylguanidine	メタヨードベンジルグアニジン
MIBI	methoxy-isobutyl-isonitrile	メトキシイソブチルイソニトリル
MMI	methimazole	メチマゾール
MN	metanephrine	メタネフリン
MR	mineralcorticoid receptor	ミネラルコルチコイド受容体
MRI	magnetic resonance imaging	核磁気共鳴画像法
OGTT	oral glucose tolerance test	経口ブドウ糖負荷試験
OPG	osteoprotegerin	オステオプロテジェリン
PAC	plasma aldosterone concentration	血漿アルドステロン濃度
PCOS	polycystic ovary syndrome	多嚢胞性卵巣症候群
PET	positron emission tomography	ポジトロン断層撮影
PEIT	percutaneous ethanol injection therapy	経皮的エタノール注入療法
PG	prostaglandin	プロスタグランジン
PHP	pseudohypoparathyroidism	偽性副甲状腺機能低下症
PHPT	primary hyperparathyroidism	原発性副甲状腺機能亢進症
Pi	inorganic phosphate	無機リン
PPI	proton pump inhibitor	プロトンポンプ阻害薬
PRA	plasma renin activity	血漿レニン活性
PRL	prolactin	プロラクチン
PSL	prednisolone	プレドニゾロン
PTH	parathyroid hormone	副甲状腺ホルモン
PTHrP	parathyroid hormone-related peptide	副甲状腺ホルモン関連ペプチド
PTU	propylthiouracil	プロピルチオウラシル
PTX	prathyroidectomy	副甲状腺摘出術
QOL	quality of life	生活の質
RANKL	receptor activator of nuclear factor-κB ligand	RANK リガンド

RLX	relaxin		リラキシン
SD	standard deviation		標準偏差
SERM	selective estrogen receptor modulator		選択的エストロゲン受容体調整薬
SHPT	secondary hyperparathyroidism		続発性副甲状腺機能亢進症
SIADH	syndrome of inappropriate secretion of ADH		ADH不適切分泌症候群
SPECT	single photon emission computed tomography		単一光子放射断層撮影
SST	somatostatin		ソマトスタチン
SSRI	selective serotonin reuptake inhibitors		選択的セロトニン再取り込み阻害薬
SSTR	somatostatin receptor		ソマトスタチン受容体
T_3	triiodothyronine		トリヨードサイロニン
T_4	thyroxine		サイロキシン
TNF-α	tumor necrosis factor-α		腫瘍壊死因子-α
TPO	thyroid peroxidase		甲状腺ペルオキシダーゼ
TPTD	teriparatide		テリパラチド
TR	thyroid hormone receptor		甲状腺ホルモン受容体
TRAb	thyrotropin receptor antibody		(抗)甲状腺刺激ホルモン受容体抗体
TRH	thyrotropin releasing hormone		甲状腺刺激ホルモン放出ホルモン
TSAb	thyroid stimulating antibody		(抗)甲状腺刺激抗体
TSBAb	thyroid-stimulating-blocking antibodies		(抗)甲状腺刺激阻害抗体
TSH	thyroid stimulating hormone／thyrotropic hormone		甲状腺刺激ホルモン
VDR	vitamin D receptor		ビタミンD受容体

CONTENTS

推薦のことば	松本俊夫	vii
「診断と治療社　内分泌シリーズ」について	成瀬光栄	viii
改訂第2版　序文	竹内靖博	ix
執筆者一覧		x
略語一覧		xiii

I　カルシウム・リン・骨代謝の生理学

1	副甲状腺の発生・解剖	亀山香織	2
2	副甲状腺ホルモン作用と合成分泌調節機構	岡崎具樹	4
3	ビタミンDの構造・代謝・作用	津川尚子	7
4	FGF23の合成・分泌・作用	髙士祐一	12
5	カルシウム代謝	竹内靖博	16
6	リン代謝	福本誠二	19
7	骨芽細胞	西村理行 他	21
8	骨細胞	小守壽文	23
9	破骨細胞	自見英治郎	24
10	骨代謝	杉本利嗣	26
11	カルシトニンと骨・ミネラル代謝	山下照仁 他	28
12	PTHrPと骨・ミネラル代謝	長谷川智香 他	31

II　カルシウム・リン・骨代謝の病態

第1章　副甲状腺関連疾患
第1節　基本的臨床知識
A　症候・検査・診断

1	生化学的検査	鈴木敦詞	36
2	画像検査	宮川めぐみ	38
3	高カルシウム血症の鑑別診断	辰島啓太	42
4	低カルシウム血症の鑑別診断	渡部玲子 他	45
5	低リン血症の鑑別診断	遠藤逸朗	47
6	副甲状腺腫瘍の病理診断	亀山香織	50

第2節　疾患各論
A　原発性副甲状腺機能亢進症

1	病態・診断	山内美香 他	52
2	治療の適応と内科的治療	竹内靖博	56
3	手術治療	岡本高宏	60
4	正カルシウム血症性原発性副甲状腺機能亢進症の診断と治療	古家美菜絵 他	63
5	多発性内分泌腫瘍症に伴う副甲状腺機能亢進症	梶　博史	67

B　副甲状腺癌

1	診断と治療	岡村律子 他	70

- C 低カルシウム尿性高カルシウム血症
  - 1 家族性低カルシウム尿性高カルシウム血症(FHH)と
    後天性低カルシウム尿性高カルシウム血症(AHH) ...... 槙田紀子 他 72
- D 続発性副甲状腺機能亢進症
  - 1 病態と診断 ...... 今西康雄 他 77
  - 2 治 療 ...... 金井厳太 他 81
- E 副甲状腺機能低下症
  - 1 病型分類 ...... 大幡泰久 他 86
  - 2 副甲状腺機能低下症および偽性副甲状腺機能低下症の診断 ...... 難波範行 89
  - 3 治 療 ...... 田島敏広 94
  - 4 低マグネシウム血症 ...... 堀 倫子 96
  - 5 偽性および偽性偽性副甲状腺機能低下症の病因 ...... 皆川真規 100

第2章 代謝性骨疾患

第1節 基本的臨床知識

- A 検査
  - 1 骨代謝マーカー ...... 三浦雅一 他 103
  - 2 骨代謝マーカー以外の生化学検査 ...... 田井宣之 他 109
  - 3 胸腰椎単純X線像 ...... 森 諭史 111
  - 4 骨密度測定法 ...... 曽根照喜 117
  - 5 腸骨生検 ...... 山本智章 120

第2節 疾患各論

- A 骨粗鬆症
  - 1 原発性骨粗鬆症の予防と治療ガイドライン2015年版 ...... 山内美香 他 123
  - 2 疫 学 ...... 伊木雅之 126
  - 3 病 態 ...... 竹内靖博 129
  - 4 原発性骨粗鬆症の診断 ...... 細井孝之 132
  - 5 続発性骨粗鬆症の診断 ...... 竹内靖博 134
  - 6 薬剤性骨粗鬆症および薬剤と骨折リスク ...... 木下祐加 138
  - 7 骨折リスクとしての生活習慣病 ...... 金沢一平 140
  - 8 FRAX® ...... 藤原佐枝子 143
  - 9 薬物療法①:活性型ビタミンD_3 ...... 遠藤逸朗 146
  - 10 薬物療法②:SERM ...... 太田博明 148
  - 11 薬物療法③:ビスホスホネート ...... 岡田洋右 152
  - 12 薬物療法④:抗RANKL抗体 ...... 井上大輔 155
  - 13 薬物療法⑤:テリパラチド ...... 金沢一平 158
  - 14 新しい骨粗鬆症治療薬:抗スクレロスチン抗体とPTHrP誘導体 ...... 岩本 潤 160
  - 15 外科療法 ...... 酒井昭典 163
  - 16 食事療法 ...... 上西一弘 168
  - 17 運動療法 ...... 石橋英明 170
  - 18 リエゾンサービス ...... 鈴木敦詞 172

B　ステロイド性骨粗鬆症
1　ステロイド性骨粗鬆症 ……………………………………………………… 岡田洋右　174

C　くる病，骨軟化症
1　くる病の疫学・病態・診断 ………………………………………………… 大幡泰久 他　176
2　くる病の治療 ………………………………………………………………… 道上敏美　180
3　骨軟化症の疫学・病態・診断 ……………………………………………… 福本誠二　182
4　骨軟化症の治療 ……………………………………………………………… 伊東伸朗　186

D　その他の代謝性骨疾患
1　CKD-MBD …………………………………………………………………… 金井厳太 他　188
2　骨 Paget 病 …………………………………………………………………… 柏井将文 他　194
3　低ホスファターゼ症 ………………………………………………………… 大幡泰久 他　197

III　臨床編　Topics

1　ビタミンD不足・欠乏の臨床的意義 ……………………………………… 井上大輔　202
2　家族性副甲状腺機能亢進症 ………………………………………………… 内野眞也　207
3　原発性副甲状腺機能亢進症と高血圧 ……………………………………… 立木美香 他　209
4　FGF23 と心血管障害 ………………………………………………………… 平田結喜緒　210
5　新規カルシウム感知受容体作動薬 ………………………………………… 矢野彰三　212
6　薬剤および放射線と副甲状腺機能異常 …………………………………… 木下祐加　214
7　骨質評価法 …………………………………………………………………… 山本昌弘　215
8　骨吸収抑制剤関連の顎骨壊死 ……………………………………………… 田口　明　218
9　薬剤関連の非定型大腿骨骨折 ……………………………………………… 萩野　浩　221
10　2 型糖尿病における骨折リスク上昇の疫学と機序 ……………………… 笹子敬洋 他　224
11　癌治療関連骨減少—乳癌におけるアロマターゼ阻害剤関連骨減少について— …… 田口哲也　226
12　妊娠後骨粗鬆症 ……………………………………………………………… 寺内公一　229
13　FGF23/FGFR/Klotho シグナルの骨・ミネラル代謝への関与 ………… 坂口和成　232
14　褐色細胞腫の骨転移 ………………………………………………………… 横本真希　236

索引 ……………………………………………………………………………………………… 239

I

カルシウム・リン・骨代謝の生理学

1 副甲状腺の発生・解剖

慶應義塾大学病院病理診断科　**亀山香織**

> **》》臨床医のための Point 》》》**
>
> 1. 上副甲状腺は第4鰓嚢から，下副甲状腺は第3鰓嚢から発生する．
> 2. 5腺目として胸腺近傍に下副甲状腺が存在することもある．
> 3. 副甲状腺組織はPTHを産生する主細胞が主であり，年齢を重ねるにつれ好酸性細胞が増加する．

発　生

　胎生5～6週で第1～4鰓嚢が認識されるようになるが，このうち第3鰓嚢の上半分(背側)は下副甲状腺へ，下半分(腹側)は胸腺へと第3咽頭鰓管を通り下降しながら分化する．両者の分離が不完全な場合，胸腺近くに下副甲状腺が位置することになる．一方，第4鰓嚢では上半分(背側)が上副甲状腺へ，下半分(腹側)が鰓後体(ultimobranchial body)へと分化する．この際，上副甲状腺は下副甲状腺のようには下方に移動することがないため第3，4鰓嚢から発生した下，上副甲状腺の位置関係の逆転が生じることになる(図1)[1]．

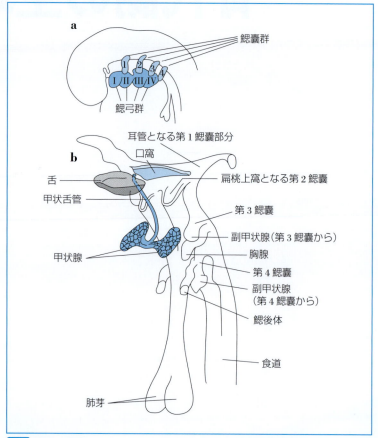

図1　発生・解剖
a：鰓嚢群(1～4)は鰓弓群(I～IV)と交互にかみ合うように存在する．
b：第3鰓嚢からは下副甲状腺が，第4鰓嚢からは上副甲状腺が発生する．
〔Alexander S 著，山内昭雄訳：サンドラ発生学コアコンセプト．メディカル・サイエンス・インターナショナル，1998；61 より作成〕

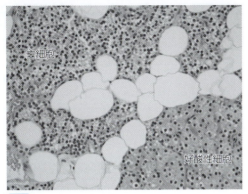

図2 正常副甲状腺組織
中央から左には主細胞，右下には好酸性細胞が認められる．脂肪細胞を混在する．

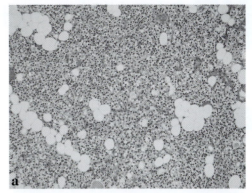
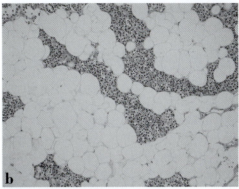

図3 年齢による脂肪の多寡
a：脂肪の占める割合の少ない例（30歳代）．
b：脂肪の占める割合の多い例（80歳代）．

解剖

　こうして発生した副甲状腺は甲状腺の背側に左右2つずつ存在する．通常は計4個であるが，5％程度では5腺目が見出される．前述の理由により過剰腺の部位は胸腺近傍のことが多い．肉眼的には縦5mm，幅2mm程度の卵円形臓器であり，重さは4腺あわせて100～150mgである．一般的には下副甲状腺のほうが上副甲状腺よりも大きい傾向にある．色調は黄色あるいはややオレンジ色がかっているが，これは組織に含まれる脂肪や好酸性細胞，血管などに左右される．血管網は比較的豊富であり，割を入れた際出血がみられる．これにより肉眼的にリンパ節や甲状腺組織との鑑別が可能となることがある．

　副甲状腺は薄い線維性被膜で覆われている．内部は上皮と種々の間質組織よりなるが，上皮の大部分は主細胞で占められる．主細胞は胎生期に分化し，副甲状腺ホルモン（PTH）を分泌する．個々の主細胞は径8～10μmで，核は円形で中心に位置する．胞体はごく淡い好酸性を示し，グリコーゲンや脂肪を含んでいる．通常は充実性あるいは索状構造を示すが，時に濾胞状の構造をとり，一見甲状腺濾胞のように見え診断に迷う例がある．好酸性細胞は思春期以降に出現し，年齢を重ねるにつれその割合が増えていく．径は12～20μmと主細胞よりやや大きい．核は小型で濃染し，細胞中央に位置する．胞体は好酸性顆粒状を呈するが，これはミトコンドリアの集簇よりなる（図2）．

　免疫染色では，PTHやクロモグラニンAが主細胞に陽性となり，甲状腺腫瘍との鑑別に役立つ．これに対し好酸性細胞はPTHの染色性が弱く，クロモグラニンAは染まらない傾向にある．

　上皮細胞周囲には間質脂肪細胞が認められる．その実質に占める割合は個体により様々であるが，およそ20％程度とされている．生下時には目立たず，年齢とともにその割合が増加する（図3）．しかし，個人差に加え同一個体でも腺によりその割合は様々である．その他，間質には膠原線維，毛細血管，リンパ球を中心とした炎症細胞なども少量観察される．線維は脂肪同様，年齢とともに増加する傾向があり，これにより分葉状の形態を示すようになる．

文献

1) Alexander S著，山内昭雄訳：サンドラ発生学コアコンセプト．メディカル・サイエンス・インターナショナル，1998；60-61．

2 副甲状腺ホルモン作用と合成分泌調節機構

帝京大学医学部生化学講座 **岡崎具樹**

> **臨床医のための Point ▶▶▶**
>
> 1. PTHの標的組織は，腎と骨である．
> 2. Ca・リン調節系には，PTH-ビタミンDという，おもに副甲状腺と腎臓からなる教科書的によく知られた軸と，新しく見出されたFGF23-Klotho-ビタミンDを中心とする腎臓と骨が担う軸の2つがある．
> 3. PTHのもつ骨形成と骨吸収作用の分子基盤がG蛋白情報伝達系機構の解明により明らかになりつつある．

PTHの作用

副甲状腺ホルモン（PTH）は血中Ca濃度の変動を抑える．PTHが持続的に過剰分泌される原発性副甲状腺機能亢進症では骨吸収亢進による骨量低下が起こる．その作用は，低カルシウム血症刺激に対して以下の3点にまとめられる（高カルシウム血症では逆向き）．①骨芽細胞膜上のPTH受容体に結合後，誘導されたRANKLが破骨細胞膜上のRANKL受容体のRANKに結合して破骨細胞を活性化し，骨から血中へのCa動員を促すと同時に，この結合を阻害する骨芽細胞由来の内因性おとり受容体であるOPGの発現を抑える．また，PTHは，骨芽細胞からのM-CSFや細胞間コミュニケーションに必要な化学誘引物質の産生を促進して，骨芽細胞発のシグナルを破骨細胞に伝える．②腎遠位尿細管で，尿腔側の膜CaチャネルのTRPV5によるCaの再吸収を行う．③腎近位尿細管で，ビタミンD活性化に必要な1α水酸化酵素を誘導する．一方，その制御がCaより厳格でない血中リン濃度の調節では，PTHは近位尿細管でNa-Pi共輸送体の作用を抑制してリンの再吸収を抑える．

PTHの合成分泌調節機構

何らかの原因で濃度変化を受けた血中の分子は，それがCaであれリンであれ活性型ビタミンDであれ，今度はPTHにブレーキをかけ自らの変動を最小にする．細胞外のCa濃度変化によるPTH分泌調節には，副甲状腺細胞膜上のCa感知受容体（CaSR）が主役を担う．血中リン濃度が上昇するときは，PTH分泌が促進され，その尿中へのリン排泄作用を増強させ血中リン濃度のそれ以上の上昇を防ぐ一方で，同時に活性化されるビタミンDのために腸管からのリン吸収が高まり，リン利尿作用が打ち消される．このとき，ビタミンDを不活化しかつ強力なリン利尿作用をもつホルモンFGF23が，血中リン濃度の上昇を防ぐために骨細胞から分泌される．このように，古典的なCa-リン濃度調節系とは別の，腎・骨を中心に構成されるFGF23-ビタミンD-リン（Ca）濃度調節系が存在する[1]（図1）．

PTHの話題

ヒトPTHは，84個のアミノ酸からなる．Ca調節機能はアミノ端1-34の部分が担う．またPTHの生理的な分解産物PTH(7-84)はPTH作用に拮抗する．現行のほとんどのintact PTHアッセイはこの7-84をも測定するので腎不全などでは解釈に注意が必要である．また高齢者では，血中PTH値が正常上限前後の高値をとることがしばしばで，これは加齢に伴う，腸管からのCa吸収および腎臓でのCa再吸収の低下がその原因と考えられていたが，この多くがビタミンD摂取不足状態にあることが判明した．つまり，生理的な加齢だけでなく，腎機能低下を伴わない続発性副甲状腺機能亢進状態がこの高PTH血症に寄与するため，これとは別の軽微な原発性副甲状腺機能亢進症との異同が問題となる．骨への悪影響を考えると，経過観察か，ビタミンD補充または積極的な副甲状腺摘出が必要かの議論が必須である[2]．

PTHは副甲状腺の主細胞のみで発現され，腫瘍による異所性のPTH産生は，非常にまれである．一方，glial cell missing(Gcm)2をはじめとする副甲状腺発生にかかわる転写因子の異常が，これまで特発性とされた副甲状腺機能低下症のいくつかの原因であることが判明している．また，分泌・合成されているPTHの量の調節には，血中Ca・リン，さらに活性型ビタミンD(1,25(OH)$_2$D)による厳格な*PTH*の転写調節と転写後修飾機構が存在する．CaSRが血中Caレベルの変動による情報を細胞内Ca濃度の変動として伝達する結果，秒か

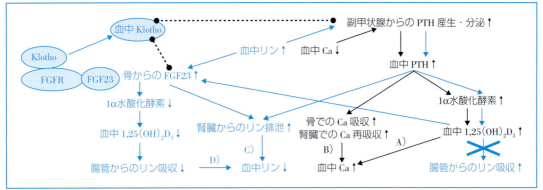

図1 低カルシウム血症および高リン血症の是正機構
血中のCa濃度が低下する（上段中央）と，フィードバックによってPTHの分泌が促進され，ビタミンDも活性化されて血中Ca濃度は正常化する（下段中央）．一方，血中のリン濃度が上昇する場合（上段中央）も，PTHの分泌が促進され，尿中へのリン排泄を高めて，生体は血中リン濃度を正常化しようとする．しかしこのとき同時に，ビタミンDも活性化されるので腸管からのリンの吸収が亢進し，PTHの効果が打ち消されてしまう．その矛盾を解決するために高リン血症においては，①ビタミンDの作用，および②ビタミンDに依存しない作用を介して，FGF23が誘導され，さらなるリン濃度の上昇が防止される（下段中央）．このように，古典的なCa-リン濃度調節系（図右半分）とは別個の，腎・骨を中心に構成されるFGF23-ビタミンD-リン（Ca）濃度調節系が存在する（図左半分）．このとき，腸管からのリンの吸収が亢進しない理由はわかっていない．またFGF23受容体（FGFR）の一部を構成するKlothoの一部から分解産生された可溶性の血中KlothoはPTHおよびFGF23そのものに分泌調節を行っている（●--●）[3]．
A)B)は低カルシウム血症，C)D)は高リン血症是正の際の最終経路を示す．低カルシウム血症，高リン血症で作動する機構をそれぞれ➡と→で示した．

ら分単位のPTH分泌量の変動が生じ血中Caレベルは一定に保たれる．さらに，FGF23とともにFGF1受容体に結合して近位尿細管からのリン排泄を促進する膜蛋白Klothoの分泌型がPTHとFGF23の分泌調節機構にかかわる[3]．この分泌制御を裏打ちするべく血中Caによる*PTH*発現調節機構がある．一方，*PTH*に対するリンの影響には，転写後のmRNA安定性の調節にかかわる分子群の報告が続々となされている．それによると高リン血症（慢性腎不全）では，PTH mRNA安定化機構が作動し，低リン血症では逆にその半減期が短縮する．そして，ビタミンDによる抑制の主体はPTH mRNA発現段階にある．*PTH*と同じように1α水酸化酵素遺伝子発現もビタミンDによる転写抑制を受けるが，この双方の遺伝子に働くビタミンD受容体（VDR）機能にかかわる転写共役因子群そしてクロマチン構造変化の知見が集積している．

PTH受容体（PTH1R）

いくつかのPTH受容体の作用のうち，腎臓，骨を通じてのCa調節作用の大半はPTH1RにPTHが結合することによる．PTH1RはGsおよびGqさらにGi/oにも共役するGTP結合蛋白（G蛋白）共役型受容体（G protein-coupled receptor：GPCR）である．PTH1Rは，アドレナリンなどの古典的（クラス1）GPCRと異なり，6個の保存されたシステインをアミノ端の比較的大きな細胞外ドメインにもち，種々のG蛋白に共役でき，カルシトニン受容体などと共通した，クラス2GPCRである．

さて，PTHの主作用のうち骨ではその形成，および吸収作用の両方ともにGs-cAMP-PKAが媒介するが，腎では尿細管の血管側と管腔側の双方に存在するPTH1Rを介したPTHの細胞内情報は，前者ではGs，後者ではGqの作用という使い分けがある．また最近，蛍光標識したPTH1Rを用いたPTH-PTH1Rの結合動態の秒単位での分析で，PTH-PTH1Rの結合時間が通常のGPCRの場合よりも長く，さらに，PTHとGsαの結合はPTH1Rが細胞内に取り込まれた後も持続することがわかった．この観察は，cAMPが長く産生され続けることがPTHの骨吸収作用を惹起し，一過性のcAMP産生に終わる間欠投与ではPTHの骨形成作用が出やすいことと関係している．1日1回のような一過性投与の場合，PTHは，骨形成作用をもつ現在唯一の骨粗鬆症治療薬でもある．さらに，本来PTH1Rの脱感作による無力化を担うβアレスチンは，PTHがPTH1Rに結合した後にそれ自体でPTH1Rを活性化する能力を有するようになり，その細胞内情報伝達系はG蛋白を介さないという知見がある．この経路がPTHのもつ骨形成作用に重要で，βアレスチンを欠失したマウスではPTH作用は骨吸収が主体となり，またこの経路を選択的に賦活化しG蛋白に影響を与えない特殊なPTHアナログを野生型マウス

に投与すると骨形成作用が著明に認められる[4]．さらに，このPTHの骨形成作用はWntの情報伝達系が担うと考えられているが，PTHはこの系の内因性阻害分子であるDkk1（Dickkopf1）およびsclerostinの発現を抑制する．情報の伝達方法次第でPTHが強力な骨形成作用をもつことの理論的基盤はここにも見出される．TGFβ受容体とPTH1Rの話題は文献[5]を参照されたい．

おわりに

2012年，LefkowitzとKobilkaのアドレナリンβ受容体（βAR）とG蛋白の結合作用動態の結晶解析の研究が，医学賞と化学賞の違いはあるが，同様テーマで2度目のノーベル賞を受賞した．700以上あるGPCRについては未知の発見が相次ぐことが予測され，この情報伝達系が今後も創薬のターゲットになることは間違いない．

文献

1) Razzaque MS：The FGF23-Klotho axis：endocrine regulation of phosphate homeostasis. *Nat Rev Endocrinol* 2009；**5**：611-619.
2) Valcour A, *et al.*：Effects of age and serum 25-OH-vitamin D on serum parathyroid hormone levels. *J Clin Endocrinol Metab* 2012；**97**：3989-3995.
3) Smith RC, *et al.*：Circulating αKlotho influences phosphate handling by controlling FGF23 production. *J Clin Invest* 2012；**122**：4710-4715.
4) Gesty-Palmer D, *et al.*：A β-arrestin–biased agonist of the parathyroid hormone receptor（PTH1R）promotes bone formation independent of G protein activation. *Sci Transl Med* 2009；**1**：1-9.
5) Qiu T, *et al.*：TGF-β type II receptor phosphorylates PTH receptor to integrate bone remodelling signalling. *Nat Cell Biol* 2010；**12**：224-234.

3 ビタミンDの構造・代謝・作用

大阪樟蔭女子大学健康栄養学部　**津川尚子**

》臨床医のためのPoint ▶▶▶

1. ビタミンDには，側鎖構造の異なるビタミンD_2とビタミンD_3がある．
2. ビタミンDは肝臓と腎臓で2段階の水酸化を受けて活性型[$1,25(OH)_2D$]になる．
3. 活性型ビタミンDは核内受容体（VDR）との結合を介して作用を発現する．
4. $25(OH)D$は栄養指標であるだけでなく，骨代謝や心血管系，免疫系，脂質代謝に影響する．
5. $25(OH)D$には，局所での活性化によるVDRを介した作用機構とVDRを介さない作用機構がある．

はじめに

ビタミンDは，体内で代謝を受け活性型ビタミンDとなってCa代謝調節などの生理作用を発揮する．一方，活性型ビタミンDの前駆物質であり栄養指標でもある25ヒドロキシビタミンDの状態が骨代謝や心血管系，免疫系，脂質代謝に影響することが報告されている．本項では，ビタミンDの構造，代謝，作用およびメカニズムについて概説する．

ビタミンDの構造と代謝

ビタミンDには，側鎖構造の異なるビタミンD_2とビタミンD_3がある．皮膚にはコレステロール生合成の最終中間体としてプロビタミンD_3（7-デヒドロコレステロール）が存在し，日光中の紫外線UV-Bが照射されるとプレビタミンD_3を経てビタミンD_3が生成する（図1）．一方，きのこ類には側鎖の異なるプロビタミンD_2（エルゴステロール）が多く存在し，UV-B照射によりビタミンD_2に変換される（図1）．食品では，きのこ類にビタミンD_2が含まれ，魚類や卵，牛乳類にビタミンD_3が含まれるが，日本人の主なビタミンD摂取源は魚類からのビタミンD_3になる．ビタミンD_2は鳥類に対してはほとんど作用を示さないが，ヒトにおいてビタミンD_2，D_3の効果はほぼ同等である．

皮膚および食事から供給されたビタミンDは，肝臓のCYP2R1あるいはCYP27A1によって25位が水酸化され，25ヒドロキシビタミンD[25

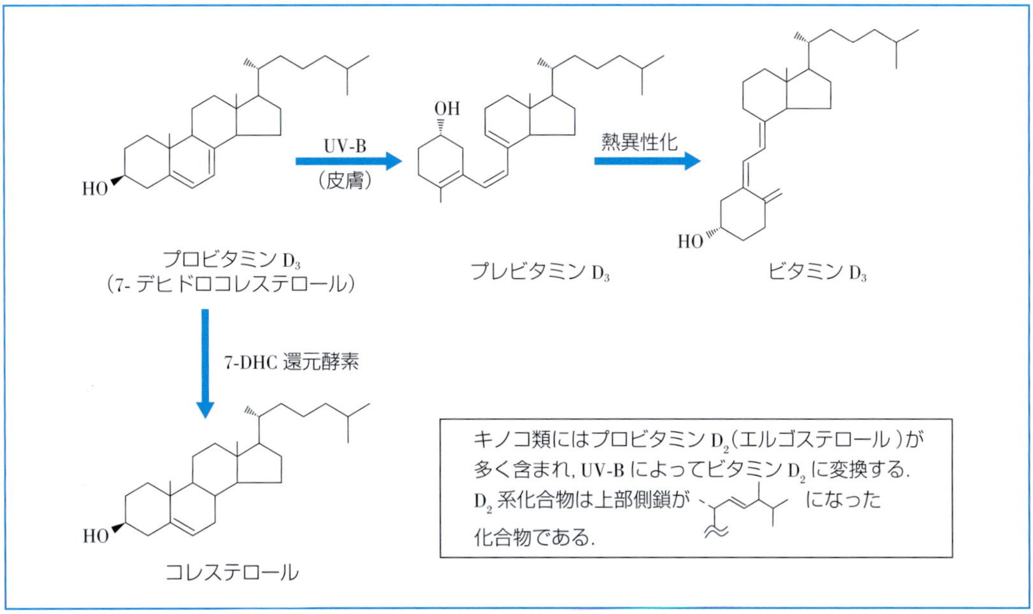

図1　紫外線によるプロビタミンDからビタミンDへの変換

キノコ類にはプロビタミンD_2（エルゴステロール）が多く含まれ，UV-BによってビタミンD_2に変換する．D_2系化合物は上部側鎖が〜になった化合物である．

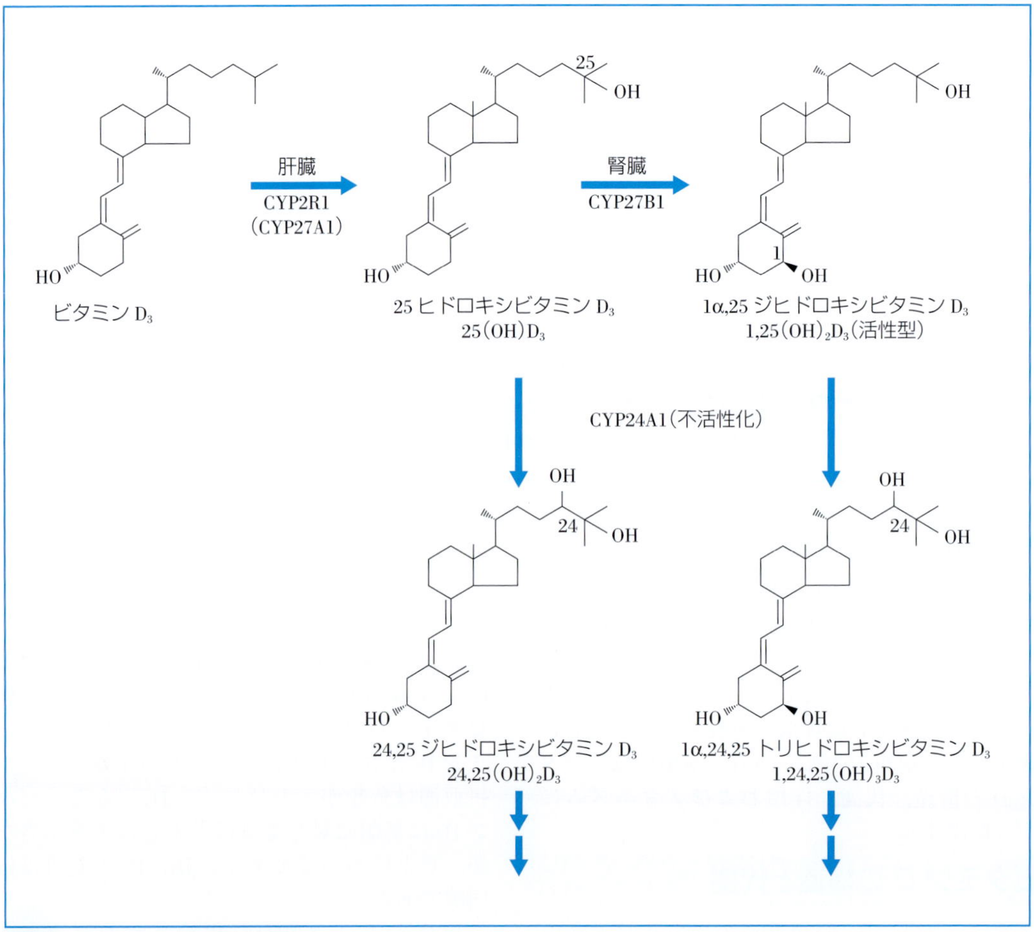

図2 ビタミン D_3 代謝物の構造

(OH)D]となる(図2).25(OH)Dはさらに腎臓のCYP27B1によって1α位が水酸化され活性型である$1\alpha,25$ジヒドロキシビタミンD[$1,25(OH)_2D_3$]に代謝される(図2)[1]).ビタミンD結合蛋白質(vitamin D binding protein:DBP)との結合性が高い25(OH)Dは,近位腎尿細管に発現するメガリンによって能動的再吸収を受けるため血中半減期が約3週間と長く,日照によるビタミンD産生量や摂取量を反映する栄養指標として重要な代謝物となる(図3).よって,血中濃度も数十ng/mLでビタミンD代謝物の中では最も高い.これに対して腎臓での$1,25(OH)_2D_3$産生は,副甲状腺ホルモン(PTH)やFGF23によって厳密に調節されるため,臨床指標として重要になる.$1,25(OH)_2D_3$のDBPに対する親和性は25(OH)Dの約1/700であるため,$1,25(OH)_2D_3$の血中輸送は主にリポ蛋白質が担う.それゆえ,$1,25(OH)_2D_3$の血中半減期は約1日と短く血中濃度も約50 pg/mLであるが,DBPとの親和性が低いことは分布容積の増加につながり,標的組織への移行性は高いと考えられる.CYP27B1の遺伝子発現を強く誘導するPTHは,血中Ca濃度低下,血中リン濃度上昇だけでなく血中25(OH)D濃度低下によっても促進される.一方,CYP27B1の遺伝子発現抑制にはFGF23や,$1,25(OH)_2D_3$自身によるネガティブフィードバック機構が関与する.$1,25(OH)_2D_3$は,CYP27B1だけでなくPTHに対しても遺伝子発現抑制作用を持ち,自身の産生を調節している.また,$1,25(OH)_2D_3$はビタミンDの異化代謝酵素であるCYP24A1を強く誘導して,自らを不活性化する方向に働く(図2).CYP24A1は,$1,25(OH)_2D_3$の24R位水酸化からカルシトロン酸になるまでのC-24経路の6段階の代謝と,23S位の水酸化から26,23-ラクトン体に至るまでのC-23経路の4段階の代謝を担う.25(OH)DもCYP24A1の基質となり,$24,25$ジヒドロキシビタミンD[$24,25(OH)_2D$]に代謝され(図2),その後,さらにC-24およびC-23経路で異化代謝され胆汁中へ排泄される.

生理作用と作用メカニズム

ビタミンDの主な生理作用は,ビタミンD受容体(VDR)を介した$1,25(OH)_2D$の作用である[2]).

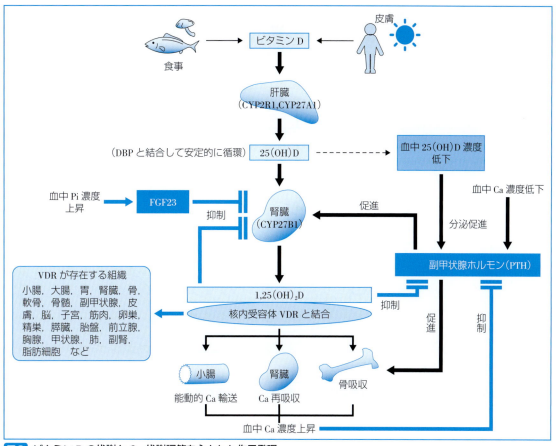

図3 ビタミンDの代謝とCa代謝調節を主とした作用発現

VDRはほぼ全身の組織に検出され，その作用は小腸・腎臓・骨を標的組織としたCa代謝調節作用にとどまらず，様々な組織における細胞増殖・分化調節作用，免疫調節作用[3]，骨格筋機能[4]，血圧調節作用，心血管系疾患の関与など多岐にわたる（図3）。

$1,25(OH)_2D$は，核内でVDRと結合したのちにレチノイドX受容体（retinoid X receptor：RXR）とヘテロ二量体（VDR/RXR）を形成し，染色体DNA上のビタミンD応答配列（vitamin D response element：VDRE）と結合する。この結合によって，活性型ビタミンD依存的にヒストン修飾酵素複合体やコアクチベーター複合体がリクルートされ，転写促進によりビタミンD依存性蛋白質が合成される（図4）。小腸や腎臓の細胞質内Ca輸送を担うCalbindin-D_{9k}，Calbindin-D_{28k}や刷子縁膜に局在するTRPV6，TRPV5の発現は典型的なビタミンD依存性蛋白質で，これらの発現を介して能動的Ca輸送を促進する。骨芽細胞ではODF/RANKLの発現が促進され，破骨細胞の分化・成熟を促す。また，標的細胞内でのCYP24A1の誘導は，自己の異化代謝促進による作用の調節に不可欠である。ビタミンD依存的な転写調節にはPTHやCYP27B1にみられるような負の制御もある。ビタミンD依存的な転写調節には，DNAのメチル化やヒストンのメチル化，アセチル化などのエピゲノム制御も関与する。

$25(OH)D$は活性型ビタミンDではないが，$25(OH)D$のPTH分泌抑制作用や骨折・転倒予防，心血管系・免疫系疾患との関係が疫学研究で数多く報告されている。$25(OH)D$の作用メカニズムについては，局所に存在するCYP27B1による活性化の関与が有力と考えられるが，VDRを介さない新たなメカニズムも報告されている[5]。脂質代謝の中心的調節因子であるsterol regulatory element-binding protein（SREBP）は，SREBP cleavage-activating protein（SCAP）と複合体を形成して小胞体膜上に存在するが，脂質やステロールレベルが低いときはゴルジ体へと移行し，プロテアーゼによるプロセシングを受けて活性型となり脂質生合成に関与する遺伝子発現を促進する（図5左）。また，コレステロール等の生合成産物は，SREBP-SCAP-Insig複合体の形成を促進してネガティブフィードバック機構を働かせる（図5中）。これに対して，新

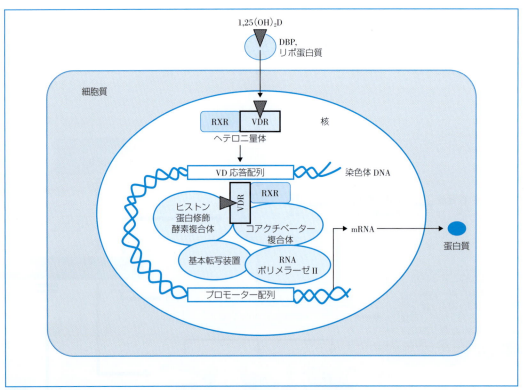

図4 1,25(OH)₂D によるビタミン D 受容体(VDR)を介した遺伝子発現調節

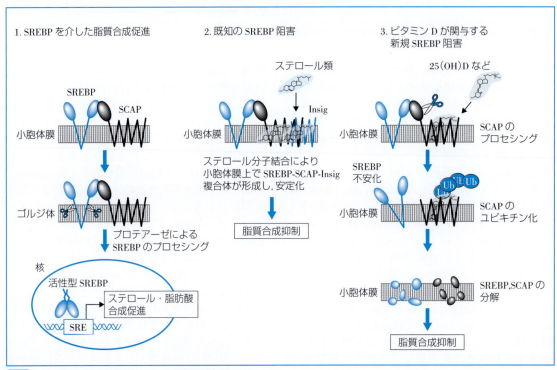

図5 VDR を介さないビタミン D の脂質代謝調節メカニズム
SREBP：Sterol Regulatory Element-binding Protein
SCAP：SREBP Cleavage-activating Protein
〔Asano L, et al.：Vitamin D Metabolite, 25-Hydroxyvitamin D, Regulates Lipid Metabolism by Inducing Degradation of SREBP/SCAP. *Cell Chem Biol* 2017；**24**：207-217. より引用，作成〕

規の SREBP 阻害機構として 25(OH)D が SCAP のプロセッシングとユビキチン化を介して SREB と SCAP の分解を促進し，脂質合成を阻害することが報告された（図5右）．この作用は 1,25(OH)$_2$D に比べて 25(OH)D のほうが高く，VDR を介さない 25(OH)D の新たな生理的役割を知るうえで非常に重要な知見である．

おわりに

ビタミン D の VDR を介した作用に加え，VDR を介さない新規作用とそのメカニズムが明らかにされたことはビタミン D 研究の新たなブレークスルーとなる．活性型ビタミン D とその誘導体はすでに骨粗鬆症や PTH 分泌抑制，乾癬の治療に臨床応用されているが，ビタミン D の多様な作用とその機序解明を通して 25(OH)D の重要性も次第に明らかになるだろう．

文献

1) Borel P, *et al.*：Vitamin D bioavailability：State of the art. *Crit Rev Food Sci Nutr* 2015；**55**：1193-1205.
2) Haussler MR, *et al.*：Molecular mechanisms of vitamin D action. *Calcif Tissue Int* 2013；**92**：77-98.
3) Sassi F, *et al.*：Vitamin D：Nutrient, Hormone, and Immunomodulator. *Nutrients* 2018；**10**.
4) Dawson-Hughes B：*J Steroid Biochem Mol Biol* 2017；**173**：313-316. Vitamin D and muscle function.
5) Asano L, *et al.*：Vitamin D Metabolite, 25-Hydroxyvitamin D, Regulates Lipid Metabolism by Inducing Degradation of SREBP/SCAP. *Cell Chem Biol* 2017；**24**：207-217.

4 FGF23の合成・分泌・作用

徳島大学先端酵素学研究所糖尿病臨床・研究開発センター　**髙士祐一**

> **》 臨床医のための Point ▶▶▶**
>
> 1. FGF23は骨（主に骨細胞）から分泌されるペプチドホルモンである．
> 2. FGF23はKlotho-FGF受容体1c複合体に結合して内分泌作用を発揮する．
> 3. FGF23は腎臓近位尿細管に作用して，血中リンおよび$1,25(OH)_2D$濃度を低下させる．

FGF23とは

　線維芽細胞増殖因子（FGF）23は，骨，特に骨細胞より産生・分泌されるホルモンであり，生体の血中リン濃度調節に中心的な役割を果たす．血中カルシウム濃度は，副甲状腺ホルモン（PTH）と1,25水酸化ビタミンD［$1,25(OH)_2D$］の作用により，狭い範囲に維持される．これらのホルモンは，カルシウムだけでなく，血中リン濃度も変化させる．一方，固有のリン調節ホルモンが存在するのかどうかは今世紀初頭まで明らかではなかった．FGF23は低リン血症性くる病・骨軟化症の発症に関与する液性因子として同定され，現在ではリン調節ホルモンであることが確立されている因子である．

FGF23の合成と分泌

　FGFファミリーメンバーは，β-trefoilと呼ばれる三つ葉状構造を示すFGF相同領域を有する液性因子である[1]．ヒトでは，22種類のFGFファミリーメンバーが同定されている．これらの多くは，オートクリンあるいはパラクリン因子として産生局所で作用を発揮する．一方，FGF23はFGF19，FGF21とともにFGF19サブファミリー

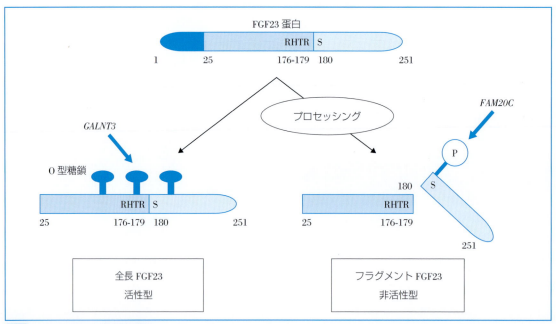

図1　FGF23蛋白と翻訳後修飾
FGF23はN末端24個のアミノ酸がシグナルペプチドとして分離し，227個のアミノ酸からなるペプチドホルモンである．FGF蛋白の一部は分泌以前にプロセッシングを受け，活性を有さないフラグメントに分解される．FGF23蛋白のプロセッシングは，*GALNT3*遺伝子産物によるO型糖鎖修飾により抑制的に，*FAM20C*遺伝子産物によるリン酸化により促進的に制御されていることが報告されている．
GALNT3: UDP-N-acetylalpha-D-galactosamine ; polypeptide N-acetylgalactosaminyltransferase 3
FAM20C: family with sequence similarity 20, member C

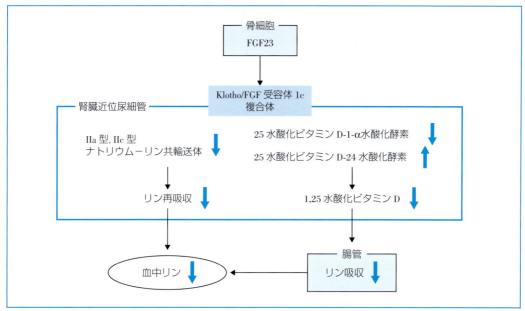

図2 FGF23の作用
FGF23は骨，特に骨細胞より分泌され，腎臓のKlotho/FGF受容体1c複合体に結合する．FGF23は，腎臓近位尿細管でのリン再吸収を抑制すると同時に，血中1,25水酸化ビタミンD濃度を低下させ，腸管でのリン吸収を抑制する．すなわち，FGF23は血中リン濃度を低下させる作用を有するホルモンである．

に分類され，全身性因子として内分泌作用を有する．*FGF23*遺伝子は，251個のアミノ酸残基からなる蛋白をコードしている．このうちN末端24個のアミノ酸がシグナルペプチドとして分離した後，227個のアミノ酸からなる蛋白の形で血中に分泌される（図1）．FGF23蛋白はスブチリシン様プロテアーゼ認識配列（RXXR）を有しており，179番目のアルギニンと180番目のセリンの間で，分泌以前にプロセッシングを受ける（図1）．ホルモンとしての活性を有するのは，このプロセッシングを免れた全長FGF23であり，プロセッシングを受けたフラグメントFGF23は活性を有さない．FGF23のプロセッシングは，*GALNT3*（*UDP-N-acetylalpha-D-galactosamine ; polypeptide N-acetylgalactosaminyltransferase 3*）遺伝子産物によるO型糖鎖修飾や*FAM20C*（*family with sequence similarity 20, member C*）遺伝子産物によるリン酸化などの翻訳後修飾により制御されていることが報告されている（図1）[2]．FGF23はリン調節ホルモンであることから，骨は血中リン濃度を感知し，FGF23活性を制御しているものと考えられている．ただし，その詳細な機序は未だ不明である．

FGF23の作用

リコンビナントFGF23を用いた検討により，FGF23は腎臓近位尿細管に作用し，IIa型およびIIc型ナトリウム-リン共輸送体の発現を低下させ，リン再吸収を抑制することが明らかとなった（図2）．同時にFGF23は，25水酸化ビタミンD[25(OH)D]-1α水酸化酵素をコードする*CYP27B1*発現を抑制し，25(OH)D-24水酸化酵素をコードする*CYP24A1*発現を促進することで，血中1,25(OH)$_2$D濃度を低下させ，腸管からのリン吸収を抑制する（図2）．これらの機序により，FGF23は血中リン濃度を低下させるように作用する．

骨から分泌されたFGF23が腎臓特異的に作用を発揮することから，FGF23は全身性の液性因子と考えられる．FGFファミリーメンバーは，*FGF receptor*（*FGFR*）*1*から*FGFR4*の4種類の遺伝子よりコードされるFGF受容体に結合することが明らかにされていた[1]．これらの*FGFR*遺伝子からは，選択的スプライシングにより多くのFGF受容体サブタイプが産生される．しかし，これらのFGF受容体サブタイプの発現は，組織非特異的である．FGF23の腎臓における特異的な結合蛋白質として，Klothoが同定された．Klothoは，膜1回貫通構造を示す蛋白で，その発現は腎臓，副甲状腺，脈絡叢などに限られる．FGF23作用の組織特異性はKlothoの発現部位により規定されている．FGF23は腎臓において，Klotho-FGF受容体1c複合体に結合することでシグナルを伝達する（図2）．Klothoは特に腎臓遠位尿細管において高発現しているのに対し，FGF23の作用は近位尿細管で認められるというパラドックスがあった．近年，近位尿細管にもKlothoが発現してお

り，FGF23は近位尿細管のKlothoに結合し，作用していることが報告された[3]．また，FGF23は腎臓と同じくKlothoを発現する副甲状腺に作用し，PTHの産生・分泌を抑制することが示唆されている．一方，持続的な副甲状腺に対するFGF23作用は，むしろPTHの産生・分泌を促進し，慢性腎臓病(CKD)における続発性副甲状腺機能亢進症の発症に関与するとする成績も存在し，副甲状腺におけるFGF23の作用は議論の余地が残されている[2]．

FGF23作用異常による疾患

FGF23は，血中リンおよび$1,25(OH)_2D$濃度を低下させる作用を有する．このため過剰なFGF23作用により，尿細管でのリン再吸収の低下を伴う低リン血症を特徴とする疾患が惹起される．通常，低リン血症は腎臓での$1,25(OH)_2D$の産生を促進し，血中$1,25(OH)_2D$濃度を上昇させる．一方FGF23作用の過剰による低リン血症性疾患では，FGF23が$1,25(OH)_2D$濃度を低下させるように作用するため，$1,25(OH)_2D$濃度が低値～正常低値に留まるのが特徴である．これらのFGF23作用過剰による低リン血症性くる病・骨軟化症は，FGF23関連低リン血症性くる病・骨軟化症と呼ばれている(表1)[4]．歴史的には，*FGF23*は常染色体優性低リン血症性くる病・骨軟化症の責任遺伝子としてポジショナルクローニングされるとともに，腫瘍性骨軟化症の惹起因子として同定されたものである．その他，いくつかの遺伝子変異によりFGF23関連低リン血症性くる病・骨軟化症が惹起される．一方，これらの遺伝子変異がどのような機序によりFGF23過剰産生を惹起しているのかについては，必ずしも明らかではない．

表1 FGF23作用異常による疾患

疾患名	責任遺伝子
FGF23作用過剰による低リン血症性疾患	
X染色体優性低リン血症性くる病・骨軟化症 X-linked hypophosphatemic rickets/osteomalacia: XLH	*PHEX*
常染色体優性低リン血症性くる病・骨軟化症 Autosomal dominant hypophosphatemic rickets/osteomalacia: ADHR	*FGF23*
常染色体劣性低リン血症性くる病・骨軟化症1 Autosomal recessive hypophosphatemic rickets/osteomalacia 1: ARHR1	*DMP1*
常染色体劣性低リン血症性くる病・骨軟化症2 Autosomal recessive hypophosphatemic rickets/osteomalacia 2: ARHR2	*ENPP1*
骨空洞性骨異形成症 Osteoglophonic dysplasia	*FGFR1*
ジャンセン型骨幹端軟骨異形成症 Jansen-type metaphyseal chondrodysplasia	*PTH1R*
Raine 症候群	*FAM20C*
McCune-Albright 症候群	*GNAS1*
線状皮脂腺母斑症候群 Epidermal nevus syndrome	*HRAS, KRAS, NRAS*
腫瘍性骨軟化症 Tumor-induced osteomalacia: TIO	
含糖酸化鉄，ポリマルトース鉄等の経静脈投与による低リン血症性骨軟化症	
FGF23作用障害による高リン血症性疾患	
家族性高リン血症性腫瘍状石灰沈着症 Familial hyperphosphatemic tumoral calcinosis: FHTC	*FGF23, GALNT3, Klotho*

PHEX: phosphate-regulating gene with homologies to endopeptidases on the X chromosome
FGF23: fibroblast growth factor 23
DMP1: dentin matrix protein 1
ENPP1: ectonucleotide pyrophosphatase/phosphodiesterase 1
FGFR1: fibroblast growth factor receptor 1
PTH1R: parathyroid hormone 1 receptor
FAM20C: family with sequence similarity 20, member C
GNAS1: guanine nucleotide-binding protein, alpha-stimulating activity polypeptide 1
HRAS: Harvey rat sarcoma viral oncogene homolog
KRAS: Kirsten rat sarcoma viral oncogene homolog
NRAS: neuroblastoma RAS viral oncogene homolog
GALNT3: UDP-N-acetyl-alpha-D-galactosamine ; polypeptide N-acetylgalactosaminyltransferase 3

これらのFGF23過剰作用による疾患とは逆に，FGF23作用が障害されると，尿細管でのリン再吸収の亢進を伴う高リン血症，高1,25(OH)$_2$D血症から，異所性石灰化を特徴とする家族性高リン血症性腫瘍状石灰沈着症が惹起される．本症の責任遺伝子としては，3種類の遺伝子が報告されている（表1）[5]．*FGF23*および*GALNT3*の変異は，活性を有する全長FGF23蛋白の分泌障害により，*Klotho*変異は，FGF23への抵抗性のため，FGF23作用が障害されると考えられている．

文献

1) Ornitz DM, *et al.*：The fibroblast growth factor signaling pathway. *Wiley Interdiscip Rev Dev Biol* 2015；**4**：215-266.
2) Takashi Y, *et al.*：FGF23 beyond phosphotropic hormone. *Trends Endocrinol Metab* 2018；**29**：755-767.
3) Takeshita A, *et al.*：Central role of the proximal tubular alphaKlotho/FGF receptor complex in FGF23-regulated phosphate and vitamin D metabolism. *Sci Rep* 2018；**8**：6917.
4) Kinoshita Y, *et al.*：X-Linked hypophosphatemia and FGF23-related hypophosphatemic diseases：prospect for new treatment. *Endocr Rev* 2018；**39**：274-291.
5) Fukumoto S, *et al.*：Bone as an endocrine organ. *Trends Endocrinol Metab* 2009；**20**：230-236.

5 カルシウム代謝

虎の門病院内分泌センター　**竹内靖博**

> **≫ 臨床医のための Point ▶▶▶**
>
> **1** カルシウム代謝の基本は細胞外液のカルシウムイオンの恒常性維持である.
> **2** カルシウム代謝は，副甲状腺，骨と腸管における副甲状腺ホルモンと $1\alpha,25$ 水酸化ビタミン D の作用で制御される.

カルシウム代謝調節系と骨

　進化の過程を振り返ると，海中には豊富にカルシウムが存在しており，そこで誕生した生命は，長い年月をかけてカルシウムイオンを利用して様々な生理学的システムを構築してきた．その結果として，神経伝達，筋収縮，細胞内シグナル伝達などの複雑かつ繊細なシステムにおいてカルシウムイオンが重要な役割を果たしている．生物が海中から陸上へとそのテリトリーを広げるにあたっての重大な障壁は，重力に抗して身体を支持するということと体内環境におけるカルシウムの恒常性を維持することであったと想像される．これらの問題を同時に解決する方策として，骨組織にカルシウム・リン酸塩 $[Ca_{10}(PO_4)_6(OH)_2$，ヒドロキシアパタイト]を蓄積することが選択された．これにより，強固な骨格を得ると同時に，大量のカルシウムの貯蔵（成人で約 1 kg）が可能となった．さらに，骨髄を構成する細胞群の中に骨を溶解する細胞（破骨細胞）と骨を形成する細胞（骨芽細胞）の起源となる細胞が存在することにより，迅速かつ動的な骨組織の改変が可能となった．カルシウム代謝の視点から見ると，能動的に骨代謝を制御するシステムが発達することによって，骨に貯蔵されているカルシウムを必要に応じて体液中に溶出させる仕組みが確立され，カルシウム代謝の恒常性維持が可能になったと考えられる．

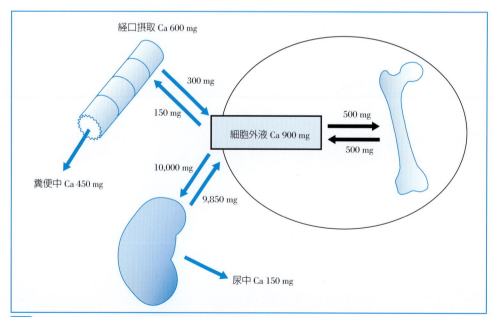

図1 カルシウム(Ca)出納バランス（成人1日当たり）
1日 600 mg の経口摂取カルシウム中，300 mg が十二指腸・空腸から吸収される．分泌される腸液中に 150 mg のカルシウムが含まれるため，正味のカルシウム吸収は 150 mg となる．腎臓糸球体では 10,000 mg のカルシウムが濾過されるが，そのうち 9,850 mg が尿細管で再吸収されるため，尿中に排泄されるカルシウムは 150 mg となる．骨から細胞外液に 500 mg のカルシウムが供給される．細胞外液中のカルシウム 500 mg が骨に取り込まれる．

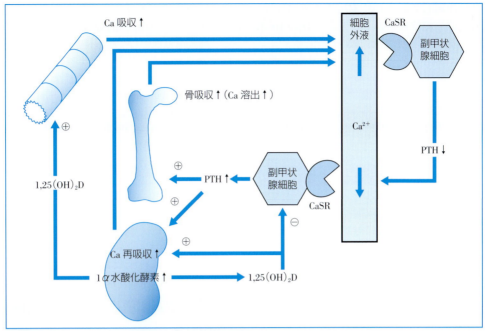

図2 細胞外液カルシウムイオン(Ca^{2+})濃度の調節機構
細胞外液（血中）Ca^{2+}濃度が低下すると，副甲状腺細胞の表面に発現するCa感知受容体（CaSR）により感知され，副甲状腺ホルモン（PTH）の分泌が促進される．PTHは骨吸収を促進し，Caを細胞外液中に溶出する．また，PTHは腎臓に作用し，Ca再吸収を促進すると同時に1α水酸化酵素を活性化することにより，ビタミンDを活性型の1,25水酸化ビタミンD[$1,25(OH)_2D$]に変換する．$1,25(OH)_2D$は腸管に作用し，Ca吸収を促進する．細胞外液中Ca^{2+}が上昇することにより副甲状腺細胞からのPTH分泌は抑制される．

カルシウムの恒常性維持

　細胞外液のカルシウム濃度は厳密に制御されている．摂取されたカルシウムは主に十二指腸と空腸近位部でビタミンD作用に依存して能動的に吸収される（図1）．血液中のカルシウムは腎臓で濾過され，必要に応じて腎尿細管で再吸収され，残りは尿中に排泄される．腎尿細管での再吸収は主に遠位尿細管で制御されている．成人における腸管からの正味のカルシウム吸収は1日あたり約150 mgであり，ほぼ同量が尿中に排泄される．カルシウムの出納バランスを保つためには，少なくとも1日500～600 mgのカルシウム摂取が必要である．

　身体の内外でのカルシウム・バランスに加えて，体内カルシウム・バランスは骨からのカルシウムの溶出と骨へのカルシウムの蓄積で成り立っている（図1）．骨からのカルシウム溶出は主に破骨細胞による骨吸収に伴って生じる．また，骨へのカルシウム蓄積は，骨芽細胞による骨形成に伴う骨基質石灰化によるものである．成人では1日あたり400～500 mgのカルシウムが骨と細胞外液との間を出入りしている．このため，骨と細胞外液との間のカルシウム・バランスの破綻は骨組織にとって大きな負荷となる．

カルシウム恒常性の維持機構

　細胞外液中のカルシウムのおよそ半分は主にアルブミンなどの蛋白と結合して存在している．細胞外液中でのカルシウムの生理学的役割は，蛋白と結合していない2荷陽イオン状態であるカルシウムイオン（Ca^{2+}）が担っている．カルシウム恒常性の本質は，細胞外液のCa^{2+}濃度を一定に維持することにある．そのためのシステムは，①カルシウム（Ca）感知受容体（CaSR）による血中Ca^{2+}濃度感知機構，②副甲状腺ホルモン（PTH）による血中カルシウム濃度上昇機構，③ビタミンDによる腸管からのカルシウム吸収機構，④腎臓からのカルシウム排泄機構に分けて考えることができる（図2）．

1 血中カルシウム濃度感知機構

　血中Ca^{2+}濃度は副甲状腺主細胞の細胞膜上に発現するカルシウム感知受容体により感知されている[1]．カルシウム感知受容体は7回膜貫通型受容体の一種であり，その細胞外領域にCa^{2+}が結合すると細胞内領域に結合するGq蛋白を活性化することにより細胞内シグナルが伝達される．活性化されたシグナルにより，*PTH*遺伝子の転写が抑制されると同時にその分泌が抑制される[1]．

2 血中カルシウム濃度上昇機構

　副甲状腺主細胞から分泌されるPTHは，腎尿

細管と骨に作用して血中 Ca^{2+} 濃度を上昇させる．PTH は腎近位尿細管においてビタミン D の 1α 水酸化酵素の発現を増加させ，25 水酸化ビタミン D の $1\alpha,25$ 水酸化ビタミン D への代謝を促進する．また，近位尿細管におけるリンの再吸収を抑制すると共に重炭酸イオンの排泄を促進する．PTH は遠位尿細管における Ca^{2+} 再吸収を促進する[2]．

骨に対する PTH の主要な作用は，破骨細胞による骨吸収を促進することで血液中へ Ca^{2+} を動員することである[3]（図2）．しかしながら，PTH に対する受容体は破骨細胞ではなく骨芽細胞に存在することから，その作用は骨芽細胞を介して破骨細胞の形成を促進し骨吸収機能を高めることで発揮される．骨吸収の亢進に対する代償機構として，PTH は骨細胞を介して骨形成を促進する作用も併せ持っている．

ビタミン D には動物由来のビタミン D_3（cholecalciferol）と植物由来のビタミン D_2（ergocalciferol）がある．これらのビタミン D あるいは紫外線により皮膚で合成されたビタミン D_3 は，肝臓で 25 位の水酸化を受け 25 水酸化ビタミン D_3（calcidiol）となる．ホルモンとしてのビタミン D 作用をもつ $1\alpha,25$ 水酸化ビタミン D_3 は，PTH 依存性に 25 水酸化ビタミン D_3 を基質として腎近位尿細管で産生され，腸管と腎臓および骨に作用する．その主要な作用は腸管からのカルシウムとリンの吸収を促進することである[4]．腎では遠位尿細管におけるカルシウム再吸収を PTH と協調して促進する．ビタミン D 作用が欠如した状態でも，大量のカルシウムとリンを摂取させることにより，それらの血中濃度は維持され骨にも大きな影響が及ばないことが動物実験から明らかにされており，ビタミン D 作用として最も重要なものは腸管からのカルシウム・リンの吸収促進であると考えられている．

PTH はその作用の総和として，血中 Ca^{2+} 濃度を上昇させ，リン濃度を低下させる．このことからも，PTH 作用の本質は血中 Ca^{2+} 濃度の低下に拮抗することであるといえる．また，PTH 作用の欠如した副甲状腺機能低下症を活性型ビタミン D_3 薬で治療した臨床成績から，PTH 作用の多くは $1\alpha,25$ 水酸化ビタミン D により媒介あるいは代償されると考えられている．

3 カルシウム吸収機構

カルシウムの腸管からの吸収は，日常的な摂取量（400～1,500 mg/日）では，ビタミン D 作用に依存した能動的機序によって行われる．一日摂取量が 2,000 mg を超えると，腸管の広い範囲で上皮細胞間隙を通過する受動的なカルシウム吸収が生じる．そのため，大量のカルシウム摂取は血中カルシウム濃度上昇の原因となる場合がある．

カルシウムの能動的吸収に関与する部位は，十二指腸遠位部から空腸近位部のおよそ 20 cm の範囲である．この部位の腸管上皮細胞にはビタミン D 受容体（VDR）とカルシウムチャンネル［transient receptor potential cation channel, subfamily V（TRPV）5 および 6］が発現しており，ビタミン D 作用に依存してカルシウムの吸収が行われる[4]．

4 カルシウム排泄機構

腎臓におけるカルシウムの調節は，主に遠位尿細管で行われている．同部位には PTH 受容体やカルシウム感知受容体と共にカルシウムチャンネル（TRPV5）が発現している[2]．PTH はカルシウムの再吸収を促進し[2]，細胞外液中のカルシウム濃度の上昇はカルシウム感知受容体を活性化することによりカルシウム再吸収を抑制する．ビタミン D 作用も尿細管におけるカルシウム再吸収を促進する．

カルシウム調節ホルモンの作用機構

PTH は標的細胞に発現する特異的な 7 回膜貫通型受容体に結合することによりその作用を発揮する[5]．この受容体は副甲状腺ホルモン関連蛋白（PTHrP）の受容体でもあり，PTHR1 受容体と呼ばれる．PTHR1 受容体はアデニル酸シクラーゼを活性化することにより cAMP 産生を促進する Gs 蛋白共役受容体である．この受容体はまた Gq 蛋白とも共役しており，細胞内カルシウム上昇によるシグナル伝達機構をも備えている．

ビタミン D 作用は，$1\alpha,25$ 水酸化ビタミン D がビタミン D 受容体に結合することにより発揮される．VDR はステロイド受容体ファミリーに属する核内転写因子であり，$1\alpha,25$ 水酸化ビタミン D と結合することにより，標的遺伝子の転写調節領域にある VDR 応答配列に結合し，その転写を調節する．

文献

1) Brown EM, et al.: Cloning and characterization of an extracellular Ca^{2+}-sensing receptor from bovine parathyroid. *Nature* 1993；**366**：575-580.
2) van Abel M, et al.: Coordinated control of renal Ca(2+) transport proteins by parathyroid hormone. *Kidney Int* 2005；**68**：1708-1721.
3) Suda T, et al.: Modulation of osteoclast differentiation and function by the new members of the tumor necrosis factor receptor and ligand families. *Endocr Rev* 1999；**20**：345-357.
4) Bouillon R, et al.: Intestinal calcium absorption: Molecular vitamin D mediated mechanisms. *J Cell Biochem* 2003；**88**：332-339.
5) Juppner H, et al.: A G protein-linked receptor for parathyroid hormone and parathyroid hormone-related peptide. *Science* 1991；**254**：1024-1026.

6 リン代謝

徳島大学藤井節郎記念医科学センター　**福本誠二**

> **▶▶ 臨床医のための Point ▶▶▶**
>
> 1. 血中リン濃度の異常は，異所性石灰化やくる病・骨軟化症の原因となる．
> 2. 血中リン濃度は，腸管でのリン吸収，糸球体からの濾過と尿細管での再吸収，および骨や細胞内のリンとの移動により調節されている．
> 3. FGF23やPTHなどのホルモンが，血中リン濃度を調節している．

リンの機能

　成人体内には，約600gのリンが存在する．このうち約85%はハイドロキシアパタイト[$Ca_{10}(PO_4)_6(OH)_2$]として骨や歯に，約15%は細胞膜や細胞内に存在する．このため，細胞外液中のリンは，体内のリンの1%未満にすぎない．体内では，リンはほぼすべてリン酸の形で存在している．リン酸には，有機と無機リン酸がある．このうち臨床的に評価されるのは，無機リン酸である．

　リンは，硬組織である骨や歯の形成に不可欠であるのに加え，細胞膜の構成成分でもある．また細胞内では，リンは核酸やアデノシン三リン酸などの高エネルギー物質，あるいは各種代謝物の構成成分として，多様な役割を担っている[1]．さらに細胞外リン濃度の上昇は異所性石灰化の，逆に慢性の低リン血症はくる病や骨軟化症の原因となる．従って生体には，血中リン濃度を一定の範囲に維持する機構が備わっているものと考えられる．

血中リン濃度の調節機構

　血中リン濃度は，腸管リン吸収，糸球体からの濾過と尿細管での再吸収，および骨や細胞内のリンとの移動により調節されている．このうち，慢性的な血中リン濃度調節に最も重要なものは，糸球体からの濾過と腎尿細管でのリン再吸収と考えられている．

　腸管でのリン吸収には，ナトリウム依存性の細胞を通った吸収と，リン濃度依存性の細胞間の経路が存在する[1]．このうちナトリウム依存性の吸収は，主に腸管細胞刷子縁膜上に発現する2b型ナトリウム－リン共輸送体(NaPi-2b)により媒介される．NaPi-2bの発現は，リン欠乏や1,25水酸化ビタミンD[$1,25(OH)_2D$]により促進される．

　一方糸球体で濾過されたリンの80～90%は，近位尿細管でナトリウム依存性に再吸収される．この近位尿細管でのナトリウム再吸収は，近位尿細管細胞刷子縁膜上の2a型，および2c型ナトリウム－リン共輸送体(NaPi-2a, 2c)により媒介される．また，骨吸収の促進や細胞崩壊により骨や細胞内からリンが血中へ放出される．逆に，急速な骨形成やリフィーディングなどでは，血中のリンが骨や細胞内へシフトする．

ホルモンによるリン濃度調節

　血中リン濃度調節に係わる主なホルモンは，PTHとFGF23である．PTHは，PTH1受容体に結合することにより作用を発揮する．PTHは骨吸収を促進することから，骨から血中へのリンの動員を促進する．またPTHは，$1,25(OH)_2D$産生を促進することにより，間接的に腸管でのリン吸収も亢進させる．一方PTHは，NaPi-2a, 2cの発現を抑制することにより，近位尿細管リン再吸収を低下させる．慢性的な血中リン濃度調節には腎尿細管でのリン再吸収が最も重要であることから，PTH作用により血中リン濃度は低下する．FGF23は，近位尿細管でのNaPi-2a, 2cの発現を抑制するとともに，血中$1,25(OH)_2D$濃度の低下を介して腸管リン吸収も抑制する．これに加え，$1,25(OH)_2D$などのビタミンD代謝物は，腸管リン吸収の促進，PTH分泌抑制により，血中リン濃度を上昇させるように作用する．さらにグルココルチコイドは近位尿細管リン再吸収を抑制するのに対し，成長ホルモン－ソマトメジンC系はリン再吸収を促進する．

　PTHの分泌は，主に細胞外イオン化Ca濃度によりCa感知受容体を介して調節されている．一方，高リン食がFGF23濃度を上昇させるなど，リンによりFGF23濃度が調節されていることを示す成績が存在する．ただし，血中リン濃度の変化がどのような機序によりFGF23濃度を調節しているのかは，現状では明らかではない．

低リン血症性疾患

上述のように，PTH や FGF23 はリン濃度を低下させる．従って，PTH1 受容体を介する系の亢進や FGF23 作用過剰により，低リン血症が惹起される．またビタミン D 欠乏やビタミン D 依存症では，ビタミン D 代謝物作用障害により，低リン血症が生じうる．これらの液性因子の作用異常を伴わない腸管リン吸収の低下，尿細管リン再吸収障害，あるいは骨や細胞内へのシフトによっても，低リン血症が生じることがある（別項「低リン血症の鑑別診断」（p.47）参照）．

高リン血症性疾患（表1）

PTH や FGF23 は生理的ホルモンであることから，これらの作用異常により高リン血症が惹起される．PTH 作用不全を特徴とする副甲状腺機能低下症，偽性副甲状腺機能低下症では，通常低 Ca 血症と高リン血症がもたらされ，主に低 Ca 血症によるテタニーなどの症状が問題となる．一方 FGF23 作用障害は，稀な遺伝疾患である家族性高リン血症性腫瘍状石灰沈着症の原因となる[2]．本症は，高リン血症と高 $1,25(OH)_2D$ 血症，および特に大関節周囲などの異所性石灰化を特徴とする疾患である．本症の原因遺伝子としては，*FGF23* など3種類の遺伝子が同定されている．また最近，FGF23 に対する自己抗体による腫瘍状石灰沈着症も報告された[3]．ビタミン D 代謝物の過剰作用も，血中リン濃度を上昇させるように作用する．ただし腸管リン吸収の促進は尿中リン排泄の亢進により代償され得る．従って腎機能が障害されていない場合には，ビタミン D 代謝物の過剰作用のみで明らかな高リン血症となることは稀である．

上記の液性因子の作用異常を伴わない腸管リン吸収の亢進，尿中へのリン排泄障害や尿細管リン再吸収亢進，あるいは細胞内からのリンのシフトによっても，高リン血症が惹起される場合がある．臨床的には，慢性腎臓病に伴う高リン血症の頻度が圧倒的に高い．種々のリン吸着薬が，慢性腎臓病患者の高リン血症に対し使用可能となっている．

文献

1) Kinoshita Y, et al.：X-linked hypophosphatemia and FGF23-related hypophosphatemic diseases：Prospect for new treatment. *Endocr Rev* 2018；**39**：274-291.
2) Fukumoto S, et al.：Bone as an endocrine organ. *Trends Endocrinol Metab* 2009；**20**：230-236.
3) Roberts MS, et al.：Autoimmune hyperphosphatemic tumoral calcinosis in a patient with FGF23 autoantibodies. *J Clin Invest* 2018；**128**：5368-5373.

表1 高リン血症の原因疾患

PTH 作用障害	副甲状腺機能低下症 偽性副甲状腺機能低下症
FGF23 作用障害	高リン血症性家族性腫瘍状石灰沈着症
ビタミン D 代謝物作用亢進	ビタミン D 中毒 肉芽腫などによる $1,25(OH)_2D$ 過剰産生 活性型ビタミン D 製剤過剰投与　など
腸管リン吸収亢進	リン製剤過剰投与
尿中リン排泄低下，リン再吸収亢進	慢性腎臓病 先端巨大症
細胞内からのシフト	腫瘍崩壊症候群 横紋筋融解症　など

7 骨芽細胞

大阪大学大学院歯学研究科生化学教室 **西村理行, 波多賢二**

> **≫ 臨床医のための Point ▶▶▶**
>
> 1. 骨芽細胞は, 1型コラーゲンをはじめとする骨基質を産生し, 骨形成を担う.
> 2. 転写因子 Runx2, Osterix が骨芽細胞の分化を制御している.
> 3. 骨芽細胞の分化は, BMP, Wnt, Ihh などのサイトカインによって促進される.

骨芽細胞の機能

骨芽細胞は, 通常は骨組織の表面に存在し, 主な機能として骨形成を担っている. 骨組織の主要基質である1型コラーゲンをはじめ, オステオカルシン, オステオポンチンおよび骨シアロ蛋白質を産生, 分泌し, 骨基質を構築するとともに, アルカリホスファターゼを産生, 分泌して, 骨基質の石灰化を促し, 骨組織を形成する[1]. 成熟した骨芽細胞の一部は, DMP1, スクレロスチンなどを産生しながら, 骨基質に埋入し, 骨細胞となる.

骨芽細胞は, 破骨細胞の分化誘導ならびに骨髄細胞のニッチとしても機能している. 骨芽細胞は, PTH, 活性型ビタミン D_3, プロスタグランジン E_2, IL-6, オンコスタチン M などの刺激を受けると, 破骨細胞誘導因子 RANKL を発現し, 破骨細胞の分化を誘導する. また骨芽細胞は, 破骨細胞分化を阻害する, RANKL のデコイ受容体である OPG も産生, 分泌している. 最近, β-カテニンシグナルが亢進した骨芽細胞が, 骨髄異形成症候群や急性骨髄性白血病の発症に深く関与している可能性が示されている[2].

骨芽細胞の分化

未分化間葉系幹細胞から骨芽細胞への分化には, Runx2, Osterix, Msx2, ATF4 などの転写因子が非常に重要な役割を果たしていることが明らかにされている[1, 3]. *Runx2* 遺伝子欠損(KO)マウスでは, 骨組織が認められず, ヒトでも *RUNX2* のヘテロ遺伝子変異が鎖骨頭蓋異形成症を引き起こす. また Runx2 は, オステオカルシン遺伝子の骨芽細胞特異的結合部位に結合することも示されている. Osterix は Runx2 の下流で機能し, *Osterix* KO マウスでも骨形成は完全に消失している. *Msx2* KO マウスでも骨形成が抑制されており, ヒトでの遺伝子変異でも頭蓋骨等で骨欠損を生じる. Osterix および Msx2 は, 骨形成因子 BMP の標的遺伝子として機能することも明らかになっている. さらに *ATF4* KO マウスも骨形成低下を示すことが示されている.

骨芽細胞の分化を促進するサイトカインとしては, BMP, 古典的 Wnt, インディアンヘッジホッグ(Ihh)が知られている. BMP の中でも BMP2 や BMP4 は, Smad1, Smad5, Smad8 および Smad4 から構成される Smad シグナルを介して, 強い骨芽細胞分化誘導活性と骨形成能を発揮する[3] (図1). Smad シグナルは, Runx2 の発現誘導ならびに機能促進にも関与している[3]. 古典的 Wnt は, Lrp5, Lrp6 および Frizzled から成る受容体を介して, β-カテニンシグナルを活性化し, 転写因子 LEF や TCF と結合して骨芽細胞分化ならびに骨形成を促進する[1, 3] (図1). *LRP5* 遺伝子の機能喪失変異が骨粗鬆症偽神経膠腫症候群を誘発させることも明らかにされている[4]. また LEF が転写制御因子 TAZ および Runx2 と結合し, 古典的 Wnt シグナルが BMP シグナルと共役して骨形成を増強することが報告されている. 骨細胞に特異的に発現するスクレロスチンは, 古典的 Wnt の拮抗薬として機能し, 抗スクレロスチン抗体が骨形成を賦活する新規治療薬として注目されている. Ihh は, Smo と Patched の複合体を受容体とし, 転写因子 Gli ファミリーを活性化して, 骨芽細胞の分化を促進する(図1). Gli ファミリーの中でも Gli2 が Runx2 と結合し, 骨芽細胞分化誘導能を増強することが示されている. したがって, BMP, 古典的 Wnt, Ihh の各々のシグナルはクロストークして, 骨芽細胞分化および骨形成を制御していると考えられる.

文献

1) 小守壽文:骨芽細胞・軟骨細胞分化制御と骨形成の分子機構:生化学 2006;**78**:501-506.
2) Kode A, *et al.*: Leukaemogenesis induced by an activating β-catenin mutation in osteoblasts. *Nature* 2014;**506**:240-244.
3) Nishimura R, *et al.*: Regulation of bone and cartilage development

I カルシウム・リン・骨代謝の生理学

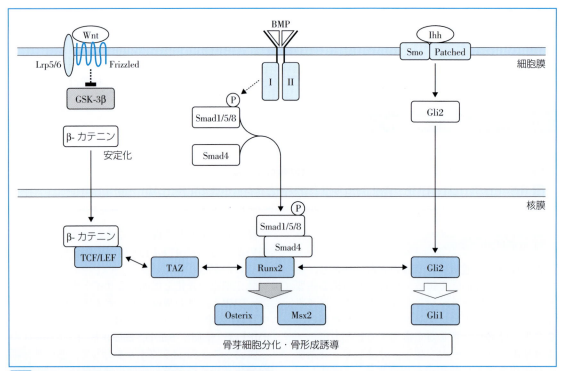

図1 BMP，古典的 Wnt，Ihh の細胞内シグナル伝達機構

by network between BMP signalling and transcription factors. *J Biochem* 2012；**151**：247-254.

4) Gong Y, *et al*.：LDL receptor-related protein 5（LRP5）affects bone accrual and eye development. *Cell* 2001；**107**：513-523.

8 骨細胞

長崎大学大学院医歯薬学総合研究科生命医科学講座細胞生物学分野　**小守壽文**

> **≫ 臨床医のための Point ▶▶▶**
>
> 1. 骨芽細胞分化にはRunx2，Sp7，canonical Wntシグナルが必須である．
> 2. 骨細胞はメカニカルストレスを感知し，骨芽細胞，破骨細胞の分化・機能を調節する．
> 3. 微小骨折等で起こる骨細胞死は，骨吸収を惹起し骨リモデリングを引き起こす．

骨細胞の役割

　60〜80%の骨芽細胞はアポトーシスによって死滅すると考えられているが，一部の骨芽細胞は骨基質に取り込まれ，骨細胞となる．骨細胞は多くの突起を有し，その突起はギャップ結合によって骨細胞および骨表面の骨芽細胞と連結している．また，突起が通る骨細管は，骨細胞から分泌される液性因子の通路となり，canonical Wntシグナルをブロックし骨形成を抑制するスクレロスチン等を骨表面に分泌する．すなわち，骨細胞は，骨細胞間のみならず骨表面の骨芽細胞にも連結し，骨全体にネットワークを形成している[1]（図1）．

　このネットワークを用いて，骨細胞はメカニカルストレスを感知し，そのシグナルを骨芽細胞に送り，骨芽細胞分化・機能を調節するとともに，骨芽細胞を介して，破骨細胞分化・機能を調節する（図1）．すなわち，非荷重状態では骨量を減少，荷重状態では骨量を増加させる調節機構が存在する[2]．また，骨の中に存在する骨細胞は，微小骨折等でアポトーシスを起こすが，食細胞によって貪食されないため，最終的に細胞膜は破綻しネクローシスを起こす．すると骨細管を通って骨細胞内の炎症惹起物質（danger-associated molecular patterns：DAMPs）が骨表面に排出され，マクロファージを刺激，破骨細胞分化を誘導するTNFα，IL-6，IL-1等が産生される．これにより，その部分の骨吸収が引き起こされ，新たな骨へと置換される．

文献

1) Komori T：Runx2, an inducer of osteoblast and chondrocyte differentiation. *Histochem Cell Biol* 2018；**49**：313-323.
2) Moriishi T, et al.：Osteocyte network；a negative regulatory system for bone mass augmented by the induction of Rankl in osteoblasts and Sost in osteocytes at unloading. *PLoS One* 2012；**7**：e40143.

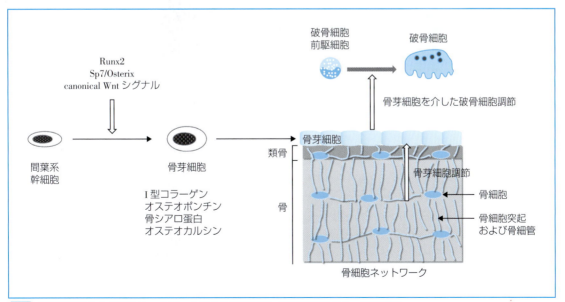

図1　骨芽細胞分化と骨細胞ネットワークによる骨芽細胞，破骨細胞の分化・機能調節

9 破骨細胞

九州大学歯学研究院 OBT 研究センター　**自見英治郎**

> **》 臨床医のための Point ▶▶▶**
>
> 1. 破骨細胞は骨を吸収する多核巨細胞である．
> 2. 破骨細胞は血球系細胞から RANKL と M-CSF の作用によって分化する．
> 3. 骨吸収では骨基質のミネラル溶解と有機質分解のために酸や加水分解酵素が分泌される．

破骨細胞の分化調節機構

破骨細胞は，骨吸収を担う多核巨細胞であり，骨髄に存在する造血系幹細胞からマクロファージ系の細胞を経て分化する．破骨細胞の分化はマクロファージ・コロニー刺激因子（M-CSF）と RANKL の 2 つのサイトカインによって制御される．M-CSF は破骨細胞の前駆細胞に分化するのに必須であり，機能的な M-CSF が産生できない *op/op* マウスや M-CSF の受容体，*c-fms* 欠損マウスは破骨細胞が存在しない大理石骨病（osteopetrosis）を呈する[1,2]．

RANKL は，骨芽細胞をはじめ骨細胞，T 細胞および B 細胞など様々な細胞が産生し，破骨細胞前駆細胞が発現する RANK に結合することで破骨細胞を誘導する．RANKL のデコイ受容体

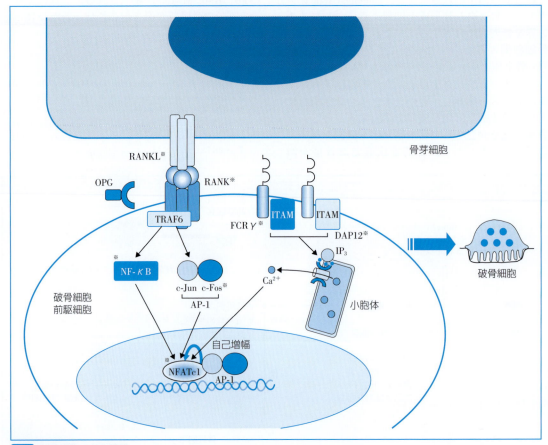

図1　破骨細胞の分化機構
骨芽細胞が発現する RANKL と破骨細胞前駆細胞が発現する RANK に結合すると細胞内で上記分子が活性化され破骨細胞へと分化する．OPG は RANKL と RANK の結合を阻害する．※：欠損マウスは大理石骨病を呈する．

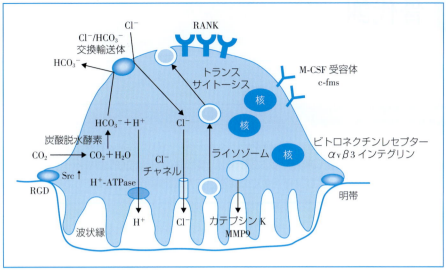

図2 破骨細胞の構造と骨吸収機構
〔日本骨代謝学会：骨ペディア 骨疾患・骨代謝キーワード辞典．羊土社 2015：117-121 改変〕

OPG（オステオプロテジェリン，osteoprotegerin）はRANKLとRANKの結合を阻害して破骨細胞形成を抑制する（図1）．RANKLおよびRANK欠損マウスは破骨が存在しない大理石骨病を呈する．一方，OPG欠損マウスは破骨細胞形成が亢進し，骨粗鬆症となる．またヒト遺伝性骨疾患においてもRTANKL，RANKおよびOPGの変異が見つかっており，これら3つの分子が破骨細胞形成と骨量維持に重要であることが明らかとなっている[1,2]．

RANKは，TNFα受容体ファミリーメンバーに属し，細胞内ドメインに様々なアダプター分子が会合する．TRAF（TNF receptor-activating factor）メンバーのうち，TRAF6はRANKシグナルを伝達する重要な分子であり，下流のc-FosやNF-κBを介して破骨細胞分化のマスター因子であるNFATc1を誘導する．NFATc1の誘導と活性化にはカルシウムシグナルが必須であり，破骨細胞分化にはFcRγやDAP12などのITAM（immuno-receptor tyrosine-based activation motif）と呼ばれる配列を持つ免疫グロブリン様受容体による共刺激シグナルも重要である（図1）[1,2]．

破骨細胞による骨吸収の分子機構

骨はハイドロキシアパタイト結晶の無機成分とI型コラーゲンを主成分とする有機成分から構成される．破骨細胞による骨吸収は酸による無機成分の溶解（脱灰）とプロテアーゼによる有機成分の分解からなる[1]．

破骨細胞が発現するビトロネクチンレセプター（αvβ3インテグリン）が骨の有機質に含まれるアルギニン-グリシン-アスパラギン酸（RGD）配列を認識し，接着するとSrcが活性化され，波状縁を形成する．c-src欠損マウスの破骨細胞は波状縁を形成できず，骨吸収が障害される（図2）．また，II型炭酸脱水酵素（carbonic anhydrase II）によりCO_2とH_2OからHCO_3^-とH^+（プロトン）が生じる．このプロトンは波状縁の膜のH^+-K^+-ATPaseにより吸収窩に分泌され，吸収窩を酸性（pH4〜4.8）にし，無機質を脱灰する．さらにカテプシンKやマトリックスメタロプロテアーゼ9（MMP9）といった蛋白質分解酵素を波状縁から吸収窩に分泌し，骨の有機成分のI型コラーゲンを分解する（図2）．ヒト炭酸脱水酵素やカテプシンK遺伝子の変異は大理石骨病や濃化異骨症（pycnodysostosis）の原因となる[1,3]．

文献

1) 日本骨代謝学会：骨ペディア 骨疾患・骨代謝キーワード辞典．羊土社 2015：117-121．
2) Nakashima T, et al.：New insights into osteoclastogenic signaling mechanisms. *Trends Endocrinol Metab* 2012；**23**：582-590．
3) Boyce BF：Advances in regulation of osteoclasts and Osteoclast functions. *J Dental Res* 2013；**92**：860-867．

10 骨代謝

島根大学医学部内科学講座内科学第一　**杉本利嗣**

> **≫ 臨床医のための Point ▶▶▶**
>
> 1. 骨では常に破骨細胞による骨吸収と骨芽細胞による骨形成からなる活発な新陳代謝が営まれている．
> 2. 骨細胞は種々の骨・ミネラル代謝調節因子を分泌し，骨代謝の司令塔的役割を担っている．
> 3. 骨と他臓器のネットワークにより，骨と多くの臓器が相互の代謝に密接に関わっている．

はじめに

骨は発生期や成長期の骨の形づくりであるモデリングを経て，成長停止後には骨の新陳代謝，すなわち骨リモデリングを繰り返し営むことで，力学的負荷に対応した形状に常に変化しうる成人の骨へと移行していく．これらを総括して骨代謝と称される．骨組織は劣化を修復して強度を保ち力学的刺激下で骨格としての支持機能を有する．また生体のカルシウム（Ca）などのミネラルの恒常性を維持するための供給源としての機能を果たす．そしてこうした運動の支柱や内臓の保護，ミネラル代謝調節に加えて，骨髄を内包し造血の調節に重要な役割を担っているが，近年内分泌臓器として他臓器の機能を調節していることが明らかとなってきている．

骨代謝を制御する細胞群

骨リモデリングは一生涯繰り返され，古い骨は破骨細胞により吸収され，骨芽細胞がつくる新しい骨で補充される．破骨細胞は造血幹細胞に由来し，一方骨芽細胞は筋芽細胞，線維芽細胞，脂肪細胞，そして軟骨芽細胞と同じ間葉系幹細胞由来である．骨の細胞の90～95％を占める骨細胞は骨芽細胞由来の細胞で，骨芽細胞が産生した骨基質に埋まり，その基質が石灰化する過程で成熟した骨細胞になっていく．骨細胞は長い細胞突起を形成し，ギャップ結合を介して細胞性ネットワークを築き上げる[1]．またその突起が通る骨細管を介して，血管および骨髄から酸素や栄養を得ている．骨細胞は代表的な骨形成の抑制因子であるスクレロスチンや破骨細胞分化因子（RANKL）などの骨代謝調節因子を産生し，骨表面の骨芽細胞などとギャップ結合を介して情報交換を行い，骨代謝の司令塔的役割を担っている．また骨細胞はミネラル代謝調節因子である fibroblast growth factor 23（FGF23）などを産生・分泌し，骨は内分泌臓器として他臓器の機能を調節している．

骨リモデリングの制御機構（図1）

骨リモデリングの細胞連鎖は休止相からの破骨細胞活性化－骨吸収相－逆転相－骨形成相－休止相の順番で進行し，これを繰り返している．一連のこの細胞連鎖は生理的な機能単位として働き，その単位を皮質骨ではオステオン，海綿骨ではパケットと称される．骨内に生理的な微小骨折（マイクロクラック）が生じると，周囲の骨細胞が感知し，この異状を骨表面細胞（ライニング細胞）が感知することにより，破骨細胞前駆細胞が供給され，これが分化，融合して破骨細胞となり骨吸収を始める．これが骨リモデリングの起点であり，成熟した破骨細胞は骨基質との吸着面に酸を分泌して無機質を溶解する．また破骨細胞が特異的に産生する蛋白分解酵素カテプシンKを分泌して骨基質蛋白を消化し，吸収窩を形成する（骨吸収相）．約2週間の骨吸収相が終了すると，単核球による遺残基質などの吸収の後（逆転相），骨芽細胞が骨表面に付着して骨形成が始まる（骨形成相）．骨形成相では骨芽細胞によりI型コラーゲンやオステオカルシンなどの骨基質蛋白質が産生されて類骨が形成され，数日遅れてカルシウムやリンなどのミネラル成分の沈着により石灰化が生じ（一次石灰化），吸収窩は新生骨で埋められる．この際，骨芽細胞の一部は骨基質中に埋め込まれて骨細胞となり，残りは骨表面上でライニング細胞となる．一連の過程は約3か月を要するひとつのリモデリング周期を構成している．そして，骨リモデリング過程で形成された新しい骨は，一次石灰化の後2～3年間かけて石灰化が完了する．この後半の石灰化を二次石灰化と呼ぶ．骨リモデリングを制御する因子として，RANKLやWntシグナルの拮抗薬であるスクレロスチン，そして副甲状腺ホルモン（PTH），活性型ビタミンD_3，エストロゲンなどのホルモン，interleukin-1（IL-1），

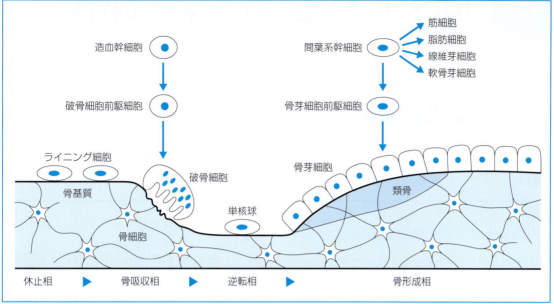

図1 骨リモデリング

tumor necrosis factor（TNF），IL-6，IL-11 などのサイトカイン，骨基質中に大量に含まれる transforming growth factor β（TGF β），insulin-like growth factor-1（IGF-1）などの成長因子，破骨細胞自身が分泌する sphingosine-1-phosphate（S1P）や semaphorin4D などの共役因子（クラストカイン）が挙げられる．

骨代謝の異常

　健常成人では，骨吸収過程と骨形成過程との間に平衡が保たれており，両者は共役関係（カップリング）にあるため，骨量は一定に維持される．骨リモデリングの異常をきたす代表的疾患が骨粗鬆症である．骨粗鬆症では，骨吸収が骨形成を上回り，共役関係の破綻により骨密度低下と骨質の劣化をきたすことになり，骨脆弱性が高まる[2]．これには骨のサイズや形状を規定する先天素因，内分泌代謝の異常（性ホルモン低下，PTH 上昇など），栄養（Ca，ビタミンD不足・欠乏など），運動（力学的負荷など），生活様式などの環境要因，糖尿病をはじめとする生活習慣病の存在，ステロイド製剤をはじめとする薬剤などが関与する．一方，低リン血症やビタミンD代謝障害などにより骨の石灰化障害をきたす疾患がくる病・骨軟化症である．

骨と他臓器のネットワーク

　脂肪をはじめとする様々な臓器が骨代謝調節に関わることが明らかとなってきている．脂肪細胞から分泌されるレプチンやアディポネクチンなどのアディポカインが骨代謝を調節している．レプチンによる中枢神経系を介した骨代謝制御機構の発見を契機として，中枢神経系で発現する種々の分子が骨代謝に関わる事が明らかとなった[3]．またインスリン抵抗性などエネルギー代謝調節に重要な役割を担うアディポネクチンが骨代謝を調節する一方で，骨芽細胞が産生するオステオカルシンがインスリンの分泌やアディポネクチンを介したインスリン感受性などの調節に関与し，糖・エネルギー代謝を制御している．このように骨代謝とエネルギー代謝には双方向性の関係がある[4]．またオステオカルシンは脳，精巣，血管，筋肉などに対する作用も有することが示されてきている．また骨と他臓器の連関として，筋・骨，骨・血管相関も注目されている．さらにFGF23は腎臓に作用してリンとビタミンD代謝を調節することに加え，心血管系調節因子として働く可能性など，骨の内分泌臓器としての重要性が脚光を浴びてきている．

文献

1) Bonewald LF：The amazing osteocyte. *J Bone Miner Res* 2011；**26**：229-238.
2) Seeman E, et al.：Bone quality? the material and structural basis of bone strength and fragility. *N Engl J Med* 2006；**354**：2250-2256.
3) Takeda S：Central control of bone remodeling. *Biochem Biophys Res Commun* 2005；**328**：697-699.
4) Kanazawa I：Interaction between bone and glucose metabolism. *Endocr J* 2017；**64**：1043-1053.

11 カルシトニンと骨・ミネラル代謝

松本歯科大学総合歯科医学研究所　山下照仁, 小出雅則, 高橋直之

> **臨床医のための Point ▶▶▶**
>
> 1. カルシトニンは甲状腺C細胞より分泌され, 血清Ca濃度の低下作用を有する.
> 2. 高カルシウム血症により, カルシトニンの分泌が亢進する.
> 3. カルシトニンは破骨細胞の骨吸収機能を直接抑制し, 血清Ca濃度を低下させる.

カルシトニンの構造と分泌調節

　カルシトニンは32個のアミノ酸からなるペプチドホルモンである[1]. ヒトカルシトニンの一次構造を図1に示す. アミノ酸残基1番, 4〜7番, 28番, 32番は全ての脊椎動物で保存されている. 1番目と7番目のシステイン残基(Cys)間はジスルフィド結合で架橋され, またC末端のプロリン残基(Pro)はアミド化されている.

　正常な動物にCaを投与しても, 血清Ca濃度はほとんど上昇しないか, もしくは一定時間後に正常レベルに戻る. 一方, 甲状腺を摘出した動物では, Ca投与後に血清Ca濃度の顕著な上昇が認められ, 一定時間経過後も正常レベルへの回復が見られない. これらの実験より, 血清Ca濃度を低下させるホルモンの存在が示唆された[2]. そのホルモンがカルシトニンである. カルシトニンの分泌は血清Ca濃度により調節される. 甲状腺C細胞(カルシトニン分泌細胞)には血清Ca濃度を感知するCa感受性受容体(CaSR)が存在し, 高カルシウム血症により, カルシトニンの分泌が促進される(図2). 高Ca^{2+}の刺激によって活性化したCaSRは, 非選択性陽イオンチャネルを介する電流を増加させ, 細胞膜の脱分極をもたらす. さらに, L型Caチャネルから細胞外Caの流入により, 細胞内Ca濃度の上昇が引き起こされ, カルシトニンの合成・分泌が促進されると考えられている[3].

カルシトニン受容体の構造とシグナル伝達

　カルシトニン受容体(calcitonin receptor：CTR)は7回膜貫通型のG蛋白共役型受容体スーパーファミリーに属し, いくつかのアイソフォームが存在する. また, parathyroid hormaone/PTH-related protein (PTH/PTHrP)受容体とも非常に相同性が高い. CTRは破骨細胞に顕著に発現するが, 腎尿細管, 中枢神経, 胎盤, 肺, 卵巣, 前立腺, 乳腺, 胃などにも発現が認められる. カルシトニンがCTRに結合すると, 2つの細胞内シグナルが活性化する. すなわち, Gs蛋白質-アデニル酸シクラーゼ(adenylate cyclase：AC)を介するプロテインキナーゼA(PKA)系と, Gq蛋白質-イノシトール三リン酸(inositol triphosphate：IP_3)とDAG産生を介したPKC系である(図3).

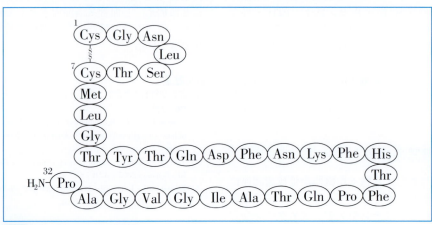

図1 カルシトニンの一次構造

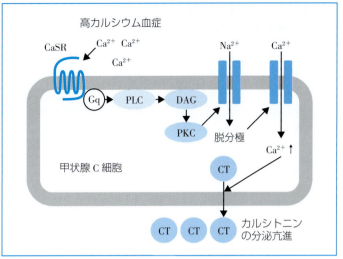

図2 甲状腺C細胞におけるカルシトニン分泌調節
カルシトニンの分泌は血清Ca濃度により調節される．甲状腺C細胞（カルシトニン分泌細胞）には血清Ca濃度を感知するCa感知受容体（CaSR）が存在する．高カルシウム血症の刺激がCaSRに伝達されると，Gq蛋白-ホスホリパーゼC（PLC）が活性化される．さらに，ジアシルグリセロール（DAG）産生を介したPKC系路が活性化される．この結果，非選択性陽イオンチャネルを介する電流が増加し細胞膜が脱分極する．その刺激により，Caチャネルからの細胞外Caの流入により細胞内Ca濃度の上昇がもたらされ，カルシトニン分泌が促進される．
〔福本誠二：I-3章．山本逸雄，他編，折茂 肇，他監修：カルシトニン ―基礎と臨床―．ライフサイエンス出版，1998；42より改変〕

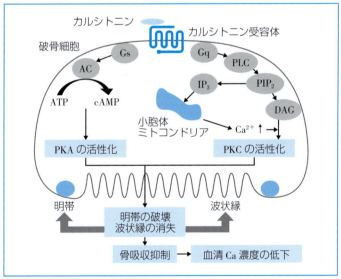

図3 カルシトニン受容体の構造とシグナル伝達
カルシトニン受容体は，膜7回貫通型のG蛋白共役型受容体である．そのシグナルは，Gs蛋白-アデニル酸シクラーゼ（AC）・cAMPを介するPKA系の経路およびGq蛋白-イノシトール三リン酸（IP_3）とジアシルグリセロール（DAG）産生を介したPKC系の経路を活性化させる．破骨細胞では，両方のシグナル系を介して，明帯の破壊と波状縁の消失が誘導される．

これらのシグナル系は破骨細胞の骨吸収機能に関与する[4,5]．骨吸収機能を発揮するためには，破骨細胞が明帯を介して骨表面に接着し，波状縁を形成することが必要である．明帯はF-アクチンが環状に配列した微細構造であり，アクチンリングと呼ばれる．また，明帯で囲まれた骨表面と細胞間の閉鎖環境では，破骨細胞の波状縁から分泌された酸や加水分解酵素に富み，同時にそれら

によって分解された骨基質成分が波状縁から細胞に取り込まれている．破骨細胞をカルシトニンで処理すると10分以内にPKA活性の急激な上昇を認め，それに伴いアクチンリングの破壊が誘導される[4]．また，末梢血から誘導したヒト破骨細胞ではPKC賦活剤のホルボールエステル(PMA)によってもアクチンリングが破壊される[5]．よって，破骨細胞におけるCTRからのPKAおよびPKCの両シグナルは，明帯の破壊および波状縁の消失を誘導し，骨吸収機能を抑制していると考えられる(図3)．

カルシトニンの生理作用

カルシトニンは破骨細胞に直接作用し，骨吸収機能を抑制する．その結果，骨基質からCaなどのミネラル溶解が抑制され，血清Ca濃度は低下する．一方，カルシトニンの連続使用は，カルシトニンに対する不応答性(エスケープ現象)を引き起こすことが知られている[6]．その理由として，CTRの細胞内取り込みとCTRのmRNA発現の抑制が関わると考えられている．また，生理的なカルシトニン濃度(10^{-13}M)でも，CTRのmRNAの低下が誘導される．したがって，カルシトニンを投与する際には，これらエスケープ現象を考慮に入れる必要がある．骨吸収抑制以外の生理作用として，腎臓に作用して尿中Ca排泄を促進すること，神経系に作用して鎮痛や胃酸分泌の抑制に働くことも知られている．

臨床で用いられるカルシトニン製剤は，サケやウナギのアミノ酸配列を元にした合成ペプチドである．魚類や鳥類のカルシトニンは，哺乳類のカルシトニンに比べて骨吸収作用が100〜1,000倍強いからである．魚類や鳥類のカルシトニンは，鰓後腺と呼ばれる甲状腺とは独立した器官で産生分泌される．ヒトの甲状腺C細胞は，発生過程で鰓後腺が甲状腺に取り込まれたものと考えられている．実際，哺乳類の中で鰓後腺の存在が示唆されている有袋類や単孔類のカルシトニンは，魚類や鳥類と同様に強い比活性を持っている[7]．これらの生物の血清Ca濃度の変動とカルシトニンの活性強度との関連は明らかでないが，生殖様式や発現器官の違いがカルシトニンの比活性に影響を与えていると考えられる．

文献

1) Home WC, *et al.*：Regulating bone resorption：targeting integrins, calcitonin receptor, and cathepsin K. In：Bilwzikian JP, *et al.*(eds), *Principles of Bone Biology*. 3rd ed, Academic Press 2008：221-236.
2) Gray TP：Thyrocalcitonin：evidence for physiological function. *Science* 1969；**166**：512-513.
3) Yamashita N, *et al.*：Membrane depolarization and intracellular Ca^{+2} increase caused by high external Ca^{+2} in a rat calcitonin-secreting cell line. *J Physiol* 1990；**431**：243-267.
4) Suzuki H, *et al.*：Calcitonin-induced changes in the cytoskeleton are mediated by a signal pathway associated with protein kinase A in osteoclasts. *Endocrinology* 1996；**137**：4685-4690.
5) Yamamoto Y, *et al.*：Effects of calcitonin on the function of human osteoclast-like cells formed from CD14-positive monocytes. *Cell Mol Biol* 2006；**52**：25-31.
6) Wada S, *et al.*：Homologous regulation of the calcitonin receptor in mouse osteoclast-like cells and human breast cancer T47D cells. *Endocrinology* 1995；**136**：2611-2621.
7) Yamashita T, *et al.*：Platypus and opossum calcitonins exhibit strong activities, even though they belong to mammals. *Gen Comp Endocrinol* 2017；**246**：270-278.

12 PTHrP と骨・ミネラル代謝

北海道大学歯学研究科硬組織発生生物学教室　長谷川智香，宮本幸奈，網塚憲生

> **▶▶ 臨床医のための Point ▶▶▶**
>
> 1. PTHrP は軟骨発生の重要な調節因子であり，PTH/PTHrP 受容体の変異で軟骨異形成症が発症する．
> 2. 骨粗鬆症治療薬としての PTHrP（アバロパラチド）が開発されている．
> 3. PTHrP の核小体移行などといった新規作用に注目が集まっている．

はじめに

副甲状腺ホルモン関連ペプチド（PTHrP）は，Fuller Albright が 1941 に副甲状腺機構亢進症を誘導する副甲状腺ホルモン（PTH）様の物質として報告している（図1）．1980 年には Stewart が PTHrP を報告しており[1]，その後，Suva らが PTHrP のクローニングを果たしている[2]．1991 年に PTH/PTHrP 受容体が発表されると，その研究がさらに飛躍したものとなっている．1994 年に PTHrP 遺伝子欠損マウスが軟骨異形成症様の異常を示すことから，PTHrP は軟骨形成に重要な役割を担うことが明らかにされたが，様々な細胞分化・増殖に対する PTHrP の作用についても検討がなされてきた．特に，PTHrP に核小体移行シグナル様のアミノ酸配列が見つかっており，長らく，そのメカニズムが不明であったが，近年，徐々に解明されてきている．さらに近年は，遺伝子組み換えヒト PTHrP（1-34）であるアバロパラチドが 2017 年に骨粗鬆症治療薬として承認され，同年に発売と

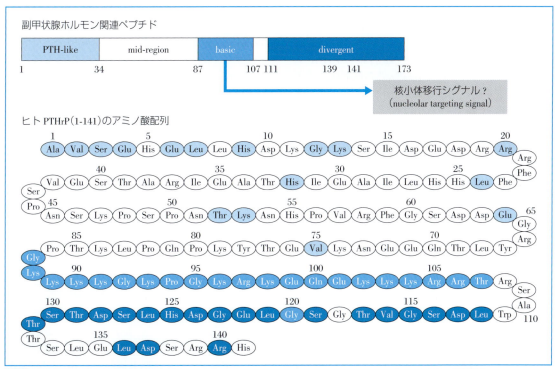

図1 副甲状腺ホルモン関連ペプチド (parathyroid hormone-related peptide: PTHrP) のアミノ酸配列
PTHrP が副甲状腺ホルモン (parathyroid hormone:PTH) と相同性を示すのは N 端 1-34 の領域．特に，1-13 位の部分と高い相同性を示す．一方，87-107 位は核小体移行シグナル様の配列を示す．
〔Amizuka N, et al.: Inefficient function of the signal sequence of PTHrP for targeting into the secretory pathway. Biochem Biophys Res Commun. 2000；273：621-629. より〕

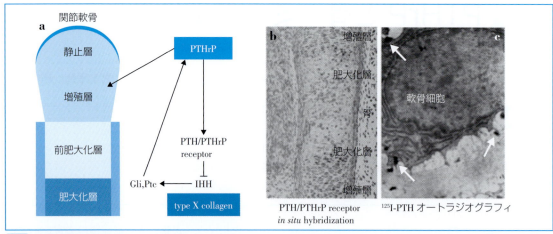

図2 軟骨細胞に対する PTHrP の作用
a：肥大化層軟骨細胞から産生される IHH は周囲の軟骨膜に作用し，そこで産生される PTHrP の発現が亢進する．PTHrP は IHH を産生する軟骨細胞よりも上層に存在する軟骨細胞の PTH/PTHrP 受容体に結合することで，下流の IHH の発現を抑制する．
b：PTH/PTHrP receptor の in situ ハイブリダイゼーションを行うと，増殖層から肥大化層にかけてその発現が認められる．
c：^{125}I-PTH を用いた電顕オートラジオグラフィーでも，軟骨細胞への PTH の結合を確認できる．　　　（▶口絵カラー①参照）

なっている．また，骨細胞に対する PTH/PTHrP 作用についても多くの報告がなされてきている．本項では，PTHrP が骨やミネラル代謝に及ぼす影響について，最近の報告も含めて概説する．

軟骨発生と PTHrP

PTHrP が軟骨形成で重要な役割を演じていることが判明したのは，PTHrP 欠損マウスの作製によってである[3,4]．胎生 18 ～ 19 日齢の PTHrP 欠損マウスは四肢における骨端軟骨の低形成，舌の突出，ドーム状に角張った頭蓋骨などを示す．組織学的には，骨端軟骨の静止層・増殖層・肥大化層のうち静止層と増殖層の細胞増殖が低下する一方，軟骨細胞の肥大化が早期に起こる．そのメカニズムとして，PTHrP/indian hedgehog（IHH）ネガティブループ機構が提唱されており，それは，①肥大化層上層の軟骨細胞から産生される IHH は周囲の軟骨膜に作用する，②そこで産生される PTHrP の発現が亢進する，③ PTHrP は肥大化層の PTH/PTHrP 受容体に結合する，④ PTH/PTHrP 受容体は IHH を産生する軟骨細胞よりも上層に存在し IHH の発現を抑制する，という機構であり，このことから，PTHrP は軟骨細胞の肥大化への分化を負に調節すると考えられる（図2）．このほか，TGFβ による PTHrP 発現，また，SOX9 のリン酸化，p57 発現抑制，Gli3, Bcl-2, cyclin Dl の発現，さらには軟骨細胞の分化にとって重要な Runx2 と Runx3 のリン酸化と分解などにも関係することが明らかとなっている．

PTH/PTHrP 受容体については，Jansen 型骨幹端軟骨異形成症と Blomstrand 軟骨異形成症がその遺伝子変異に起因することが知られている．Jansen 型骨幹端軟骨異形成症については，PTH1R の細胞内第 1 ループにおける 223 番目のヒスチジンからアルギニンへの変異（H223R），第 6 番目の細胞膜ドメインにおける T410P 変異，第 7 番目の細胞膜ドメインの I458R 変異などが述べられている．一方，受容体の機能を全く果たさない Blomstrand 軟骨異形成症では，母親由来の受容体遺伝子における 1176 番目の塩基が C から A に変異（1176G → A）した結果，第 5 細胞膜ドメインの 11 個のアミノ酸が欠落し，受容体に PTH/PTHrP が結合しないことが報告されている．

骨粗鬆症治療薬としての PTHrP 製剤

ヒト PTHrP（1-34）の合成アナログであるアバロパラチド Abaloparatide が新規の骨粗鬆症治療薬として使用されている．アバロパラチドは，PTH 製剤であるテリパラチドと同様に PTH/PTHrP 受容体を介して標的細胞における cAMP シグナルの活性化をもたらすとされており，ラットやサルの動物実験において，アバロパラチドは，脊椎および非椎間板部位における骨強度の増加，ならびに，骨密度および骨ミネラル含量の増加を示した．

FDA は，アバロパラチドを 2017 年に骨粗鬆症治療薬として承認しているが（FDA 承認 2017 年 4 月 28 日，米国発売 2017 年 5 月），その承認における基礎データとして国際共同臨床第 III 相試験である Abaloparatide Comparator Trial in Vertebral Endopoints（ACTIVE）trial[5]，および，第 II 相 does-finding study[6]があげられる．ACTIVE trial においては，既存骨折を有する閉経性骨粗鬆症の女性患者（2463 名）

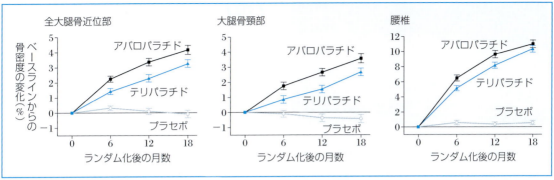

図3 DEXA(dual-energy X-ray absorptiometry)法による全大腿骨近位部，大腿骨頸部，腰椎の骨密度の変化
アバロパラチド群における骨密度は，プラセボ群と比べて，全大腿骨近位部，大腿骨頸部，腰椎の全ての計測時点において有意差を示しており($P<0.001$)，テリパラチド群と比べると，全大腿骨近位部および大腿骨頸部のすべての計測時点で，また，腰椎では6か月と12か月で有意差を示している($P<0.001$)．

に対してアバロパラチド(80 µg)連日投与を18か月行ったところ，脊椎の新規骨折をプラセボと比較して86%低下させ，骨密度はプラセボ群やテリパラチド群と比較しても有意に高い値を示した(図3)．また，高カルシウム血症の発症はテリパラチドに比べてアバロパラチドが低いという．さらに，近年，槙野らは，マウスに30 µg/kgのhPTHrP(1-34)またはhPTH(1-34)を1日1，2，3回のいずれかの投与頻度で28日間皮下投与したところ，大腿骨および腰椎の骨密度，海綿骨ならびに皮質骨において，アバロパラチドがテリパラチドより有意に高い値を示したという[7]．

骨細胞とPTH/PTHrP

PTHによる骨形成作用のメカニズムの一つとしてPTHが骨細胞に作用しRANKLやスクレロスチン産生抑制を誘導することが知られている．骨細胞特異的にPTH/PTHrP受容体を欠損させたマウスを作製すると，PTH投与を行っても骨組織の変化は認められず，スクレロスチンやRANKL産生が誘導されなかったことから，骨細胞はPTH/PTHrPによる骨形成あるいは骨吸収を調節しているという[8]．また，骨細胞由来のPTHrP欠損マウス(Dmp1Cre.Pthlh$^{f/f}$ mice)を作成したところ，骨梁が少なく，また，Dmp1Cre.Pthlh$^{w/w}$と比べて骨芽細胞数が減少したが，破骨細胞数は変わらなかったという．このことから骨細胞から産生されたPTHrPは局所的に骨芽細胞に作用すると推測している[9]．

また，古くは，1960年代にBelangerが骨細胞性骨溶解 osteocytic osteolysis を提唱しており，PTH投与によって可逆的な骨小腔の拡大と再石灰化が誘導されるとしている．Bonewaldのグループは授乳期において骨細胞が周囲の骨基質を溶解することを報告しているが，PTHrPを骨細胞に作用させると酸分泌が誘導されて骨小腔を拡大するという[10]．これに対して，PTH投与で骨細胞を介して初期にカルシウム濃度が上昇することはなく，また，骨細胞のPTH/PTHrP受容体は血清カルシウム濃度の調整には関与しないという報告もあり[11]，今後，詳細な解析が必要と思われる．

PTHrPの核小体移行

PTHrPの核小体移行における最初の論文は1995年に報告されている[12]．PTHrPの87位から107位までのアミノ酸配列は核小体移行シグナル(nucleolar targeting signal：NTS)様の配列を示す(図1)．Full length PTHrP cDNAまたはシグナル配列を欠くPTHrP cDNAをCOS細胞に導入するとPTHrPの核小体局在が認めるが，NTSを除去したPTHrP cDNAを導入した場合にはPTHrPの核小体内移行が認められない．このことから，確かにNTSはPTHrPの核小体移行に機能すると考えられる[13] (図4)．

近年，骨芽細胞における核小体型PTHrPの機能について報告がなされており，核小体移行シグナルが欠落したPTHrPをMC3T3-E1細胞に遺伝子導入すると，基質石灰化，アルカリホスファターゼ，オステオカルシン産生が低下したという[14]．また，前立腺がん株PC-3に核小体移行シグナルが欠落したPTHrPを発現させると，アノイキス(細胞とマトリクス間接着の喪失により誘導されるアポトーシス)が抑制されたこと，さらに，PTHrPを欠落させたPC-3細胞による転移は抑制されたことから，生体内では血管からの離脱で生じるアノイキスに対してPTHrPは前立腺がんに抵抗性を与えると推察されている[15]．また，下顎骨や歯におけるPTHrP核小体移行シグナルはp27を介した作用である可能性をGoltzmanのグループが示唆している[16]．

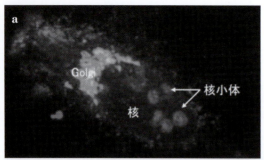
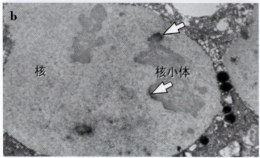

図4 PTHrPの核小体局在
a：PTHrP cDNAを遺伝子導入したCHO細胞におけるPTHrP蛋白の蛍光免疫染色．ゴルジ体（Golgi）と核内の核小体（矢印）の両方にPTHrPの局在を観察することができる．
b：PTHrP cDNAを遺伝子導入したCHO細胞におけるPTHrP蛋白の免疫電顕（pre-embedding法）．核内の核小体にPTHrP蛋白（⇨）の局在を見出すことができる．

〔Amizuka N, et al.：Inefficient function of the signal sequence of PTHrP for targeting into the secretory pathway. Biochem Biophys Res Commun.2000；273：621-629. より〕　（▶口絵カラー②参照）

その他

PTHrPが骨転移において痛みの感受性を上げる可能性が推察されている．それはPTHrPがPTH/PTHrP受容体を介してtransient receptor potential channel family vanilloid member-1（TRPV1）による痛みの感受性を上げているという[17]．また，血液透析を受けている患者の血管石灰化ではPTHrP，BMP-2，Cbfa1の発現が上昇しており，hPTHrP（1-34）の投与でBMP-2とCbfa1の発現が上昇したが，それはPTHrP-siRNAにて抑制されることから，PTHrPがBMP-2とCbfa1の発現を亢進させて血管石灰化を誘導する可能性が指摘されている[18]．

おわりに

PTHrPの骨代謝や血中カルシウム濃度に与える影響は，ここ10年で大きく進歩し，特に，軟骨をはじめとする器官形成因子と思われていたPTHrPが骨粗鬆症治療薬として用いられ始めたことは特記すべきことと思われる．今後のさらなる研究に期待したい．

文献

1) Stewart AF, et al.：Biochemical evaluation of patients with cancer associated hypercalcemia：evidence for humoral and nonhumoral groups. *N Engl J Med* 1980, **51**：1377-1383.
2) Suva IJ, et al.：A parathyroid hormone-related protein implicated malignant hypercalcemia: cloning and expression. *Science* 1987；**237**：893-896.
3) Amizuka N, et al.：Parathyroid hormone-related peptide-depleted mice show abnormal epiphyseal cartilage development and altered endochondral bone formation. *J Cell Biol* 1994；**126**：1611-1623.
4) Karaplis A, et al.：Lethal skeletal dysplasia from targeted disruption of the parathyroid hormone-related peptide gene. *Genes Dev* 1994；**8**：277-289.
5) Miller PD, et al.：Effect of abaloparatide vs placebo on new vertebral fractures in postmenopausal women with osteoporosis：A randomized clinical trial. *JAMA*. 2016；**316**：722-733.
6) Leder BZ, et al.：Effects of abaloparatide, a human parathyroid hormone-related peptide analog, on bone mineral density in postmenopausal women with osteoporosis. *J Clin Endocrinol Metab*. 2015；**100**：697-706.
7) Makino A, et al.：Biological effects of abaloparatide on bone mass and bone turnover in mice, a comparison with teriparatide. *J Bone Miner Res*. 2018；**33**：S295.
8) Saini V, et al.：Parathyroid hormone（PTH）/PTH-related peptide type 1 receptor（PPR）signaling in osteocytes regulates anabolic and catabolic skeletal responses to PTH. *J Biol Chem*. 2013；**288**：20122-20134.
9) Ansari N, et al.：Autocrine and paracrine regulation of the murine skeleton by osteocyte-derived parathyroid hormone-related protein. *J Bone Miner Res*. 2018；**33**：137-153.
10) Jähn K, et al.：Osteocytes acidify their microenvironment in response to PTHrP in vitro and in lactating mice in vivo. *J Bone Miner Res*. 2017；**32**：1761-1772.
11) Dedic C, et al.：Calcium fluxes at the bone/plasma interface：Acute effects of parathyroid hormone（PTH）and targeted deletion of PTH/PTH-related peptide（PTHrP）receptor in the osteocytes. *Bone*. 2018；**116**：135-143.
12) Henderson JE, et al.：Nucleolar localization of parathyroid hormone-related peptide enhances survival of chondrocytes under conditions that promote apoptotic cell death. *Mol Cell Biol*. 1995；**15**：4064-4075.
13) Amizuka N, et al.：Inefficient function of the signal sequence of PTHrP for targeting into the secretory pathway. *Biochem Biophys Res Commun*. 2000；**273**：621-629.
14) García-Martín A, et al.：Functional roles of the nuclear localization signal of parathyroid hormone-related protein（PTHrP）in osteoblastic cells. *Mol Endocrinol*. 2014；**28**：925-934.
15) Park SI, McCauley LK. Nuclear localization of parathyroid hormone-related peptide confers resistance to anoikis in prostate cancer cells. Endocr Relat Cancer. 2012；**19**：243-254.
16) Sun W, et al.：PTHrP nuclear localization and carboxyl terminus sequences modulate dental and mandibular development in part via the action of p27. *Endocrinology*. 2016；**157**：1372-1384.
17) Shepherd AJ, et al.：Parathyroid hormone-related peptide elicits peripheral TRPV1-dependent mechanical hypersensitivity. *Front Cell Neurosci*. 2018；12：38, doi：10.3389/fncel.2018.00038.
18) Liu F, et al.：Involvement of parathyroid hormone-related protein in vascular calcification of chronic haemodialysis patients. *Nephrology*. 2012；**17**：552-560.

II

カルシウム・リン・骨代謝の病態

1 生化学検査

藤田医科大学医学部内分泌・代謝内科学　**鈴木敦詞**

> **≫ 臨床医のための Point ▶▶▶**
> 1. 一般に測定される血清 Ca 濃度は，低蛋白血症では補正する必要がある．
> 2. 血清リン濃度は比較的緩徐に制御されており，必ずしも体内貯蔵量を反映しない．
> 3. ビタミン D 欠乏状態は，血清 25(OH)D 値で評価する．

はじめに

Ca とリンは，最も一般的に測定される生化学検査であるが，食事の影響を避けるため空腹時採血ならびに早朝第二尿の採取が推奨される．

カルシウム（Ca）

1 血清 Ca

血清 Ca は約 40% が蛋白結合，約 10% が錯塩，残りの約 50% がイオン化 Ca として存在している（図1）．重要なのはイオン化 Ca 濃度であるが，一般臨床ではおもに総 Ca 濃度が測定される．血清アルブミン（Alb）濃度 4 g/dL 以下の低蛋白血症では，蛋白結合型の Ca 濃度が変化し総 Ca 値は低下するため，補正 Ca 値を求める[1]（図1）．高蛋白血症では，特殊な場合以外は補正を行わないのが一般的である．

2 尿中 Ca

尿中への Ca 排泄は，一日の総排泄量もしくは早朝第二尿中の Ca/クレアチニン（Cr）比が用いられる．男性で 0.3 未満，女性で 0.25 未満に維持することが望ましいと考えられている．腎機能の影響を勘案するために，Ca 排泄率（尿中 Ca×血清 Cr/尿中 Cr×血清 Ca；正常 0.01～0.02）を用いることもある．

リン

1 血清リン

生体内のリンは，主として骨や細胞の構成成分として存在するため，短期間の血清リン濃度の変化が，生体機能の破綻に直結することはまれである．ただし，長期間にわたる細胞外リン濃度の変化は，細胞機能異常ならびに異所性石灰化につながる可能性がある．幼児・小児期の血清リン値は，成人と比較して高値に保たれる．

2 尿中リン

血中リンは，90% が腎糸球体で濾過された後，その大半が尿細管で回収される．その回収率が血清リン濃度を規定するため，尿細管リン再吸収率（%TRP）は，リン代謝の中心的指標として評価される（図2）．糸球体濾過量（GFR）の影響を避けるためには，尿細管リン最大吸収閾値（tubular maximum reabsorption of phosphate/GFR：TmP/GFR）で評価することが，よりいっそう正確である[2]（図2）．理論的には，血清リン濃度が TmP/GFR を超えると，尿中にリンが排泄される．

血清 PTH ならびに PTHrP

現在までに 4 種類の PTH の測定法が，臨床の現場で使用されてきた[3]．①C 末端 PTH（PTH-C），②高感度 PTH，③intact PTH，④whole（bioactive）PTH，である．PTH-C は腎機能の影響を受けるため，現在ではサンドイッチ法による intact PTH の測定が主流である．完全長 PTH(1-84) のみを認識する whole（bioactive）PTH も開発されたが，intact PTH の臨床データの集積が現状では無視しえな

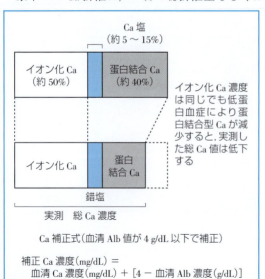

図1 低蛋白血症時の血清 Ca 値の補正

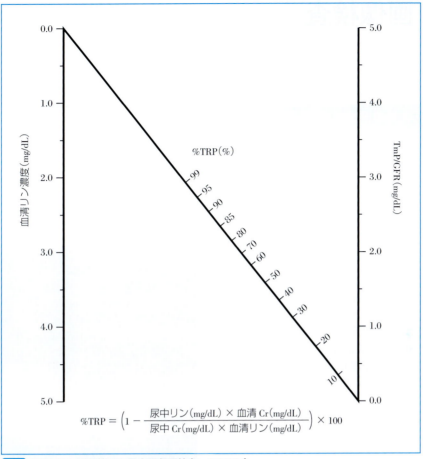

図2 %TRPと尿細管リン最大吸収閾値（TmP/GFR）
〔Walton RJ, et al.：Nomogram for derivation of renal threshold phosphate concentration. Lancet 1975；**2**：309-310 より改変〕

いことから，依然としてintact PTHが頻用されている．高感度PTHは，ペプチド中間部位（44-68）を認識し，特に低値側での感度が良好であるが，フラグメント化されたペプチドも測定してしまう問題がある．PTHrPはおもに局所因子として働いており，生理的な状態ではCa代謝調節への影響は少ない．

血清ビタミンD

ビタミンDは，肝臓で25水酸化ビタミンD〔25-hydroxyvitamin D：25(OH)D〕となった後，腎近位尿細管で1,25水酸化ビタミンD〔1,25-dihydroxyvitamin D：1,25(OH)$_2$D〕（活性型ビタミンD）となる．1,25(OH)$_2$D値は，腎近位尿細管でのPTHなど体液性因子による調節を受けているため，体内のビタミンD充足状態を必ずしも反映しない．前駆物質である25(OH)D値が，ビタミンD欠乏の指標として国際的に広く用いられている．

文献

1) Payne RB, et al.：Interpretation of serum total calcium：effects of adjustment for albumin concentration on frequency of abnormal values and on detection of change in the individual. J Clin Pathol 1979；**32**：56-60.
2) Walton RJ, et al.：Nomogram for derivation of renal threshold phosphate concentration. Lancet 1975；**2**：309-310.
3) Jüppner H, et al.：Immunoassays for the detection of parathyroid hormone. J Bone Miner Res 2002；**17** Suppl 2：N81-N86.

2 画像検査

宮川病院内科 **宮川めぐみ**

> **≫ 臨床医のための Point ▶▶▶**
>
> 1. 副甲状腺の局在診断には超音波検査と MIBI シンチグラフィが有用である．
> 2. 超音波所見では，副甲状腺の腫大は甲状腺の背側に扁平～楕円形の低エコー腫瘤として認め，内部に血流シグナルを認める場合が多い．
> 3. 異所性に副甲状腺が腫大する場合があるので，注意が必要である．

副甲状腺の解剖

　副甲状腺は通常，甲状腺背面の上下左右に4腺存在する．1腺が約40 mgの非常に小さな内分泌臓器である．PTHを分泌し，骨・腎尿細管・小腸などからのCa吸収促進・リン再吸収の抑制を行い，血清Ca値の調節を司っている．副甲状腺の数は，上下左右に4腺存在するものが約80%であるが，5腺以上の過剰腺が10～20%の頻度で存在する[1]．副甲状腺の通常位置は，上副甲状腺は甲状腺上約1/3の背側付近，下副甲状腺は下極背側であるが，発生の過程で位置異常をきたし異所性副甲状腺として認められることがある．

超音波検査

　超音波単独での病的腫大腺の局在診断の感度は65～89%と報告されており[2]，簡便で侵襲なく行える診断能力の高い検査法として非常に有用である．原発性副甲状腺機能亢進症は腺腫によるものが約80%と最も多く，過形成が15%，癌が5%と報告されている[3]が，超音波画像による明確な組織学的診断は困難な例も多い．

1 副甲状腺腺腫

　通常，腫大腺は甲状腺の背側に，境界部に線状高エコーを伴って，扁平で内部均質な低エコー腫瘤として認められる（図1a）．上副甲状腺は扁平で，しばしば細長い腺腫として認められることが多いが，下副甲状腺は甲状腺下極の直下で脂肪を含んだ結合織の中に存在し，垂れ下がるように腫大しているので，涙滴状（tear drop）のものが多くみられる（図1b）．カラードプラでは腫瘍内部がhypervascularに描出されることが多い（図1c）．腺腫は通常，内部均質な低エコーを呈するが，しばしば囊胞変性を伴うことがある．また時に，甲状腺の中に埋没するように存在し，甲状腺結節との鑑別が困難なことがあり，注意を要する（図2）．

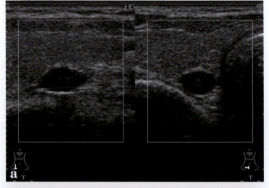

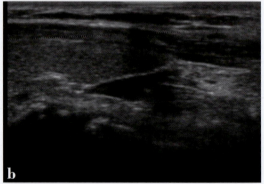

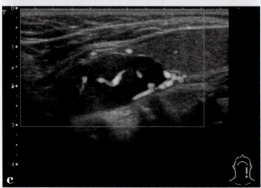

図1 副甲状腺腺腫
a, b：右下腺の腫大，Bモード画像．
c：左上腺の腫大，カラードプラ画像．（▶口絵カラー③参照）

2 副甲状腺過形成

過形成は腎不全で長期透析患者にみられる腎性副甲状腺機能亢進症と，多発性内分泌腫瘍症（MEN）とがある．腎性副甲状腺機能亢進症では，腫大副甲状腺は，一般的に腺腫に比して小さなサイズのものも丸みを帯び，球形または楕円形となる（図3a，b）．びまん性の腫大では腺腫との鑑別は困難であるが，分葉状を呈してきた場合は，多結節性の過形成を考える[4]．内部エコーは腺腫と同様に均質な低エコーであることが多く，カラードプラでは腫瘤内に血流を認めるが（図3c），びまん性過形成よりも結節性過形成でより血流が豊富にみられる[5]．MENの場合は，MEN1型では90％以上に副甲状腺機能亢進症がみられるが，MEN2型での発症は10〜20％と少ない．

3 副甲状腺癌

原発性副甲状腺機能亢進症のうち副甲状腺癌の占める頻度は0.4〜5.6％と報告されている[6,7]（表1）．臨床的には，著しい高カルシウム血症や急性膵炎などの激しい臨床症状を呈することが特徴であるが，必ずしも癌に特異的なわけではない．副甲状腺癌を疑うべき術前の臨床所見として

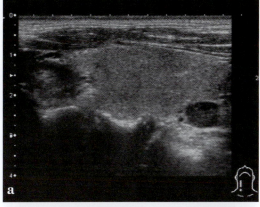
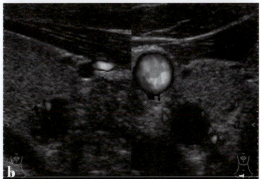
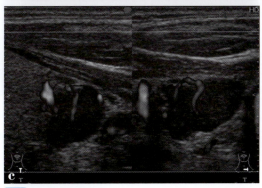

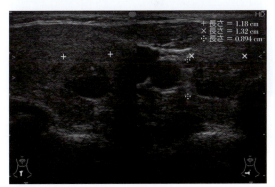

図2 甲状腺内に埋没した副甲状腺

図3 副甲状腺過形成
a：Bモード画像．
b，c：カラードプラ画像． （▶口絵カラー④参照）

表1 原発性副甲状腺機能亢進症における副甲状腺癌の頻度

報告者	年	原発性副甲状腺機能亢進症患者数	副甲状腺癌患者数	副甲状腺癌の頻度（％）
Trigonis, et al.	1984	586	5	0.9
Smith and Coombs	1984	678	20	2.9
Wang and Gaz	1985	1,200	28	2.3
Cohn, et al.	1985	310	9	3
Mattei, et al.	1988	528	12	2.3
Obara and Fujimoto	1990	379	17	4.5
Shortell, et al.	1991	197	11	5.6
Sandelin, et al.	1991	1,650	6	0.4

〔Sandelin K：Parathyroid carcinoma. Clark OH, et al.（eds），Textbook of Endocrine Surgery. 2nd ed, Saunders, Philadelphia, 2005；549-554. より引用〕

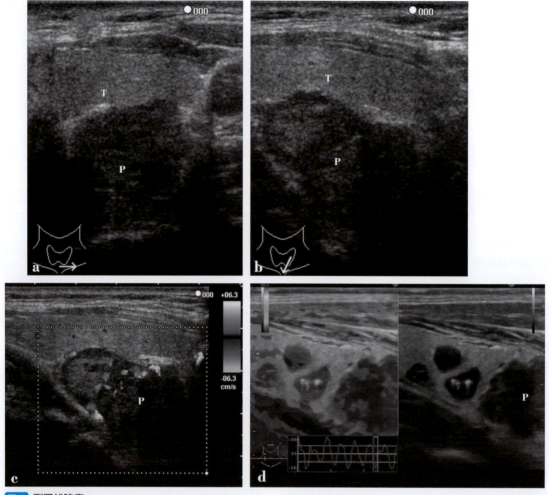

図4 副甲状腺癌
副甲状腺腫瘍(P)はDW比の高い低エコー腫瘤として描出されている．腫瘍の甲状腺側の辺縁が不整で境界部線状エコーを欠いており，甲状腺(T)への浸潤を疑う所見である(a：横断像．b：縦断像)．
c：カラードプラでは腫瘤内に豊富な血流を認める．
d：エラストグラフィでは副甲状腺は硬い組織として青く色表示され，甲状腺内のコロイド囊胞は軟らかく緑色に表示されている．

(▶口絵カラー⑤参照)

は，①触診で頸部に硬い腫瘤を触れる，②汎発性線維性骨炎を起こしている，③血清Ca値が12 mg/dL以上，④甲状腺，食道への直接浸潤や遠隔転移が疑われる，があり，このようなときは副甲状腺癌の可能性が高い．副甲状腺癌の病理組織像としては，一般に，SchantzとCastleman[8]による①腫瘍内の厚い結合組織梁の形成，②腫瘍細胞の索状配列，③核分裂像，④被膜あるいは脈管侵襲，といった所見が特徴的といわれる．

超音波像は，厚みがある不整な形状を呈する低エコー腫瘤として描出される[9]（図4a, b）．癌と良性腺腫を鑑別するうえで着目すべきポイントは，腫瘍の縦横比，大きさ，形状と境界エコーである．副甲状腺癌では縦横比が高く形状不整である．また良性腺腫と異なり，甲状腺との境界にみられる線状の高エコー所見を欠くことが多く，甲状腺への浸潤を示唆する所見がみられる．カラードプラでは内部の血流増加を認め（図4c），組織弾性イメージング（エラストグラフィ）では腺腫や過形成は軟らかい結節であるのに対して，癌では硬い結節として表示され，鑑別に有用である（図4d）．

CT

CTは客観性にすぐれ縦隔内の病変も診断が可能であるが，解像度に問題があり小さな病変は見落とされることがある．

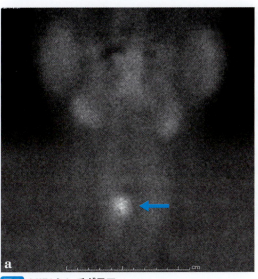
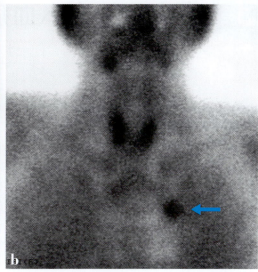

図5 MIBIシンチグラフィ
a：副甲状腺の右下腺に一致して集積を認める．
b：傍大動脈弓に異所性の副甲状腺を認める．

MRI

T1強調画像では筋肉や甲状腺と同様に低〜等信号に描出される．T2画像では脂肪組織と同等か高信号として描出される．CTと比較して被曝がないという利点はあるが，簡便性には欠ける．

シンチグラフィ

心筋血流イメージング用に開発された^{99m}Tc-MIBIは細胞膜とミトコンドリアの電位差により細胞内に集積するとされ，ミトコンドリアが豊富な心筋細胞や副甲状腺好酸性細胞に多く取り込まれる．甲状腺に集積した放射線が早期にwash outされるのに対して，副甲状腺への集積は長くとどまる現象を利用して，早期像（甲状腺）と後期像（副甲状腺）を比較して検出する．わが国では2010年4月より保険適用となっている．MIBIシンチグラフィは超音波検査やCTでも局在診断が得られない場合や異所性副甲状腺を検出するのには有用な検査である[10]（図5）．しかし，甲状腺結節性病変合併例での偽陽性や，300mg以下の小さな副甲状腺病変での偽陰性に注意する必要がある．

また，^{201}Tl/^{99m}TcO$_4$サブトラクションシンチグラフィは甲状腺と副甲状腺に取り込まれる^{201}Tlから，甲状腺に集積する^{99m}TcO$_4$の分布を差し引いて副甲状腺の局在を診断するものであったが，現在ではMIBIシンチグラフィに取って代わられた．positron emission tomography（PET）の有用性については副甲状腺癌で^{18}F-fluorodeoxyglucose（FDG）の集積がみられる[11]ことから，副甲状腺癌の病期分類や再発診断に有効であるとされている．

文献

1) Liechty RD, et al.: Parathyroid anatomy in hyperplasia. Arch Surg 1992; **127**: 813-816.
2) Siperstein A, et al.: Prospective evaluation of sestamibi scan, ultrasonography, and rapid PTH to predict the success of limited exploration for sporadic primary hyperparathyroidism. Surg 2004; **136**: 872-880.
3) 福本誠二：原発性副甲状腺機能亢進症．村井　勝，他編，内分泌外科標準テキスト．医学書院，2006；161-170.
4) Tominaga Y, et al.: Histopathology, pathophysiology, and indications for surgical treatment of renal hyperparathyroidism. Semin Surg Oncol 1997; **13**: 78-86.
5) Onoda N, et al.: Evaluation of blood supply to the parathyroid glands in secondary hyperparathyroidism compared with histopathology. Nephrol Dial Transplant 2003; **18**: iii34-37.
6) Sandelin K: Parathyroid carcinoma. Clark OH, et al.(eds), Textbook of Endocrine Surgery. 2nd ed, Saunders, Philadelphia, 2005; 549-554.
7) Okamoto T, et al.: Parathyroid carcinoma: etiology, diagnosis, and treatment. World J Surg 2009; **33**: 2343-2354.
8) Schantz A, et al.: Parathyroid carcinoma. A study of 70 cases. Cancer 1973; **31**: 600-605.
9) Hara H, et al.: Ultrasonographic features of parathyroid carcinoma. Endocrine J 2001; **48**: 213-217.
10) Coakley AJ, et al.: 99mTc sestamibi-a new agent for parathyroid imaging. Nucl Med Commun 1989; **10**: 791-794.
11) Gardner CJ, et al.: Localization of metastatic parathyroid carcinoma by 18F FDG-PET scanning. J Clin Endocrinol Metab 2010; **95**: 4844-4845.

3 高カルシウム血症の鑑別診断

虎の門病院内分泌センター　辰島啓太

>> 臨床医のための Point ▶▶▶

1. 血中カルシウム濃度は副甲状腺ホルモン，1,25 水酸化ビタミン D，FGF23 によって制御されている．
2. 口渇や消化器症状，軽微な意識障害の原因として高カルシウム血症を想起することが重要である．
3. 鑑別のために PTH，尿中カルシウム排泄，PTHrP，1,25 水酸化ビタミン D を評価する．
4. 高カルシウム血症の治療は生理食塩水の大量輸液が中心であり，フロセミドやゾレドロン酸の静脈投与を適時追加する．

はじめに

高カルシウム（Ca）血症とは，血中のイオン化 Ca 濃度の高値によって定義される．日常臨床ではイオン化 Ca の代用として血清 Ca 濃度を利用しているが，血清アルブミン濃度（Alb）が低値の場合には以下のように補正する．

補正 Ca 濃度（mg/dL）= 血清 Ca 濃度（mg/dL）+ 4 − 血清 Alb 濃度（g/dL）

病態

Ca は腸管から体内に吸収され，主に腎臓から体外に排出される．Ca の大部分は骨に貯蔵され，細胞外液中の Ca は体内に存在する総 Ca 量の 0.1% 以下である．血中 Ca 濃度は腸管・腎臓・骨での出納によって規定されており，それらは主に副甲状腺ホルモン（PTH）と 1,25 水酸化ビタミン D［1,25(OH)$_2$D］，FGF23 によって制御されている．これら制御因子の不具合により，腸管での Ca 吸収亢進，腎臓での Ca の再吸収亢進，骨吸収の亢進が生じることで高 Ca 血症に至る．それぞれのホルモンが Ca 代謝を制御する機構について図 1 に示す[1]．PTH/PTHrP 受容体を介するシグナル経路の亢進は，腎臓での Ca 再吸収とビタミン D 活性化を促進し，骨吸収を亢進させる．またビタミン D 受容体を介するシグナル経路の亢進は腸管での Ca 吸収を亢進させる．両者いずれの亢進（＝作用過剰）でも高 Ca 血症をきたす．それ以外にも悪性腫瘍の骨転移のように骨吸収の亢進する病態や薬剤性など，高 Ca 血症の原因は多岐にわたる．高 Ca 血症の原因疾患を表 1 に示す．

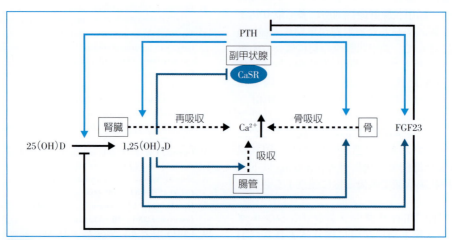

図1　カルシウム代謝とその制御因子の関係
⋯⋯：カルシウムの動きを示す（腎臓：再吸収，腸管：吸収，骨：骨吸収）．
CaSR：カルシウム感受性受容体．
〔Primer on the Metabolic Bone Diseases and Disorders of Mineral Metabolism, 9th Ed, 2018. より作成〕

表1 高Ca血症をきたす病態

(1) PTH/PTHrP受容体を介するシグナル経路の亢進
原発性副甲状腺機能亢進症（副甲状腺の腺腫・過形成・癌）
家族性低Ca尿性高Ca血症（familial hypocalciuric hypercalcaemia：FHH）
多発性内分泌腫瘍症（MEN1, MEN2a, MEN4）
副甲状腺機能亢進症顎腫瘍症候群（hyperparathyroidism jaw tumour syndrome）
家族性孤発性副甲状腺機能亢進症
腫瘍随伴体液性高Ca血症（humoral hypercalcaemia of malignancy：HHM）
例：肺や頭頸部の扁平上皮癌，腎癌，膀胱癌，乳癌，子宮癌，
成人T細胞白血病・リンパ腫，慢性骨髄性白血病の急性転化など
異所性PTH産生腫瘍
三次性副甲状腺機能亢進症
(2) ビタミンD受容体を介するシグナル経路の亢進
ビタミンD中毒
悪性リンパ腫
サルコイドーシス・結核・炎症性腸疾患などに伴う肉芽腫
1, 25(OH)$_2$D産生腫瘍
(3) 骨吸収の亢進
局所性骨融解性高Ca血症（Local osteolytic hypercalcaemia：LOH）
例：乳癌の骨転移や多発性骨髄腫など
甲状腺中毒症
長期臥床・不動
ビタミンA中毒
(4) その他
活性型ビタミンD内服＋腎前性腎不全（発熱・下痢など）
副腎皮質機能低下症
褐色細胞腫
先端巨大症
薬剤性：サイアザイド系利尿剤，リチウム製剤，テオフィリン中毒
腎移植後
ミルク・アルカリ症候群

主要症候

補正Ca濃度が12 mg/dL以下の場合は便秘や情緒不安定など非特異的な症状を呈する．それ以上に血清Ca濃度が上昇すると，食思不振・悪心・嘔吐などの消化器症状や全身倦怠感，口渇，多尿をきたす．14 mg/dL以上の高度な上昇の場合，脱力や意識障害，昏睡に至る．また腎機能障害，尿路結石，不整脈などが出現する．

検査・診断

診断のフローチャートを図2に示す．問診にて薬剤性，不動性について鑑別する．活性型ビタミンD製剤は広く処方されており，特に高齢者でNSAID併用や脱水を契機に急性腎不全と高Ca血症を呈する場合がある．ただし薬剤性と考えられる場合でもその他の問題を合併している可能性があるためPTHを測定する．

高Ca血症でありながらPTHが抑制されていない場合，不適切な自律分泌・過剰分泌が存在していると考え，表1(1)の疾患について鑑別を進める．PTH高値を呈する高Ca血症の多くは原発性副甲状腺機能亢進症であるが，家族性低Ca尿性高Ca血症（familial hypocalciuric hypercalcaemia：FHH）でもPTHは抑制されない場合があり鑑別を要する．FHHを除外するため，尿中Ca排泄率（FECa%, fraction excretion of Ca）を評価する．外来の随時尿（空腹時）で簡易的に評価することは可能だが，確定診断のためには蓄尿が必要である．ただし，腎機能が低下している場合（特にCCr<50 mL/分），Caの尿中排泄が障害されるため評価は困難である．

一方，PTHが抑制された高Ca血症では悪性腫瘍や肉芽腫性病変の合併，その他の疾患について検討するため，1, 25(OH)$_2$DやPTHrPを測定する．PTHrPが上昇していれば腫瘍随伴体液性高Ca血症（humoral hypercalcaemia of malignancy：HHM）を念頭に腫瘍の検索を行う．悪性腫瘍に合併する高Ca血症の80%はPTHrP分泌に伴うHHMである．但しPTHrP低値でも1, 25(OH)$_2$Dの過剰が

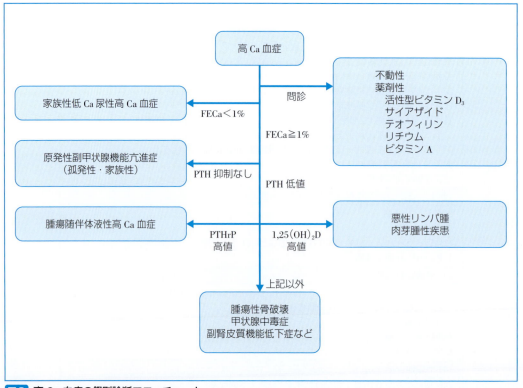

図2 高 Ca 血症の鑑別診断フローチャート
FECa= 尿中 Ca/ 尿中 Cre × 血清 Cre/ 血清 Ca × 100.

関与する悪性リンパ腫などの腫瘍性疾患は除外できないため注意が必要である．1,25(OH)$_2$D 高値の場合は肉芽腫性疾患の検索を行う．PTH や PTHrP，1,25(OH)$_2$D に関係のない高 Ca 血症では甲状腺中毒症や表 1(4)に示した疾患について検討する．

治 療

軽度の Ca 上昇であれば飲水を励行し，ビタミン D や Ca 摂取を制限する．しかし血清 Ca 濃度が 12 mg/dL 以上で有症状の場合は原因を問わず速やかに Ca 濃度を低下させる．心機能をモニターしながら生理食塩水を 200 〜 300 mL/ 時で投与開始し，100 mL/ 時以上の尿量を目指す．十分量の生理食塩水を使用しても血清 Ca 値の反応が不良の場合は，フロセミドを適時静脈投与する．また，ゾレドロン酸の静脈投与（4 mg を緩徐に静脈投与，1 週間以上間隔をあけて）を考慮する．有効性はやや乏しいものの即効性のあるカルシトニン製剤の投与（1 回 40 単位を 1 日 2 回，3 日間など）の併用を試みる．血清 Ca 濃度が 16 mg/dL を超え，初期治療反応不良の場合は透析を検討する．

原疾患が原発性副甲状腺機能亢進症であれば手術適応の検討を行う．手術困難で難治性の原発性副甲状腺機能亢進症に対してはシナカルセトの使用を考慮する．また悪性リンパ腫や肉芽腫性疾患など活性型ビタミン D 高値の場合，グルココルチコイドの投与（プレドニゾロン 20 〜 40 mg/ 日など）が有効な場合がある．

文献

1) Primer on the Metabolic Bone Diseases and Disorders of Mineral Metabolism, 9th Ed, 2018.

4 低カルシウム血症の鑑別診断

帝京大学ちば総合医療センター第三内科　**渡部玲子, 井上大輔**

》》臨床医のための Point ▶▶▶

1. 低カルシウム血症のおもな原因は，PTHまたはビタミンDの作用低下である．
2. 低リン血症を伴う場合と血清リン濃度正常～上昇との2つの病態に大きく分けて考える．
3. 原因疾患の診断とそれに基づく治療が重要である．全身けいれん発作などの緊急を要する場合にのみ経静脈的Ca投与による補正を慎重に行う．

病態

血清Ca濃度は，PTHと$1,25(OH)_2D$によって厳密に調整されている．骨吸収や腎臓，腸管からのCa吸収を介して，両者ともに血清Ca濃度を上昇させる方向に働くため，これらのホルモン作用の低下が低カルシウム血症のおもな原因となる．

主要症候

低カルシウム血症のおもな症状は，しびれやテタニー，けいれんであるが，無症状で検査値異常として見つかることも多い．症状の重症度は，血清Ca濃度の絶対値と低下速度に依存するため，慢性的な低カルシウム血症では無症状であることが多い．無症状でもChvostek徴候やTrousseau徴候を誘発できることがあり，診断に有用である．Chvostek徴候は，眼窩外側上部の顔面神経枝を叩打することにより誘発される顔面筋のけいれんである．Trousseau徴候は，血圧マンシェットで収縮期血圧以上の圧迫を3分間加えることによって起こる手指筋肉の拘縮（助産師手位）である．その他，心電図変化としてQTcの延長が認められる．また，副甲状腺機能低下症などでは大脳基底核の石灰化が認められることがあるが，特異性は高くない[1]．

検査

細胞外Caの約半分はアルブミン（Alb）と結合して存在し，それ以外のイオン化Caのみが生物学的活性をもっている．したがって，低アルブミン血症の場合は，下記のように血清Ca値を補正する必要がある．

補正Ca濃度(mg/dL) = 血清Ca濃度(mg/dL) + [4 − 血清Alb濃度(g/dL)]

低カルシウム血症は，補正Ca濃度8.5 mg/dL以下と定義される．

あわせて血清intact PTH，血清$1,25(OH)_2D$濃度，血清Mg，リン濃度，尿中Ca，リン排泄を測定する．

診断

図1にフローチャートを示す（文献2および日本内分泌学会HPより閲覧可能）[2]．まず，Caの補正式により見かけ上の低カルシウム血症を除外する必要がある．次に血清リン濃度により大きく2つに分けて考える．

血清リン濃度高値～正常高値では慢性腎不全の頻度が高い．これが否定されれば副甲状腺機能低下症である．intact PTH<30 pg/mLであれば分泌低下型であり，頸部手術や低マグネシウム血症などによる続発性副甲状腺機能低下症，または病因不明の特発性副甲状腺機能低下症などに分けられる．intact PTH≧30 pg/mLであればPTH反応性の低下であり，偽性副甲状腺機能低下症と診断できる．偽性副甲状腺機能低下症はEllsworth-Howard試験で腎近位尿細管のPTHに対する反応性の相違によりI型(Ia, Ib)，II型と分類される．偽性Ia型には低身長，肥満，短頸，短指などを特徴とするAlbright遺伝性骨異栄養症（AHO）がみられる．

血清リン濃度低値～正常低値の場合には続発性副甲状腺機能亢進症を伴う病態と考えられる．まず問診などにより，Caの腎排泄亢進や骨などへの沈着亢進を鑑別する．これらの病態が除外されればビタミンD作用不足によるくる病/骨軟化症と考えられる．低栄養や日光曝露不足などによるビタミンD欠乏症，1α水酸化酵素活性の異常により$1,25(OH)_2D$濃度低下をきたすビタミンD依存症1型，ビタミンD受容体の異常によりビタミンDに対する反応性低下をきたすビタミンD依存症2型などの病態を鑑別する．ビタミンD欠乏症では必ずしも$1,25(OH)_2D$濃度は低値とならないため，診断には$25(OH)D$濃度の測定が必

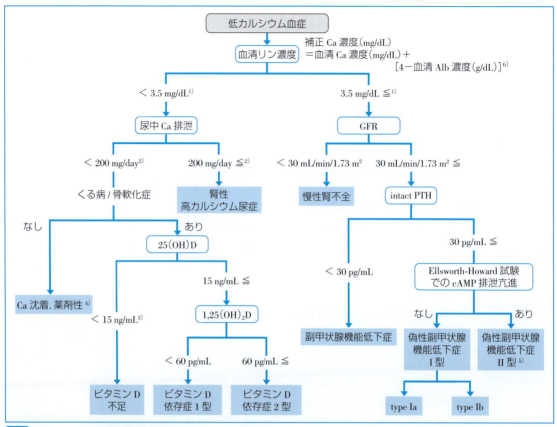

図1 低カルシウム血症の鑑別手順

注)
1) 乳児では5.5 mg/dL, 小児では4.5 mg/dLを用いる.
2) 小児では4 mg/kg/日を用いる.
3) 特に小児では, 血清25(OH)Dが15 ng/mLを超えていても, ビタミンD欠乏が否定できない. このような場合はまずビタミンDの補充が勧められる.
4) 副甲状腺手術後のハングリーボーン症候群や骨形成性骨転移, 急性膵炎, ビスホスホネートなどの薬剤が含まれる.
5) 尿細管障害や抗けいれん薬などの使用と関連した偽性副甲状腺機能低下症II型の症例が報告されている. これらの原因を有さない偽性副甲状腺機能低下症II型が存在するかどうかは不明である.
6) 総Ca値には影響しないが, クエン酸などのキレート作用を有する物質が存在するとイオン化Caが低下する.
〔松本俊夫, 他:厚生労働科学研究費補助金難治性疾患克服研究事業 ホルモン受容機構異常に関する調査研究班. 平成19年度総括報告書. 2008;5より改変引用〕

要である.

治療

低カルシウム血症の治療はその重症度と病態によって異なる. 原則的には原因疾患の診断とそれに応じた治療が優先される. 高リン血症存在下でのCaの経静脈的投与は異所性石灰化などを生ずるため極力避けるべきであるが, 著明な低カルシウム血症を伴う重度かつ反復するテタニー発作に対しては心電図モニター下でカルチコール注(8.5%)1Aを10分以上かけて静注する.

副甲状腺機能低下症の維持治療には活性型ビタミンD₃製剤の経口投与を行う. カルシトリオール(ロカルトロール®)またはその倍量のアルファカルシドール(アルファロール®)を用い, 症状が出現しない最低レベルの血清Ca値(8〜8.5 mg/dL程度)を維持目標とする. 低マグネシウム血症が疑われる場合は硫酸マグネシウム(商品名:硫酸Mg補正液)を静脈投与する. その他原因疾患が判明した後は, それぞれの病態に応じた治療へ切り替える(他項参照)[3].

文献

1) Cooper MS, et al.: Diagnosis and management of hypocalcaemia. BMJ 2008;**336**:1298-1302.
2) Fukumoto S, et al.: Causes and differential diagnosis of hypocalcemia – recommendation proposed by expert panel supported by ministry of health, labour and welfare, Japan. Endocr J 2008;**55**:787-794.
3) Khan A, et al.: Hypocalcemia:updates in diagnosis and management for primary care. Can Fam Physician 2012;**58**:158-162.

第1章 副甲状腺関連疾患　第1節　基本的臨床知識——A　症候・検査・診断

5　低リン血症の鑑別診断

徳島大学大学院医歯薬学研究部生体機能解析学分野，徳島大学病院内分泌代謝内科　**遠藤逸朗**

》》臨床医のためのPoint 》》》

1. 低リン血症の原因には，腸管からのリン吸収の減少，腎からのリン排泄増加，細胞内や骨へのシフトがある．
2. 低リン血症の評価は，年齢に応じた血清リンの基準値を用いる．
3. 原因疾患の鑑別には，食生活や服薬などの問診が重要である．
4. 腎からのリン排泄増加はFEPおよびTmP/GFRにより評価する．

病態

　低リン血症は，血清リン濃度が基準値下限（成人では2.5 mg/dL）未満となることである．低リン血症の原因となる病態は，腸管からのリン吸収の減少，腎からの排泄増加，細胞内や骨へのリンのシフトである（表1）．低リン血症では，赤血球内における2,3-diphosphoglycerateの低下を介してヘモグロビンと酸素の親和性が上昇することから，組織における酸素供給が障害される．また，重度の低リン血症では，細胞内エネルギー代謝の中心を担うアデノシン三リン酸（ATP）が低下することから，様々な細胞の機能障害が起こりうる．

主要症候

　低リン血症による症候の出現は，低リン血症の程度とその持続時間に依存する．通常，軽度の低リン血症（成人では2〜2.5 mg/dL程度）では無症

表1　低リン血症の原因

1. **腸管からのリン吸収の減少**
   - ビタミンD作用不全
     ビタミンD欠乏症・依存症，抗けいれん薬投与など
   - 低栄養
     アルコール依存症，神経性食欲不振症，飢餓など
   - リン吸着剤や制酸剤の投与

2. **腎からのリン排泄増加**
   - PTH1受容体作用の増強
     原発性副甲状腺機能亢進症，HHM
     家族性低Ca尿性高Ca血症，異所性PTH産生腫瘍
   - FGF23関連低リン血症性疾患
   - Fanconi症候群，尿細管性アシドーシス
   - 薬剤性
     グルココルチコイド製剤，シスプラチン，バルプロ酸など
   - ナトリウム・リン共輸送体遺伝子変異に伴う疾患（HHRHなど）

3. **細胞内・骨へのシフト**
   - インスリン上昇
     ケトアシドーシスの回復期，Refeeding
   - 糖負荷
   - 呼吸性アルカローシス
   - 敗血症
   - 腫瘍による消費
     白血病による芽球性クライシス，悪性リンパ腫，骨形成性転移など
   - Hungry bone syndrome

HMM：humoral hypercalcemia of malignancy
HHRH：hereditary hypophosphatemic ricketss with hypercalciuria

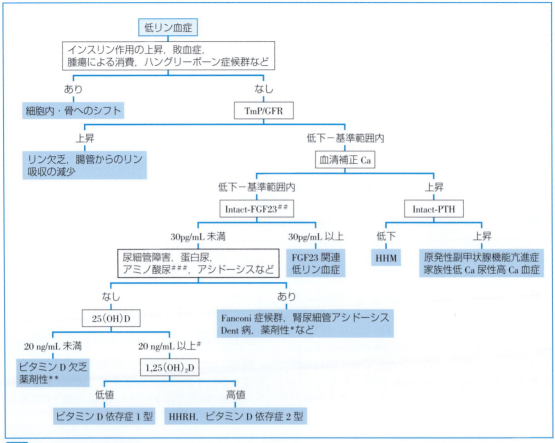

図1 低リン血症の鑑別疾患

HHM：humoral hypercalcemia of malignancy
HHRH：hereditary hypophosphatemic ricketss with hypercalciuria
＊：グルココルチコイド，シスプラチン，バルプロ酸，イホスファミド，アデホビルピボキシルなど
＊＊：ジフェニルヒダントイン，リファンピシンなど
＃：小児ではより高値であってもくる病の原因となることがある
＃＃：保健適応外検査
＃＃＃：ビタミンD代謝物作用障害でも認められる場合がある

〔Fukumoto S, et al：Pathogenesis and diagnostic criteria for rickets and osteomalacia--proposal by an expert panel supported by the Ministry of Health, Labour and Welfare, Japan, the Japanese Society for Bone and Mineral Research, and the Japan Endocrine Society. *J Bone Miner Metab*. 2015；33：467-473. より作成〕

候であることが多い．さらに血清リン濃度が低い状態が持続すると，近位筋の筋力低下がみられる．同時に骨軟化症・くる病が進行し，小児では成長障害や胸郭変形およびO脚，X脚などの骨変形，成人では骨痛や脆弱性骨折なども生じてくる．より重度の低リン血症（1 mg/dL 未満）では，代謝性脳症による意識障害やけいれん，心不全，横紋筋融解症，呼吸筋障害による換気不全，平滑筋障害によるイレウス，溶血性貧血，白血球および血小板機能低下なども起こりうる．

検査・診断（表1，図1）

血清リン濃度の評価は早朝空腹時に行うのが望ましい．また，血中リン濃度は新生児や小児では成人に比して高い．低リン血症が明らかとなれば，まずインスリン作用の上昇や腫瘍による消費などによる細胞内・骨へのリンのシフトを鑑別する．この病態においては，原疾患に生命予後を規定する重篤なものが含まれること，refeeding や hungry bone syndrome のように基礎疾患に対する治療に伴い低リン血症が出現する病態があることも知っておく必要がある（表1-3）．さらに，FEP=［尿P × 血清Cr × 100］/［血清P × 尿Cr］を算出するとともに，リンの再吸収閾値である TmP/GFR をノモグラムで算出する[1]．成人では，低リン血症の存在下で FEP が 5% 以上，TmP/GFR が 2.5 mg/

dL未満であれば腎からのリン排泄増加があると判断できる．その上でintact-PTHやFGF23，尿細管障害の有無などについて評価を行い，鑑別を行う（表1-2）．一方，TmP/GFRが上昇する病態としてはリン欠乏，腸管からのリン吸収の減少がある．この病態においては，食生活や服薬に関する問診が重要である（表1-1）．図1に低リン血症性疾患の鑑別を示した[2]．FGF23関連低リン血症性疾患は近年，多くの遺伝子異常やその病態，疫学が明らかとなりつつある[2,3]が，残念ながらその診断に必須である血中FGF23濃度測定は保険適応外である．

治療

原因疾患の治療が可能なものはまずその治療を行うとともに，とくに血清リン濃度が1 mg/dL未満のものは静注用リン製剤の投与を検討する必要がある．また，血清リン濃度が2.0 mg/dL以下の低リン血症が持続する状態においては，無症候性であっても潜在性に筋症や骨軟化症が進行している可能性があるので，経口製剤投与を考慮する．

具体的には経口リン製剤（ホスリボン®），あるいはビタミンD欠乏やFGF23関連低リン血症のようなビタミンD作用の低下が存在する病態に対しては活性型ビタミンD_3製剤を使用するのが一般的である．ただし，FGF23関連低リン血症においては，リン製剤および活性型ビタミンD_3製剤の併用を行っても血清リン値の正常化は困難なことが多い[3]．現在（2019年4月），FGF23関連低リン血症の一つであるXLHに対する抗FGF23抗体の臨床試験が進行しており，その結果が期待される．

文献

1) Walton RJ, Bijvoet OL：Nomogram for derivation of renal threshold phosphate concentration. *Lancet* 1975；2：309-310.
2) Fukumoto S, *et al*：Pathogenesis and diagnostic criteria for rickets and osteomalacia--proposal by an expert panel supported by the Ministry of Health, Labour and Welfare, Japan, the Japanese Society for Bone and Mineral Research, and the Japan Endocrine Society. *J Bone Miner Metab*. 2015；33：467-473.
3) Endo I, *et al*：Nationwide survey of fibroblast growth factor 23 (FGF23)-related hypophosphatemic diseases in Japan: prevalence, biochemical data and treatment. *Endocr J*. 2015；62：811-816.

第1章 副甲状腺関連疾患 第1節 基本的臨床知識——A 症候・検査・診断

6 副甲状腺腫瘍の病理診断

慶應義塾大学病院病理診断科　**亀山香織**

> **≫ 臨床医のための Point ▶▶▶**
>
> 1 副甲状腺腺腫では，周囲に normal rim が認められる．
> 2 副甲状腺過形成は通常多結節性である．
> 3 副甲状腺癌の診断は被膜浸潤，脈管侵襲を確認することでなされる．

はじめに

病理検体として提出される副甲状腺病変は，副甲状腺機能亢進症における腫瘍性病変にほぼ限定される．これらは過形成，腺腫，癌に分類されるが，この三者の診断を細胞像・組織像のみから行うことは必ずしも容易ではなく，病理診断が臨床診断と食い違うことは稀ではない．本項では，これらの病変の特徴的な組織像につき概説する．

副甲状腺腺腫

充実性の腫瘤であるが，腫瘍割面では囊胞化，線維化，石灰化，出血などといった変性像がしばしば観察される．組織学的には多くの過形成と異なり通常単結節であり，主細胞の充実性，索状，濾胞状増殖よりなる．濾胞状構造を示すものでは甲状腺組織と類似し，鑑別のためサイログロブリンの免疫染色を要することがある．結節内には脂肪をほとんど認めない．腺腫では腫瘤の周囲にnormal rim と呼ばれる非腫瘍性の萎縮した副甲状腺組織が認められ，これが古くから腺腫の診断に重要とされている（図1）．しかし，normal rim は必ずしも腺腫全例に認められるわけではなく，また腫瘍の全周に存在するわけではないため標本の向きによっては全く観察されないこともある．さらに過形成では"押し潰された形の結節"が normal rim と紛らわしい場合があり，判定には慣れが必要である．腺腫では核の多型性がむしろ癌よりも多く認められる傾向がある．また，頻度は低いものの複数の腺腫が存在する可能性も考慮に入れておく必要がある．

副甲状腺過形成

原発性（散発性，MEN の 1・2 型，MEN 以外の家族性副甲状腺機能亢進症）と続発性副甲状腺機能亢進症があるが，肉眼的にも組織学的にも両者の鑑別はできない．複数の腺の腫大が認められる場合，とくに散発性では病期が進むにつれてその大きさに差がみられるようになる．組織学的には，脂肪織を混じ通常多結節状構造（図2）を示すが，びまん性の増殖パターンを呈する場合もある．主細胞が充実性，索状，濾胞状などの配列をとることが一般的であるが，好酸性細胞の結節が混在することもある．核は円形で異型性は目立たない．

副甲状腺過形成と腺腫の組織学的な鑑別は困難であることが知られている．結節の多発している場合は過形成を考えるが，びまん性構造を示している場合は腺腫と区別ができない．

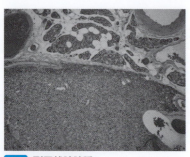

図1　副甲状腺腺腫
腫瘍周囲に"normal rim"と称される脂肪を混在した腺組織が認められる．
（▶口絵カラー⑥参照）

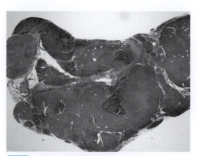

図2　副甲状腺過形成
多結節性病変である．被膜は明らかでない．
（▶口絵カラー⑦参照）

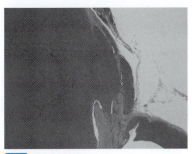

図3 副甲状腺癌
腫瘍細胞が被膜の外側にまで浸潤している（被膜浸潤）． （▶口絵カラー⑧参照）

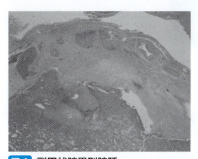

図4 副甲状腺異型腺腫
腫瘍細胞が厚い被膜内に入り込んでいるが，これを完全には越えていない．
（▶口絵カラー⑨参照）

単腺病変の場合は臨床的に過形成と腺腫で取り扱いに明確な違いがないため，現実的には両者を厳密に鑑別する意義は乏しいと思われる．

副甲状腺癌

原発性副甲状腺機能亢進症のうち副甲状腺癌の占める割合は 0.5〜5% と頻度は様々である．これは人種の違いということより，その定義の運用の差異によるものと予想される．これまでは1973年に発表された Schantz と Castleman の criteria が用いられていた．すなわち，厚い fibrous band，核分裂像，被膜浸潤（図3），脈管侵襲といった所見の有無を総合的に判断する方法である．しかし，fibrous band と核分裂像は腺腫でも少なからず認められる所見であり，癌に特異的ではない．WHO 分類[1]では，前版より隣接臓器への浸潤，明らかな被膜浸潤，脈管侵襲像あるいは神経周囲浸潤を癌の指標とすることとなっている．浸潤の程度は症例により様々であるが，甲状腺濾胞癌と同様に浸潤の程度と臨床的な悪性度は相関関係にある[2]．免疫組織化学では，CDC73（parafibromin）が癌細胞の核では染色されなくなることも診断の助けとなる[3]ほか，Ki-67 の染色で 5% 以上の腫瘍細胞が陽性となれば，臨床的に問題となるような癌と判断している[4]．なお，被膜浸潤が疑わしいものの，確実とは判断できない腫瘍を異型腺腫と呼んでいる（図4）．

文献

1) DeLellis RA, et al.：Parathyroid carcinoma. In Lloyd RV, et al (eds)：WHO Classification of Tumours of Endocrine Organs. 4th edition, International Agency for Research on Cancer 2017：147-152.
2) Kameyama K, et al.：Proposal for the histological classification of parathyroid carcinoma. *Emdocr Pathol* 2005；**16**：49-52.
3) Tan MH, et al.：Loss of parafibromin immunoreactivity is a distinguish feature of parathyroid carcinoma. *Clin Cancer Res* 2004；**10**：6629-6637.
4) Kameyama K, et al.：PCNA and Ki-67 as prognostic markers in human parathyroid carcinomas. *Ann Surg Oncol* 2000；**7**：301-304.

1 病態・診断

島根大学医学部内科学講座内科学第一 **山内美香**，杉本利嗣

> ≫ **臨床医のためのPoint** ▶▶▶
>
> 1. 骨粗鬆症，尿路結石，ALP高値や骨代謝マーカーの異常高値を認めた場合は本疾患を想起し，血中CaとPTH値を測定する．
> 2. 高カルシウム血症で，かつPTHが高値である場合，リチウム製剤などの投与，および家族性低カルシウム尿性高カルシウム血症が否定されれば原発性副甲状腺機能亢進症と診断できる．
> 3. カラードプラを用いた超音波検査，^{99m}Tc-MIBIシンチグラフィなどで，異常副甲状腺の局在診断を行う．

はじめに

副甲状腺に発生した腺腫や過形成あるいは癌からPTHが自律的かつ過剰に分泌され高カルシウム血症をきたしたものが，原発性副甲状腺機能亢進症（PHPT）である．本疾患は成人における高カルシウム血症の原因疾患として，悪性腫瘍に伴う高カルシウム血症に次いで多い．PHPTの診断と病態の把握には，血液生化学検査と，画像検査による部位診断，PHPTによる骨変化や尿路結石の有無の確認などを要する．本項では，PHPTの病態と診断について概説する．

病態

副甲状腺機能亢進症とは，PTHの慢性的分泌過剰状態により生じる代謝異常を称する．このうち，副甲状腺に発生した腺腫や過形成あるいは癌からPTHが自律的かつ過剰に分泌され高カルシウム血症をきたしたものがPHPTである．腺腫が最も多く8割以上を占め，約15％が過形成，1％以下～5％が癌とされる．このなかでまれに遺伝性を有し家族集積を認めるものがあり，家族性副甲状腺機能亢進症（familial hyperparathyroidism：FHPT）とよぶ．FHPTには多発性内分泌腫瘍症（MEN）1型あるいは2A型，家族性弧発性副甲状腺機能亢進症などがある．FHPTの多くは過形成をきたす．

PHPTは頻度の高い内分泌代謝疾患であり，欧米ではPHPTの頻度は約500～1,000人に1人と推計され，その8割以上は無症候例である．一方，わが国では約2,000～3,000人に1人程度とされるが，診断されていない無症候例がかなり存在している可能性がある．実際，わが国でも無症候例が増加してきており，現在では50％を上回ると推計される．性別では約3：1と女性に多くみられ，特に中高年女性に多い．

高カルシウム血症はPTHの骨吸収促進による骨からのCa動員の増加，腎尿細管からのCa再吸収亢進，さらに腎近位尿細管での活性型ビタミンD_3［1,25(OH)$_2D_3$］の合成の促進と，それに伴う腸管からのCa吸収増加に起因する．

臨床病型として，線維性骨炎を伴う骨型，尿路結石や腎石灰化症を有する腎型，両者の混合型，骨病変や尿路結石を伴わない化学型に分類される．化学型で高カルシウム血症による自覚症状のないものが無症候例に相当する．

主要症候

1 骨型

骨型では，骨X線撮影にて頭蓋骨の脱灰像（salt and pepper skull）（図1）や，手指骨橈側に線維性骨炎に特徴的な骨膜下骨吸収像を示す（図2）．さらに重度の骨病変として，長管骨に褐色腫（brown tumor）を認めることがある．これらはPTHの持続過剰による，おもに皮質骨における骨吸収促進作用を反映した所見である．一方，PTHは骨形成促進作用も併せもっており，特に海綿骨に発現しやすい．実際，組織学的にも，皮質骨では骨内膜下骨吸収，皮質骨の菲薄化や多孔性の亢進を認めるが，海綿骨では比較的海綿骨量が維持されていることが示されており，これを反映して脊椎には骨硬化像（rugger-jersey spine）がみられることもある．しかしながら，PHPTの骨折リスク上昇は非椎体のみならず椎体においても認める．近年，DXA法による腰椎骨密度測定時のデータから算出された海綿骨微細構造指標のtrabecular bone score（TBS）が，PHPT患者では低下していること，つまり海綿骨微細構造の劣化を認めることが報告されており，これが椎体骨折リスク上昇に関わる可能性がある．

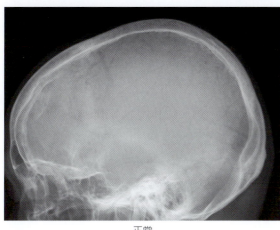

正常　　　　　　　　　　　　　　　　　PHPT例

図1　頭蓋骨の脱灰像（salt and pepper skull）

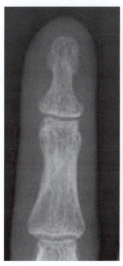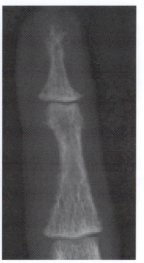

正常　　　　　　　PHPT例

図2　骨膜下骨吸収像
手指骨橈側の骨縁の毛羽立ち像として認められる．

　PHTPでは骨粗鬆症の評価を行うことが推奨され，自覚症状に乏しいPHPTにおいて，骨密度低下所見はPHPT発見のきっかけの一つでもある．PTH持続過剰状態は皮質骨優位の骨量減少をきたすことが多いため[1]，骨密度測定は腰椎のみならず前腕骨や大腿骨骨密度の測定が望まれる．

2 腎型

　PHPTの主要徴候の一つに尿路結石があり，本症では高カルシウム血症を伴った高カルシウム尿症をきたし，リン酸Caやシュウ酸Caを成分とするCa結石をきたす．そのため，腹部X線撮影にて非透過性の尿路結石を認める．腹部エコーやCTも有用な検査法である．

　PHPTにおける尿路結石の成因はおもに高カルシウム血症であるが，さらにPTHによるHCO_3^-再吸収抑制による尿のアルカリ化，Mg再吸収促進による低マグネシウム尿症が尿路結石形成促進に関与するとされる．また，高カルシウム尿症の程度よりも持続期間のほうが結石形成に重要である可能性が考えられている．

3 化学型

　骨病変や尿路結石を伴わない例が化学型に相当する．近年無症候性を呈する頻度が高くなってきている．ただし，化学型の例でも，実際は易疲労感，口渇，多尿，イライラ感，便秘，軽度の筋力低下などの高カルシウム血症に伴う非特異的症状を有している例もある．QOLスコアの検討でも，無症候例で対照例より有意に低下しているとの報告がある．また，筆者らの検討においても無症候性でも皮質骨優位の骨量減少を示す例が多い[2]．米国における15年間の前向き研究において，無症候例のうち63％は手術なしでも病態の悪化はみられなかったという[1]．筆者らの6年にわたる検討でも，軽症例では血中Ca，PTHそして骨代謝マーカーに有意の変動は認めておらず，多くの軽症例では病態は安定しているものと考えられる．しかし，米国の同様の研究では無症候例の37％では症候の進展を認め，皮質骨の骨密度の有意な減少も認められたという．また，心血管系障害や骨折リスクについても，対照者に比し軽症/無症候性PHPT例で上昇を示すとの報告が蓄積されてきつつある．

4 重症度

　PHPTの重症度は無症候例から高カルシウム血症性クリーゼをきたす例まで幅広い．一般的に骨型は重症度の高い例に多く，腎型は軽症例に多い．組織型では癌では重症化しやすく，過形成では軽症例が多い傾向にある．腺腫例の重症化は腫

瘍の大きさとPTH分泌能に依存している．

　高カルシウム血症による尿細管障害のため尿濃縮力の低下，脱水と腎へのCa負荷などにより急性腎不全を生じ，Caがさらに上昇するという悪循環に至る例があり，これを高カルシウム血症性クリーゼとよぶ．①血清Ca濃度が15 mg/dL以上，②激しい消化器，心循環・中枢神経症状，③尿素窒素が上昇し，乏尿が起こる病態をいう．血中Ca値が12 mg/dL以上になると，思考力，集中力の低下，神経・筋障害による易疲労感や脱力などを認める．そして，悪心，嘔吐，腹痛などの消化器症状，腎尿細管での尿濃縮力が低下し，口渇と多尿による脱水を呈するようになる．さらに血清Ca濃度が上昇すると意識が混濁しはじめ，ついには昏睡状態となり，急性腎不全を併発する．また重篤な不整脈や心停止をきたすこともある．発症には高カルシウム血症の程度だけではなく進行のスピードも関係し，急速に高カルシウム血症が進行する場合には，15 mg/dL以下でもクリーゼをきたすことがある．

　ビタミンD不足はわが国で高頻度に認められる．PHPT患者にビタミンD不足や欠乏が存在する場合，PTH上昇や腺腫の増大，骨密度の低下など，PHPTの重症化にかかわるとされる[3]．海外のガイドラインでは血清25(OH)Dが20 ng/mL未満とビタミンD欠乏の場合，天然型ビタミンDの補充が推奨されているが[4]，わが国では天然型ビタミンD補充は保険診療上，認められていない．PHPTにおいて活性型ビタミンDの使用は高Ca血症や高Ca尿症の悪化をきたす．

診　断

1 血液生化学検査

　血清Caの約50％はおもにアルブミン(Alb)などの蛋白に結合しているため，低アルブミン血症が存在する場合には，見かけ上Ca値が低値となり高カルシウム血症の存在を見逃すことになる．よって血清Alb 4 g/dL未満の場合には，換算式を用いてイオン化Ca濃度をより反映する補正Caを算出する｛補正Ca濃度(mg/dL) ＝血清Ca濃度(mg/dL) ＋ [4 － 血清Alb濃度(g/dL)]｝．補正Ca濃度が高い場合には血清intact PTH濃度を測定する．軽症PHPT例では血清CaやPTH濃度が必ずしも異常高値を示さないことに留意する．すなわちCa，PTHの片方あるいは両者とも正常値の上限程度を示す例も存在する．したがって，両者を同時に測定し相対的にデータを評価しないと，いわゆる無症候性PHPTは見逃すこととなる．

　高カルシウム血症の存在にもかかわらず，血清intact PTH濃度が高値である場合，リチウムやアミノフィリン製剤の投与，および家族性低カルシウム尿性高カルシウム血症(FHH)が否定されればPHPTと診断できる(図3)．なお，異所性PTH産生腫瘍は腎癌などで報告はあるものの，極めてまれである．FHHは副甲状腺摘出術を行っても高カルシウム血症が是正されないことより，PHPTと鑑別することは臨床上極めて重要である．FHHでは*CaSR*(calcium sensing receptor)遺伝子，*GNA11*(G-protein subunit alpha11)遺伝子，*AP2S1*(Adaptor protein-2 sigma subunit 1)遺伝子異常が報告されており，CaSR自体，あるいはCaSRの細胞内情報伝達機構の異常により，高Ca血症にも関わらずPTHは相対的高値を示す．これらの遺伝子の不活性型変異などにより生じる常染色体優性遺伝性疾患であるため，FHHを疑った場合は，3名以上の血縁者のCa，PTH値の測定が有用な診断法となる．しかし，家族歴を有さない*de novo*の変異例もあり，家族歴を有さないことはFHHを除外する根拠にはならない．PHPTとの鑑別点として血中Mgの相対的高値，血中1,25(OH)$_2$D$_3$の相対的低値，副甲状腺腫大が存在しないことなどがあげられる．しかし筆者らが経験したFHH症例の1/3以上に画像で副甲状腺腫大を確認しており，副甲状腺腫大の有無は鑑別点にならない．24時間塩酸二分蓄尿下での尿中Ca排泄の測定が有用とされ，明らかな腎機能低下がなく(eGFR ＞ 60 mL/分)，ビタミンD欠乏がない状況(25位水酸化ビタミンD ＞ 20 ng/mL)において，Ca排出率(FECa)が1％未満(Cca/Ccr 0.01未満)であればFHH，0.02を超えればPHPTの可能性が高い[5]．0.01 ～ 0.02の場合は家族歴や*CaSR*，*GNA11*，*AP2S1*遺伝子診断，Mg値などから総合的な判断を要する．

　PHPTでは骨代謝回転の亢進をきたすが，癌に伴う高カルシウム血症と異なり，骨リモデリングのアンカップリングは存在しないので，骨形成マーカー，骨吸収マーカーともに上昇を認める．よって，ALP高値や骨代謝マーカーの異常高値を認める場合はPHPTを疑う必要がある．「骨粗鬆症診療における骨代謝マーカーの適正使用ガイドライン(2012年版)」では，Ca・骨代謝異常症の鑑別を考慮するべき異常高値の基準が明記されている．

2 局在診断

　副甲状腺腫瘍の根治的治療法は摘除術であるため，腫大副甲状腺の局在診断を行う必要がある．これにはカラードプラを用いた超音波検査が有用である．また，食道後部や胸腔内など異所性に副甲状腺が存在する例が5 ～ 10％あるが，このような例には[99m]Tc-MIBIシンチグラフィが特に有用

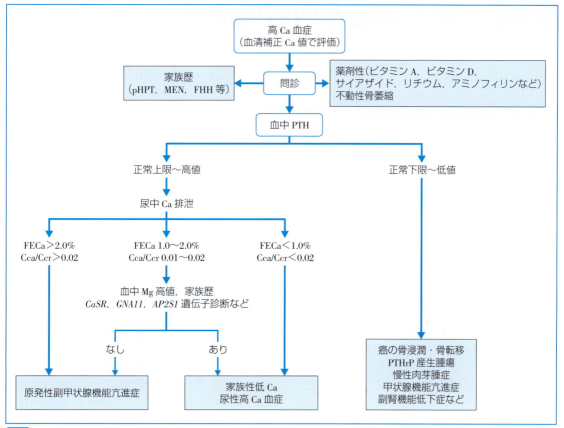

図3 原発性副甲状腺機能亢進症の診断手順
高Ca血症の存在にもかかわらずPTHが高値である場合，リチウムなどの投与，およびFHHが否定されればPHPTと診断できる．PHPTとFHHの鑑別には24時間塩酸二分蓄尿下での尿中Ca排泄の測定が有用とされ，明らかな腎機能低下がなく（eGFR＞60 mL/分），ビタミンD欠乏がない状況（25位水酸化ビタミンD＞20 ng/mL）において，Ca排出率（fractional excretion of calcium: FECa）が1％未満（Cca/Ccr 0.01未満）であればFHH，0.02を超えればPHPTの可能性が高い．0.01〜0.02の場合は家族歴やCaSR，GNA11，AP2S1遺伝子診断，Mg値などから総合的な判断を要する．

fractional excretion of calcium: FEca, Caクリアランス/Crクリアランス比：Cca/Ccr, calcium sensing receptor: CaSR, G-protein subunit alpha11: GNA11, Adaptor protein-2 sigma subunit 1: AP2S1.

である．^{201}Tlに比して^{99m}Tc-MIBIは半減期が短いため少ない被曝量で大量投与でき，体外計測に適したγ線を利用するため，single photon emission computed tomography（SPECT）による三次元画像作成も可能である．さらに，造影CTやMRIも有用な局在診断法である．これら2つ以上の画像検査で局在が確認された場合は手術適応と考える．

文献

1) Rubin MR, et al.：The natural history of primary hyperparathyroidism with or without parathyroid surgery after 15 years. *J Clin Endocrinol Metab* 2008；**93**：3462-3470.
2) Nakaoka D, et al.：Prediction of bone mass change after parathyroidectomy in patients with primary hyperparathyroidism. *J Clin Endocrinol Metab* 2000；**85**：1901-1907.
3) Rao DS, et al.：Effect of vitamin D nutrition on parathyroid adenoma weight：pathogenetic and clinical implications. *J Clin Endocrinol Metab* 2000；**85**：1054-1058.
4) Bilezikian J. P. et al.：Guidelines for the management of asymptomatic primary hyperparathyroidism: summary statement from the Fourth International Workshop: The Journal of clinical endocrinology and metabolism **99**：3561-3569, 2014.
5) Eastell R. et al.：Diagnosis of asymptomatic primary hyperparathyroidism: proceedings of the Fourth International Workshop: *J Clin Endocrinol Metab* **99**：3570-3579, 2014.

治療の適応と内科的治療

虎の門病院内分泌センター　**竹内靖博**

≫ 臨床医のための Point ▶▶▶

1. 治療の第一選択は責任病巣となる副甲状腺の外科的切除である．
2. 様々な理由で手術しない場合は内科的治療を考慮する．
3. 内科的に高カルシウム血症の治療が必要な場合はカルシウム感知受容体作動薬や高カルシウム血症治療用の点滴ビスホスホネート製剤を用いる．
4. 低骨密度の治療にはビスホスホネート製剤などの骨粗鬆症治療薬が用いられるが，その骨折抑制効果は実証されていない．

はじめに

　原発性副甲状腺機能亢進症の治療の基本は，責任病巣となる副甲状腺を同定し切除することである．一方で，多くの本症患者は自覚症状に乏しいため，その治療の必要性は実感されないことが多い．本症患者における骨折および尿路結石症の発症については，欧米の観察研究からは，手術治療により改善が見込まれることが明らかにされている．また，無治療で経過観察した場合の生命予後については，過去には心血管関連事象の頻度が高く不良であるとする報告があるが，対照群との有意差が実証されるには至っていない．個々の患者において，治療の必要性と適切な治療に関する判断を下すためには，本症に関する知識と治療手段およびその効果について理解しておく必要がある（図1）．

症候性と無症候性原発性副甲状腺機能亢進症

　古典的な原発性副甲状腺機能亢進症の症候としては，尿路結石症と特徴的な骨病変が挙げられる．有症状の尿路結石症は本症の10～20%に存在する．一方，尿路結石発作の生涯発現率は，男性10～15%，女性7～8%と推定されており，大部分の尿路結石症発作は副甲状腺疾患のない患者に認められる．現在では，本症に特徴的な骨病変である囊胞性線維性骨炎（osteitis fibrosa cystica）を認めることは稀（＜5%）であり，骨病変の多くは，本症に特異的ではない骨密度低下である．そのため，骨密度低下や骨粗鬆症が本症に合併しても症候性には分類されない．高カルシウム血症に由来する精神・神経症状は非特異的なものであり，治療前に因果関係を判断することは困難である．従来，本症は臨床的に，骨型，腎型および化学型に分類されていたが，これらの背景から，現在では，症候性と無症候性に分類されることが多い．

原発性副甲状腺機能亢進症の自然経過

1 前向き研究の成績（15年まで）

　米国での無症候性原発性副甲状腺機能亢進症101人を対象とした10年間の観察研究において，非手術群の無症候性患者52例中38例（73%）は観察開始時から顕著な変化を認めなかったものの，残り14例（27%）になんらかの病状の増悪を認めたと報告されている[1]．その後に報告された15年までの経過観察の結果[2]では，非手術群の無症候性患者49例中31例（63%）は明らかな悪化を認めないまま経過し，18例（37%）に病状の悪化を認めた．非手術群の骨密度は，大腿骨頸部・橈骨ともに10年目以降から低下を示し，15年目には大腿骨頸部で10%程度，橈骨で35%程度の著しい低下が認められた．経過中に手術を施行した59例の全例で内分泌学的および生化学的な治癒が得られている．また，術後10年までの経過では海綿骨を主体とする腰椎および大腿骨頸部の骨密度の上昇を認めるものの，皮質骨骨密度には明らかな変化を認めなかったが，さらに経過を追うと皮質骨骨密度も上昇を示すことが明らかにされた[2]．この研究から，無症候性原発性副甲状腺機能亢進症の3分の2程度は治療しなくても病状の悪化を来さない事が示された．一方で，残りの症例では病状が進展すること，両者の違いを事前に予測する指標はないことが明らかになった．また，骨密度に対する治療効果が海綿骨・皮質骨の両者において確認されたことや手術による治癒成績が極めて高い（98～99%）ことなどから，無症候性原発性副甲状腺機能亢進症の患者に対して，

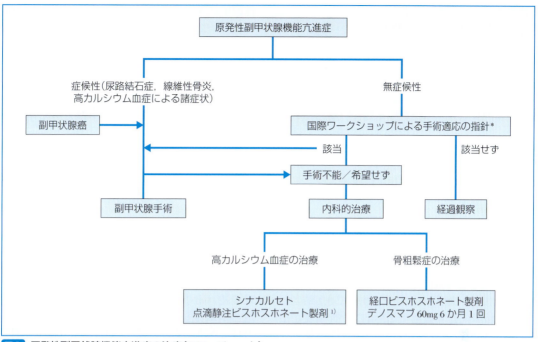

図1 原発性副甲状腺機能亢進症の治療（フローチャート）
1)：保険請求可能な病名に配慮が必要．
＊：表1参照．

より積極的に手術を勧める根拠が提供された．しかしながら，本症の生命予後は必ずしも不良でなく，また無症状であることなどを考えると，なお手術選択に関しては患者の身体状況や社会的状況を含めて個別に検討することが必要である．

2 地域住民レベルでの大規模観察研究の成績

全国レベルでの疾患登録の行き届いた北欧では，昔から原発性副甲状腺機能亢進症の長期にわたる病歴が観察され研究されてきた．その成績からは，原発性副甲状腺機能亢進症では健常対象者に比べて死亡率が高いこと，その主な要因は心血管イベントであることが報告されている[3]．しかしながら，近年増加している無症候性あるいは軽症の原発性副甲状腺機能亢進症では必ずしも死亡率が高いとはいえないという報告もある[4]．30年以上に及ぶ10,995人の臨床経過からは，近年の死亡率の低下は診断時の血清カルシウム値の低下に相関していることが明らかにされている[5]．また，副甲状腺機能亢進症と心血管疾患発症との因果関係や，心血管疾患発症の背景因子についても不明な点が多く残されている．

原発性副甲状腺機能亢進症では高血圧の合併率が高いことは古くから認識されており，カルシウム代謝異常と血圧の関連や副甲状腺ホルモン（PTH）の血圧調節への関与などが研究されてきた．高血圧合併例では非合併例に比べて死亡率が50%上昇することや，本症に対する手術治療による長期予後の改善効果は，高血圧症例で顕著であることが報告されており[6]，本症における高血圧合併の重要性が指摘されている．

原発性副甲状腺機能亢進症における手術療法の治療効果

1 症状の改善効果

無症候性原発性副甲状腺機能亢進症では，本症に特有の腎症や骨異常を欠くものの，全身倦怠感，軽度のうつ症状，食思不振，便秘などの不定愁訴を認める事が多い．これらの症状に対する副甲状腺手術による治療効果に関する報告は概ね肯定的なものが多い．軽度の原発性副甲状腺機能亢進症であっても95%の症例では何らかの症状が存在し，手術により6割以上の症例で症状の改善，軽快が認められると報告されている[7]．また，Burney[8]ら，Sywak[9]らの報告においても手術療法により，精神症状等の特に不定愁訴の改善に効果がある事が報告されている．Talposらの行った前向き無作為試験では，軽度の原発性副甲状腺機能亢進症に対して手術を施行した群で，明らかな症状の改善を認めている[10]．Raoらの行った前向き無作為割付け試験では，手術を施行した群においてQOL-scoreの改善や精神症状の改善が認められている[11]．これらの成績からみて，無症候性であっても，原発性副甲状腺機能亢進症に対する手術療法は，不定愁訴の改善やその他の軽微な

症状を改善する可能性がある．

2 骨密度と骨折リスクの改善

原発性副甲状腺機能亢進症では海綿骨より皮質骨の骨密度の低下が著しいのが特徴である．しかしながら，10年以上の長期にわたる無治療での経過観察では皮質骨，海綿骨のいずれの骨密度も低下を認めることが明らかにされている[2]．

手術治療による骨密度の変化に関しては，Silverbergらの報告[1,2]をはじめとして，副甲状腺手術後に骨密度の上昇が見られるとの報告が多い．海綿骨の骨密度の上昇は主に術後1～2年で認められ，皮質骨では10年以上の長期経過を経て顕著に認められる．また，Raoらの行った前向き無作為試験では，手術を施行した群において，腰椎で1.2%/年，大腿骨頸部で0.4%/年，前腕で0.4%/年の骨密度の上昇を認めている[11]．

原発性副甲状腺機能亢進症軽症例の骨折のリスクに関しては，対照群と比べて椎体で3.2倍，前腕で2.2倍，大腿骨頸部で2.1倍に骨折頻度が上昇する事が報告されている[12]．この様な骨折リスクの上昇は，手術により低下する事が知られており，Vestergaardらの研究では，副甲状腺手術群では骨折リスクが約3割低下したと報告されている[13]．

3 生命予後への影響

主に北欧を中心に原発性副甲状腺機能亢進症の生命予後の調査がなされているが，本症に対する手術療法の生命予後に関する効果は15年間の調査では未だに結論が出ていない[14,15]．

無症候性原発性副甲状腺機能亢進症の治療方針

尿路結石を有するなど症候性の本症患者において手術療法を第一選択とすることには議論の余地はない．無症候性原発性副甲状腺機能亢進症の治療指針としては2014年に新しい指針が提唱されている[16]（表1）．これによれば，無症候性原発性副甲状腺機能亢進症では，①高カルシウム血症の程度，②腎機能の低下と著しい高カルシウム尿症や腎結石の画像所見，③低骨密度もしくは骨粗鬆症の診断，④50歳未満，の少なくともひとつを満たせば手術が勧められるとされている．ただし，高カルシウム血症によると推測される諸症状の改善の可能性については，手術を勧める根拠とはしないこととされている．

手術療法を選択しない場合の患者管理

1 フォローアップの指標と注意点

前述の指針では，手術を行わない症例における経過観察の指標として，血清Ca濃度（1年毎），血清クレアチニン濃度とeGFR（1年毎），骨密度（1～2年毎）の定期的なフォローアップが推奨されている[16]．その他日常生活では過剰なCaの摂取を避ける事が記載されているが，著しいCa摂取の制限はむしろPTHの分泌を促進されるため避けるべきであり，通常のCa摂取（600 mg/日）程度）が望ましいとされている．

2 薬物治療の有効性

原発性副甲状腺機能亢進症の根本的な唯一の治療は手術療法であるが，薬物療法の可能性も検討されている．

・低骨密度

アレンドロネートを軽症原発性副甲状腺機能亢進症に用いた調査では，プラセボに比較して腰椎と大腿骨頚部における骨密度の上昇が得られたと報告されている[17]．しかし血清Ca濃度に関しては，内服開始当初は一時的な低下を認めるものの，その後に治療前の値に戻るとされている．リセドロネートでも同様の成績が報告されている．従って，経口ビスホスホネート製剤投与により，高カルシウム血症は必ずしも改善しないが，低骨密度の改善を期待することはできる．デノスマブの6か月1回投与で24か月までの骨密度変化をみた研究では，原発性副甲状腺機能亢進症において比較対象とした原発性骨粗鬆症よりも骨密度の上昇効果が認められたと報告されている[18]．

・高カルシウム血症

手術困難な患者において著しい高カルシウム血症を認めた場合は，緊急避難的に点滴静注ビスホスホネートが用いられる．このような患者では腎障害を伴うことが多いが，高カルシウム血症による腎障害は可逆的であるため，積極的に血清カルシウム濃度を下げる必要がある．腎障害を伴う場合には，ビスホスホネートの点滴速度を十分に緩徐にすることが必要である．本剤の薬理作用は血中濃度ではなく投与量に依存するため，その腎毒性を回避するた

表1 無症候性原発性副甲状腺機能亢進症に対する手術適応の指針

臨床指標	
血清カルシウム値	基準値上限＋1.0 mg/dL 超
腎臓	クレアチニンクリアランス60 mL/分 未満 尿中カルシウム 400 mg/日 超 腎結石または腎石灰化の画像所見
骨	T値 < −2.5 S.D.（測定部位は問わない） もしくは椎体骨折の存在（画像で確認）
年齢	50歳未満

註：高血圧や精神症状を合併する場合についての見解は一致していない．

めにはできるだけ時間をかけて投与する．実際の治療に際しては，点滴静注ビスホスホネート製剤に保険が適用されるのは「悪性腫瘍に伴う高カルシウム血症」であることに配慮が必要である．

　高カルシウム血症に対する長期にわたる内科的治療が必要とされる場合，その程度によらずシナカルセトによる治療が検討される[19]．シナカルセトは副甲状腺細胞表面に存在するCa感知受容体に結合して，その作用を活性化することでPTHの分泌を抑制する内服可能な薬剤である．臨床研究としては，副甲状腺癌のような著しい高カルシウム血症を呈する患者[20]から手術を受けない比較的軽症の原発性副甲状腺機能亢進症患者[19, 21]まで，シナカルセトを投与することにより，長期にわたり血清Ca濃度が有意に低下することが報告されている．一方で，シナカルセトは血中PTH濃度をある程度低下させるが，5年間継続しても骨密度には変化は認められない[19]．

　閉経後の原発性副甲状腺機能亢進症の患者にエストロゲンを投与すると軽度の血清Ca濃度の低下が得られ（0.5～1.0 mg/dL程度），PTHへの影響なしに骨密度の上昇が得られる事が知られている[22, 23]．更年期症状を認める患者では，治療法の選択肢として考慮する余地はある．

まとめ

　原発性副甲状腺機能亢進症の治療の第一選択は手術である．無症候性あるいは軽症で手術が選択されない場合の内科的治療の目的は，高カルシウム血症の改善と骨密度上昇の二つである．内科的に両者を同時に改善する治療手段はないので，高カルシウム血症に対してはシナカルセトを，低骨密度に対してはビスホスホネート製剤やデノスマブを目的に応じて用いる．また，高カルシウム血症が著しく，急性腎障害や意識障害をきたす症例に対しては，点滴静注ビスホスホネート製剤による高カルシウム血症の改善が必要となる．また，このような場合に，積極的にシナカルセトを用いることも検討する．

文献

1) Silverberg, SJ, et al.：A 10-year prospective study of primary hyperparathyroidism with or without parathyroid surgery. N Engl J Med 1999；341：1249-1255.
2) Rubin MR, et al：The natural history of primary hyperparathyroidism with or without parathyroid surgery after 15 years. J Clin Endocrinol Metab 2008；93：3462-3470.
3) Palmer M, et al.：Mortality after surgery for primary hyperparathyroidism: a follow-up of 441 patients operated on from 1956 to 1979. Surgery 1987；102：1-7.
4) Wermers RA et al.：Survival after the diagnosis of hyperparathyroidism：a population-based study. Am J Med 1998；104：115-122.
5) Nilsson IL et al.：Clinical presentation of primary hyperparathyroidism in Europe-nationwide cohort analysis on mortality from nonmalignant causes. J Bone Miner Res 2002；17(Suppl 2)：N68-N74.
6) Hedback GM, Oden AS：Cardiovascular disease, hypertension and renal function in primary hyperparathyroidism. J Intern Med 2002；251：476-483.
7) Chan AK, et al.：Clinical manifestations of primary hyperparathyroidism before and after parathyroidectomy. A case-control study. Ann Surg 1995；2：402-412.
8) Burney RE, et al.：Health status improvement after surgical correction of primary hyperparathyroidism in patients with high and low preoperative calcium levels. Surgery 1999；125：608-614.
9) Sywak MS, et al.：Do the National Institutes of Health consensus guidelines for parathyroidectomy predict symptom severity and surgical outcome in patients with primary hyperparathyroidism? Surgery 2002；132：1013-1019.
10) Talpos GB, et al.：Randomized trial of parathyroidectomy in mild asymptomatic primary hyperparathyroidism: patient description and effects on the SF-36 health survey. Surgery 2000；128：1013-1020.
11) Rao DS, et al.：Randomized controlled clinical trial of surgery versus no surgery in patients with mild asymptomatic primary hyperparathyroidism. J Clin Endocrinol Metab 2004；89：5415-5422.
12) Khosla S, et al.：Primary hyperparathyroidism and the risk of fracture：a population-based study. J Bone Miner Res 1999；14：1700-1707, 1999.
13) Vestergaard P, et al.：Cohort study on effects of parathyroid surgery on multiple outcomes in primary hyperparathyroidism. BMJ 2003；327：530-534.
14) Vestergaard P, et al.：Cardiovascular events before and after surgery for primary hyperparathyroidism. World J Surg 2003；27：216-222, 2003.
15) Hedbäck G, et al.：Increased risk of death from primary hyperparathyroidism-an update. Eur J Clin Invest 1998；28：271-276.
16) Bilezikian JP, et al.：Guidelines for the management of asymptomatic primary hyperparathyroidism：summary statement from the Fourth International Workshop. J Clin Endocrinol Metab 2014；99：3561-3569.
17) Rossini M, et al.：Effects of oral alendronate in elderly patients with osteoporosis and mild primary hyperparathyroidism. J Bone Miner Res 2001；16：113-119.
18) Eller-Vainicher C, et al.：Protective effect of denosumab on bone in older women with primary hyperparathyroidism. J Am Geriatr Soc. 2018；66：518-524.
19) Peacock M, et al.：Cinacalcet treatment of primary hyper para-thyroidism: biochemical and bone densitometric outcomes in a five-year study. J Clin Endocrinol Metab 2009；94：4860-4867.
20) Silverberg SJ, et al.：Cinacalcet hydrochloride reduces the serum calcium concentration in inoperable parathyroid carcinoma. J Clin Endocrinol Metab 2007 Oct；92：3803-3808.
21) Peacock M., et al.：Cinacalcet hydrochloride maintains long-term normocalcemia in patients with primary hyperparathyroidism. J Clin Endocrinol Metab 2005；90：135-141.
22) Marcus R, et al.：Conjugated estrogens in the treatment of postmenopausal women with hyperparathyroidism. Ann Intern Med 1984；100：633-640.
23) McDermott MT, et al.：Effects of mild asymptomatic primary hyperparathyroidism on bone mass in women with and without estrogen replacement therapy. J Bone Miner Res 1994；9：509-514.

3 手術治療

東京女子医科大学乳腺・内分泌外科　岡本高宏

> **》 臨床医のための Point ▶▶▶**
>
> 1. 病態(腺腫，過形成，癌)によって手術法は異なる．外科医は術前・術中の所見に基づいて方針を決める．
> 2. 手術前の病歴(家族歴)聴取，臨床検査そして画像診断の結果，および手術中の所見によって病態を推定し，それに適した検索範囲と術式を選択する．
> 3. 手術成功の判断が難しい場合には副甲状腺ホルモン測定を行ってその低下を確認することが有用である．

はじめに

原発性副甲状腺機能亢進症に対する外科治療の成功率は，経験豊富な内分泌外科医が担当して，95〜98%である．手術を成功裡に終わらせるために，外科医が検討するのは以下の点である(図1)．
・原発性副甲状腺機能亢進症で診断は間違いないか
・散発性か家族性か
・単腺病変か多腺病変か
・病変はどこにあるか

1 原発性副甲状腺機能亢進症で診断は間違いないか

鑑別で注意を要するのは家族性低カルシウム尿性高カルシウム血症(FHH)である．FHHには手術適応はない．病歴・家族歴を聴取し，尿中カルシウム排泄量，カルシウムとクレアチニンのクリアランス比(CCa/CCr)が鑑別点となるが，原発性副甲状腺機能亢進症であってもCCa/CCrが0.01を下回る症例が存在する[1]．

2 散発性か家族性か

原発性副甲状腺機能亢進症の90%以上は散発性の腺腫であり腫大腺(腺腫)のみの摘出術で治癒を達成できるのに対し，家族性では術式を慎重に決定する必要がある．家族性のうち多発性内分泌腺腫瘍症(MEN)では4腺すべての副甲状腺に病変を生じうるが，腫大の程度は均等でない．また家族性孤発性副甲状腺機能亢進症(familial isolated hyperparathyroidism：FIHP)の副甲状腺病変は過形成の場合と腺腫の場合とがある[4]．

3 単腺病変か多腺病変か

常に多腺病変の可能性を念頭に置く．散発性であっても多腺病変(複数の腺腫)例が少数ながらある．また，既往歴や家族歴が明らかでない過形成(MEN)症例がありうる．

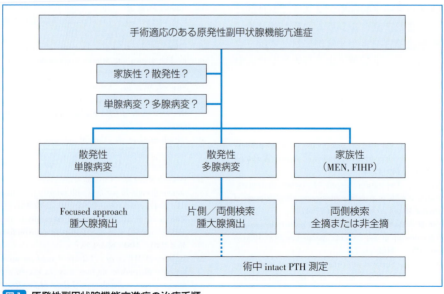

図1　原発性副甲状腺機能亢進症の治療手順

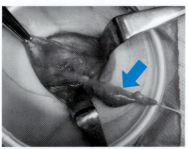

図2 腺腫（右下副甲状腺，矢印）
（▶口絵カラー⑩参照）

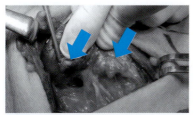

図3 過形成①（右上下，矢印）
（▶口絵カラー⑪参照）

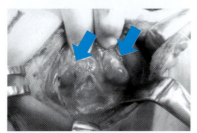

図4 過形成②（左上下，矢印）
（▶口絵カラー⑫参照）

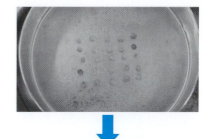

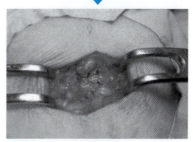

図5 副甲状腺自家移植
（▶口絵カラー⑬参照）

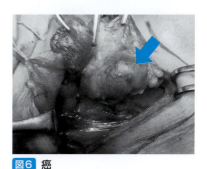

図6 癌
甲状腺右葉浸潤している（矢印）．
（▶口絵カラー⑭参照）

4 病変はどこにあるか

超音波検査は，既知の情報が提供されていても，外科医みずから施行して確認する．病変の部位に応じて頸部操作のみで良いか，胸骨縦郭あるいは開胸が必要かなど，手術のアプローチを決定できる．さらに，上腺病変では反回神経が近接しているのでこれを確認，温存することが大切である．

手術の実際

病態（腺腫，過形成，癌）によって手術法は異なる．多くは腫大腺のみの摘出術であるが，家族性では両側頸部で副甲状腺を検索し，腫大の有無を確認する．また散発性でも多腺病変が疑われる場合や術前に想定した側に病変を認めない場合には，反対側の副甲状腺を検索する（図1）[2]．手術の成否を確認するため，腫瘍摘出後に intact PTH 値を測定する術中機能診断がある．責任病変を的確に摘出できていれば intact PTH の血中濃度は速やかに低下する．

1 腺腫が想定される場合（図2）

腺腫の大半は単腺腫大であり黄赤色を呈する．腫大腺のみの摘出術（"focused parathyroidectomy"）で治癒する．

2 過形成が想定される場合（図3～5）

4腺すべてが明らかに腫大していれば副甲状腺を全摘し，その一部（約100 mg相当）を細切して微小片とし腕橈骨筋の筋膜下に自家移植する．腫大腺が3腺以下であるときには副甲状腺の一部を in situ に残す場合がある（副甲状腺亜全摘術）．どのような術式であっても術後の永続性機能低下症や機能亢進症再発の可能性はある[3]．

3 癌が想定される場合（図6）

触知できる頸部腫瘤，汎発性線維性骨炎や高度の高カルシウム血症，そして超音波検査で縦横比の大きい腫瘤像などは副甲状腺癌の特徴である[3]．さらに術中には，腺腫と異なり，灰白色を呈する硬い腫瘍を認める．これらの特徴を認める場合には癌を念頭に置いて手術に臨む．腫瘍が隣接ある

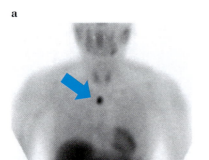
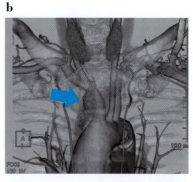

図7 上縦隔に下垂した右下副甲状腺の腺腫
a：MIBIシンチグラフィ．(矢印)．b：同(3D造影CT．矢印)．頸部操作で摘出できた．　▶口絵カラー⑮参照

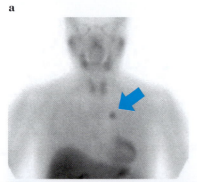
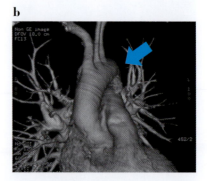

図8 Aorto-pulmonary windowに位置する腺腫
a：MIBIシンチグラフィ．(矢印)．b：同(3D造影CT．矢印)．胸腔鏡下に摘出できた．　▶口絵カラー⑯参照

いは浸潤する甲状腺組織やリンパ節を含めたen bloc切除が推奨される．また，遠隔転移例でも機能亢進症を呈する場合には積極的に外科治療を行う．高カルシウム血症による様々な症状や続発症を改善できるからである[4]．

4 異所性病変

副甲状腺病変が縦隔内や胸腔内に存在することがある．大動脈弓より頭側に位置する場合には頸部操作で摘出可能であるが，尾側の病変は胸腔鏡下あるいは開縦隔や開胸手術の適応である(図7, 8)[5]．

手術合併症

副甲状腺手術に特有の合併症は極めてまれであるが，術後出血と反回神経麻痺がありうる．とくに上腺の病変では反回神経が近接，あるいは癒着していることがあるので，必ず反回神経をまず確認してから病変の摘出を行うよう心がけている．

術後経過

術後，血清カルシウム値は低下して正常化する．まれではあるが，汎発性繊維性骨炎を伴う例では術後に程度の強い低カルシウム血症となり，手足指や口囲を中心としたしびれの症状などを訴えることがある(いわゆるhungry bone syndrome)．骨膜下吸収像やBrown腫瘍を呈する例は今日では極めて稀であるが，術前の血中アルカリホスファターゼ(ALP)値が高値の例では術後に症状を経験する頻度が高い．カルシウム薬や活性型ビタミンD薬を投与して症状の軽快を図るが，投薬中止までに数週間以上を要する場合もある．

文献

1) Christensen SE, et al.：Discriminative power of three indices of renal calcium excretion for the distinction between familial hypocalciuric hypercalcemia and primary hyperparathyroidism：a follow-up study on methods. Clin Endocrinol (Oxf) 2008；**69**：713-720.
2) Okamoto T, et al.：Parathyroid: Bilateral neck exploration. In: Hubbard JGH, et al. (eds), Endocrine Surgery：Principle and Practice. Springer, 2009；279-289.
3) Horiuchi K, et al.：Impact of "tailored" parathyroidectomy for treatment of primary hyperparathyroidism in patients with multiple endocrine neoplasia Type 1. World J Surg 2018；**42**：1772-1778.
4) Okamoto T, et al.：Parathyroid carcinoma: etiology, diagnosis, and treatment. World J Surg 2009；**33**：2343-2354.
5) Iihara M, et al.：Thoracoscopic removal of mediastinal parathyroid lesions: selection of surgical approach and pitfalls of preoperative and intraoperative localization. World J Surg 2012；**36**：1327-1334.

4 正カルシウム血症性原発性副甲状腺機能亢進症の診断と治療

東京大学医学部附属病院腎臓・内分泌内科　**古家美菜絵，伊東伸朗**

臨床医のための Point ▶▶▶

1. 正カルシウム血症性原発性副甲状腺機能亢進症を疑った際には，まず続発性副甲状腺機能亢進症の除外を徹底して行うことが重要である．
2. 続発性副甲状腺機能亢進症を惹起する疾患の例としてビタミンD欠乏症や慢性腎不全，原発性アルドステロン症，薬剤性副甲状腺機能亢進症などが挙げられる．
3. 正カルシウム血症性原発性副甲状腺機能亢進症の管理基準は確立されておらず，定期的なフォローアップが勧められる．
4. 正カルシウム血症から高カルシウム血症に進展した場合には高カルシウム血症性原発性副甲状腺機能亢進症のガイドラインに従う．

概　要

　原発性副甲状腺機能亢進症（PHPT）は副甲状腺からPTHが不適切に過剰分泌されることにより高カルシウム（Ca）血症をきたす疾患であり，続発性骨粗鬆症や高Ca尿症による脱水，腎機能障害などを惹起する．一方でPTHの上昇を認めるもののCa値が正常範囲内にとどまっている症例も存在しており，2014年のFourth International Workshopではこの正Ca血症性原発性副甲状腺機能亢進症（normocalcemic PHPT：NPHPT）の病態や臨床経過などが注目された[1]．頻度に関しては閉経後女性の0.5%や骨粗鬆症女性の8.9%などの報告があるが診断基準の相違があり正確でない[2]．他方，PTHの作用低下以外の機序による血中Ca濃度の低下が生じるとPTHが代償性に上昇しCa濃度を正常範囲内に回復させる．このような続発性副甲状腺機能亢進症もNPHPTと同様の検査所見となるため厳密に除外診断を行いたい．

病　態

　NPHPTの病態として一般的に想定されているのは，高Ca血症性原発性副甲状腺機能亢進症（hypercalcemic PHPT：HPHPT）のごく初期あるいは軽症例という説である．すなわち副甲状腺は腺腫化し自律的なPTHの産生亢進を呈しているが，初期または軽症であるため血清Ca値は尿細管ヘンレ上向脚に存在するCa感知受容体を介したPTH非依存的なCa再吸収抑制などの機構により代償性にコントロールされ正常高値に留まっているという考察である．この場合上昇したPTHが骨吸収を増加することで，骨量減少や腎結石を増加させる原因となり得る．実際に2007年のLoweのNPHPT37名の報告では合併症などで手術した7例においてHPHPTと同様の副甲状腺腺腫を確認している[2]．また2018年のKiriakopoulosの報告ではNPHPTの副甲状腺腺腫の重量がHPHPTよりも有意に小さい事が示されている[3]．長期経過に関しても，前述のLoweの報告においては3年後に37名中7名（19%）がHPHPTに移行している[2]．しかし長期経過などはより多数例での検討が必要であり，2014年のFourth International Workshopでも今後の課題として取り上げられている[1]．一方，NPHPTは組織のPTH抵抗性により惹起されているという説もある．2003年Maruaniは34人のNPHPT患者についてPTHの値が同等のHPHPTと比較し，NPHPTでは尿細管におけるCa再吸収量がより少なく，血清1,25水酸化ビタミンD濃度がより低いことを示している[2]．しかし，このPTH抵抗性の説では下記に示す合併症の増加を説明できない．

主要症候

　HPHPTと同様にNPHPTにおいても腎合併症として腎結石，尿中Ca高値や骨合併症として骨密度低下，骨折がみられる．前述の2007年のLoweのNPHPT37名の報告では専門施設への紹介患者というバイアスがあるが，14%が腎結石，46%が骨折，57%が骨粗鬆症を伴っていた[2]．また2016年のMazharらの報告では後方視的解析において，23名のNPHPTと284名のHPHPT症例の間で腎結石，骨量減少，骨粗鬆症の頻度に有意な

差はなかったとしている．同様に2018年のPierreuxらの報告でも，後方視的解析で25名のNPHPTと106名のHPHPT症例の間で腎結石，脆弱骨折，骨粗鬆症の頻度に有意差を認めていない[4]．今後は一般集団から抽出したNPHPTのより多数例における合併症の頻度の報告が待たれる．

HPHPTと心血管合併症，糖代謝や脂質代謝との関連については近年様々な報告があるが，NPHPTとこれらの病態との関連に関しては相反する少数例での報告が少数あるのみであり今後の臨床研究の蓄積が待たれる[2]．

検　査

問診で骨折や尿路結石の既往について確認する．検査では診断確認のためにアルブミン，Ca，リン，クレアチニン，intact PTH (iPTH) を測定する．また続発性副甲状腺機能亢進症を除外するために薬剤歴を入念に聴取し，25水酸化ビタミンDを測定する．1,25水酸化ビタミンDはビタミンD欠乏症において上昇，低下いずれも呈し得るため必ずしも測定する必要はない．合併症の検索としては尿中Ca，クレアチニン値の測定，骨密度測定，腹部超音波検査を行う．尿中Ca排泄がクレアチニン補正で亢進している場合には，やはり続発性副甲状腺機能亢進症を除外するためにレニン-アンギオテンシン-アルドステロン系の亢進の有無を検査し，利尿薬の使用につき再確認する．

診　断

血清補正Ca値の上昇を伴わないiPTHの上昇によりNPHPT型と診断される．血清Ca値は血清アルブミン値で補正した上で正常範囲内であることを確認する．2014年のFourth International WorkshopではNPHPTの正確な診断のために，iPTHの上昇と補正カルシウム値正常を3か月後から6か月後までの期間に再度確認することを推奨している[1]．また全例，特に血清補正Ca値が正常範囲の下半分に入る症例において，下記の続発性副甲状腺機能亢進症を除外診断することが重要である（表1）．

血清補正Ca値の上昇を伴わないiPTHの上昇を認めた場合に除外すべき，Caの低下を代償している続発性副甲状腺機能亢進症の原因疾患，病態を以下に示す．

まず腸管からのCa吸収と尿細管でのCa再吸収が障害されるビタミンD欠乏症/不足が挙げられる．25水酸化ビタミンD 20 ng/mL未満でビタミンD欠乏と診断され，東アジアでは7割程度と報告されている．また25水酸化ビタミンDが20 ng/mL以上30 ng/mL未満であるビタミンD不足でもiPTHが代償性に上昇している可能性があり，ビタミンD欠乏症と不足の頻度は東アジアでは90%以上との報告がある．ビタミンD欠乏症/不足の治療は天然型ビタミンDの内服であるが，わが国では医療用医薬品はなく，サプリメントによる補充または代替としての活性型ビタミンDの内服を行う．天然型ビタミンDを補充した場合には25水酸化ビタミンDが30 ng/mL以上となった時点で改めてNPHPT，HPHPTの有無を確認したい．欧米人に多いセリアック病ではビタミンDだけでなくCaの腸管からの吸収も低下するため続発性副甲状腺機能亢進症を惹起しやすい．

慢性腎不全が尿中リン排泄の低下や尿中Ca排泄の亢進を介して続発性副甲状腺機能亢進症を惹起することはよく知られている．したがってeGFR 60 mL/分/1.73m^{2}以下ではNPHPTとは診断しない．

また原発性アルドステロン症，腎血管性高血圧に代表されるアルドステロン作用の亢進も尿中Ca排泄を上昇させるため，代償性のiPTH上昇を惹起することがある．

表1　続発性副甲状腺機能亢進症の原因疾患/病態

腸管からのCa吸収低下	・ビタミンD欠乏症/不足（25水酸化ビタミンD 30 ng/mL未満） ・セリアック病 ・抗けいれん薬（フェノバルビタール，カルバマゼピン，フェニトイン）によるビタミンDの肝臓での不活性化
腸管からのCa吸収低下と尿中Ca排泄亢進	・慢性腎不全（eGFR 60 mL/分/1.73m^{2}以下）
尿中Ca排泄亢進	・原発性アルドステロン症，腎血管性高血圧に代表されるアルドステロン作用の亢進 ・ループ利尿薬，サイアザイド系利尿薬 ・リチウム製剤
骨からのCa吸収抑制	・ビスホスホネート製剤（開始後約1年まで），抗RANKL抗体（開始後約半年まで）

薬剤による続発性副甲状腺機能亢進症としては，抗けいれん薬（フェノバルビタール，カルバマゼピン，フェニトイン）によるビタミンDの肝臓での不活性化がある．また尿中Ca排泄を増加させるループ利尿薬も挙げられる．一方，尿中Ca排泄を低下させることが知られているサイアザイド系の利尿薬でもiPTH濃度を上昇させる可能性がある．おそらく尿中ナトリウム排泄の増加や脱水に伴う二次性のレニン-アンギオテンシン-アルドステロン系の亢進により尿中Ca排泄が正味でサイアザイドの尿中Ca排泄抑制を上回った状況が考えられる．リチウム製剤もiPTHを上昇させうるが，薬剤性の尿崩症に伴う二次性のレニン-アンギオテンシン-アルドステロン系の亢進による機序の他に，直接副甲状腺に作用しiPTHを上昇させることで同時に血清Ca値が上昇している症例も多く認める．

利尿薬やリチウム製剤に関しては，NPHPTの診断をする際に可能であれば一時的な休薬を検討する．骨粗鬆症に対するビスホスホネート製剤や抗RANKL抗体などの骨吸収抑制薬でも，骨からのCa流出低下による低Ca血症を代償するために投薬1～3か月後頃までに一時的にiPTHが上昇し，各々1年および半年程度で正常化する．

治療

NPHPTはこれまでに多数例での前向き研究などが存在せず，適切な管理基準は確立されていない．実際にNPHPTに遭遇した際には，2014年にFourth International Workshopで提唱されたガイドラインに従い経過観察および治療を検討されたい[1]（図1）．まずCa値が正常範囲内でも，骨粗鬆症や病的骨折，腎結石を認める場合にはHPHPTと同様に，超音波やMIBIシンチグラフィで腺腫を同定した上で副甲状腺腺腫の手術が考慮される．2014年にKoumakisは，副甲状腺摘出術を施行したNPHPT患者36人のうち44.4%で1年後の骨密度が上昇したと報告している[2]．またShoは2018年の報告で，PTXを施行した71例のNPHPT症例中38例で術後iPTHが正常化し，それらの症例中術前後に骨密度を測定していた15例では23.1か月の観察期間のうちに平均で5.6%の骨密

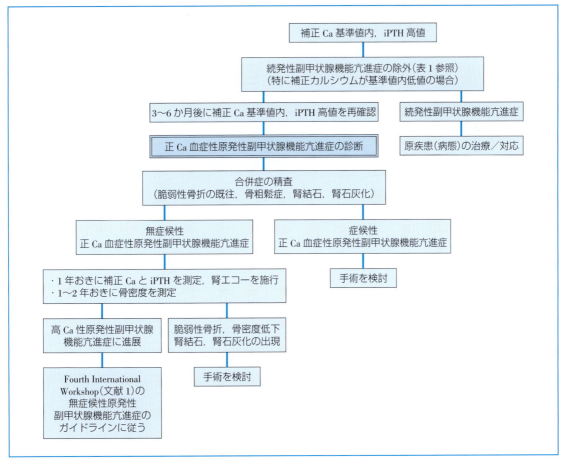

図1 正カルシウム血症性原発性副甲状腺機能亢進症の管理

度上昇を呈したことを示している[5]．薬物療法の有効性については報告がより少ないが，HPHPTと同様にビスホスホネートが有効である可能性がある．2015年のCesareoの報告では，閉経後NPHPT女性症例30例において15例をアレンドロネートと天然型ビタミンD，15例を天然型ビタミンDで加療したところ1年後にアレンドロネートを使用した群のみで明らかな骨密度の上昇が確認された[2]．

診断時に明らかな合併症を伴わない場合には，1年おきに血清補正Ca値およびiPTH値，腎エコーをフォローし，1〜2年に一度骨密度測定を施行することが推奨される．フォロー中に合併症を発症した際には手術が考慮され，高Ca血症に進展した場合には，同Fourth International WorkshopでのHPHPTのガイドラインに従う[1]．

まとめ

NPHPTの中でも補正Ca濃度が正常高値である場合には，HPHPTと連続性のある病態が強く疑われるため上記ガイドラインに従った対応が望ましい．しかし補正Ca濃度が正常低値である場合はむしろ続発性副甲状腺機能亢進症を積極的に疑いたい．原疾患の診断，治療が重要であることもあるため，ビタミンD欠乏症などの消化管からのCa吸収障害や，原発性アルドステロン症，ループ利尿薬といったアルドステロン作用亢進等による尿中Ca排泄亢進，骨吸収抑制薬使用開始早期などの骨からのCa流出の低下といった病態を入念に確認する．NPHPTの自然経過や合併症，治療効果に関しては，これまでの偏った少数の症例での報告では正確性に欠けるため，Fourth International Workshopで提唱されている今後の多数例を対象とした臨床研究の動向に注目したい．

文献

1) Bilezikian JP, et al.：Guidelines for the Management of Asymptomatic Primary Hyperparathyroidism: Summary Statement from the Fourth International Workshop. J Clin Endocrinol Metab 2014；99：3561-3569.
2) Pawlowska M, et al.：An overview of normocalcemic primary hyperparathyroidism. Curr Opin Endocrinol Diabetes Obes 2015；22：413-421.
3) Kiriakopoulos A, et al.：Classic Primary Hyperparathyroidism Versus Normocalcemic and Normohormonal Variants：Do They Really Differ? World J Surg 2018；42：992-997.
4) Pierreux J, et al.：Normocalcemic Primary Hyperparathyroidism：A Comparison with the Hypercalcemic Form in a Tertiary Referral Population. Horm Metab Res. 2018；50：797-802.
5) Sho S, et al.：Biochemical and Skeletal Outcomes of Parathyroidectomy for Normocalcemic (Incipient) Primary Hyperparathyroidism. Ann Surg Oncol. 2018；26：539-546.

5 多発性内分泌腫瘍症に伴う副甲状腺機能亢進症

近畿大学医学部再生機能医学　梶　博史

臨床医のための Point

1. 原発性副甲状腺機能亢進症の若年例，多腺例，再発例，家族歴例では，MEN1 の検索が必要．
2. MEN1 の副甲状腺は，過形成ですべての腺が異常と考え，異所性も多い．
3. MEN1 の副甲状腺腫大は一腺であっても単腺切除は行わない．

病態

多発性内分泌腫瘍症 1 型（MEN1）は原発性副甲状腺機能亢進症（pHPT）・膵内分泌腫瘍・下垂体腺腫を合併する常染色体優性遺伝の遺伝性疾患で，さらに随伴病変として，副腎腫瘍，胸腺・気管支・消化管神経内分泌腫瘍（カルチノイド），皮膚血管線維種・コラゲノーマ・脂肪腫，乳癌，髄膜腫・上衣腫などの脳腫瘍を合併する頻度が高いとされている．MEN1 の原因遺伝子は腫瘍抑制遺伝子の MEN1 遺伝子で，MEN1 の副甲状腺腫瘍発生機構としては，MEN1 遺伝子の胚細胞変異が存在し，体細胞である副甲状腺細胞で，もう一方の対立遺伝子の欠失あるいは変異が発生することにより，MEN1 遺伝子産物 Menin の機能が消失し，腫瘍発生につながるとされている．臨床的に MEN1 と診断された患者の 30%，家族性 MEN1 の 10% に MEN1 遺伝子の変異がみられず，MEN1 phenocopy という．わが国ではほとんどないが，細胞周期抑制因子の p27，p15，p18，p27 の変異が稀にみられる．p27（CDKN1B）の変異例は MEN4 とされる．

一方，MEN2 は，甲状腺髄様癌，褐色細胞腫，pHPT を合併する常染色体優性遺伝の疾患であり，RET 癌原遺伝子の変異が原因で腫瘍を多発する．

MEN1 に類似した疾患として，家族性副甲状腺機能亢進症が知られており，pHPT の家族歴を認めるが，pHPT 以外の MEN1 随伴腫瘍が見られない．その 20% に MEN1 遺伝子の変異があり，最近は新しい原因遺伝子として，GCM2 の活性型変異が報告されている[1]．

主要症候

pHPT に占める MEN1 の割合は 2～5% とされる[2]．MEN1 に伴う pHPT の臨床症状は非 MEN1 例と違いはなく，半数は無症候性であり，発症平均年齢は約 30 年早く，若年で発症すると考えられる．MEN1 の多くにおいて，pHPT は初発病変で，20 歳までに発症することが多く，50 歳までにほぼ 100% 発症すると考えても良い．しかし，MEN1 の平均診断年齢は 40 歳代で，多くの例では診断までに時間がかかっていると考えられる．わが国の MEN1 における pHPT の頻度は 94.4% とされ，欧米と同程度である[3]．MEN1 診断の発端病変として，最も重要な腫瘍である．pHPT は，一般に女性に多いのに対し，MEN1 に伴う pHPT の頻度に性差は認めない．pHPT の手術適応決定にも重要な骨粗鬆症，腎結石は，MEN1 の pHPT では，より重症傾向がみられる[4]．pHPT の 30 歳以下の若年例，多腺例，再発例，家族歴例では，積極的な MEN1 の検索が必要であり，家族歴聴取のポイントとして，頸部手術，腎結石，脳腫瘍，潰瘍，高カルシウム血症，膵腫瘍などのキーワードがあげられるが，家族歴聴取は容易ではない．

MEN2 における pHPT の罹患率は，約 10～30% とされ，MEN2A の，中でも RET 遺伝子のコドン 634 変異を有する症例に多い．pHPT が MEN2 診断の契機となることは稀である．pHPT のうち，MEN2 の頻度は低く，1% 以下である．

検査

MEN1 に伴う pHPT の診断スクリーニングは，一般の pHPT の診断に準じて行う．高カルシウム高 PTH 血症を確認し，尿カルシウム排泄率（FeCa あるいはカルシウム・クレアチニンクリアランス比）を計算して，家族性低カルシウム尿性高カルシウム血症を鑑別する．合併腫瘍の有無のスクリーニングとして，血液検査では，少なくとも，血中ガストリン，血糖と血中インスリンの比率，プロラクチン，インスリン様成長因子-1（IGF-1）を測定する．MEN1 が疑われれば，膵や下垂体の画像診断を行う．MEN1 に伴う pHPT では，

血清カルシウム値が正常範囲内で相対的PTH高値の症例が多い傾向がある．血清カルシウムの増加が軽度例では，FeCaが低くてもpHPTであることも多く，解釈に注意が必要である．MEN1患者の血清カルシウムとPTHは年齢に比例して増加するが，両者は相関せず，年齢と副甲状腺重量には有意な相関はない．

MEN1に伴うpHPTでは，基本的に過形成であり，副甲状腺すべてが異常であると考えて局在診断を行う．実際に複数腺病変を画像診断で同定することは困難であり，熟練者による超音波検査と^{99m}Tc-MIBIシンチグラフィによる検索が有用とされる．CT，造影MRIの併用やシンチグラフィとCTを同時に行うSPECTも診断に利用される．実際に，画像診断で腫大した4腺を同定できることはほとんどなく，副甲状腺の腫大を検出できないことは，腫瘍の存在を否定することにはならない．MEN1では，胸腺部に異所性副甲状腺腫を合併する頻度が高く，他の縦隔などの異所性副甲状腺の同定を含めて，シンチグラフィが有用である．

pHPTで，MEN2を疑う場合は，血清カルシトニンやCEA，24時間塩酸蓄尿によるカテコールアミンやその代謝物の測定，画像診断による副腎褐色細胞腫の有無の検索を行う．pHPTの手術の際に褐色細胞腫の除外は必要で，高血圧や副腎腫瘍がある例や臨床症候より褐色細胞腫を除外できない場合では，MEN2の検索を積極的に行う．

診 断

MEN1に伴うpHPTの診断のフローチャートを図に示す[1]（図1）．臨床的には，pHPT，膵内分泌腫瘍，下垂体腺腫のうち，2つ以上の病変が診断されれば，MEN1と診断する．また，一度近親者にMEN1と診断された者がいる場合やMEN1の病原性変異が確認されている場合は，1病変のみでもMEN1と診断できる．MEN1やMEN2の診断には遺伝子診断が有用である．pHPTがMEN1に合併するものかどうかを手術前に診断することは，手術術式や他の合併する腫瘍の予後への影響があることから，非常に重要である．

MEN2に伴うpHPTの診断は，甲状腺髄様癌と褐色細胞腫の合併，あるいはそのどちらかとMEN2の家族歴やRET遺伝子の病原性変異がある場合にMEN2と診断できる．RETの遺伝子検査でほぼ確実に診断可能である．

治 療

MEN1に伴うpHPTの基本治療は熟練した外科医による手術で，血清カルシウムの正常化を目指すが，非MEN1のpHPTと異なり，画像診断で1

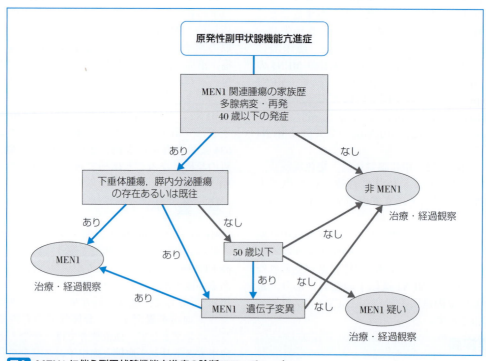

図1 MEN1に伴う副甲状腺機能亢進症の診断フローチャート
〔多発性内分泌腫瘍症診療ガイドブック編集委員会：多発性内分泌腫瘍症診療ガイドブック．金原出版，2013．より改変〕

腺の腫大であっても単腺切除は行わない．全腺に異常があると考えられるため，副甲状腺全摘自家移植（全腺摘出後，副甲状腺の一部(50 mg)を左前腕に移植）あるいは副甲状腺亜全摘が必要である．胸腺部の異所性副甲状腺腫や胸腺神経内分泌腫瘍の頻度が高いため，胸腺の合併切除も同時に行う．縦隔内副甲状腺腫の治療方針は，非MEN1のpHPTと同様である．手術の際は，術中迅速PTH測定は有用であるが，術中に迅速で腺腫か過形成かを組織診で診断することは困難である．若年者の場合，軽度の高カルシウム血症が長期間進行しない例もあり，手術時の副甲状腺の同定と臨床所見の重症度とを考慮して，慎重に手術時期を選択する必要がある．副甲状腺の検索が困難となるため，内視鏡手術は避ける．適切な手術により，90%以上の症例において高カルシウム血症の改善が得られるが，術後の再発は非MEN 1と比較して多く，10年以上たっても再発率の増加が継続するとされており，血清カルシウムとPTHの測定による長期の経過観察を要する．副甲状腺摘出により，術前の高ガストリン血症も改善することがしばしばみられる．副甲状腺全摘自家移植は，副甲状腺亜全摘よりも無再発期間は長いようである．再発時も移植線の腫大が原因の場合は，頸部の再手術を避けることができる．外科的治療が困難な症例では，通常のpHPT手術困難例と同様にシナカルセットや，高カルシウム血症や骨粗鬆症のコントロールが不良の場合にビスホスホネート製剤が使用される．

文献

1) Guan B, et al：GCM2-activating mutations in familial isolated hyperparathyroidism. Am J Hum Genet 2016；99：1034-1044.
2) 多発性内分泌腫瘍症診療ガイドブック編集委員会：多発性内分泌腫瘍症診療ガイドブック．金原出版，2013．
3) Sakurai A, et al：Multipne endocrine neoplasia type 1 in Japan: Establishment and analysis of a multicenter database. Clin Endocrinol 2012；76：533-539.
4) Lourenco DM Jr, et al：Early-onset, progressive, frequent, extensive, and severe bone mineral density and renal complications in multiple endocrine neoplasia type 1-associated primary hyperparathyroidism. J Bone Miner Res 2010；25：2382-2391.

第1章 副甲状腺関連疾患　第2節 疾患各論——B 副甲状腺癌

1 診断と治療

日本医科大学武蔵小杉病院総合診療科，日本医科大学内分泌外科　**岡村律子**
日本医科大学内分泌外科　**杉谷　巌**

> **>> 臨床医のための Point ▶▶▶**
>
> 1. 原発性副甲状腺機能亢進症のなかでも極めて稀である．
> 2. 高 Ca 血症，触診できるような大きな腫瘤では，副甲状腺癌を疑う．
> 3. 病理組織で確定診断となるため，術前診断は困難である．

はじめに

副甲状腺癌は，原発性副甲状腺機能亢進症の約1%以下に発症する．男女差はなく，診断時の年齢は45〜59歳である．極めて稀な疾患であり，ステージ分類などはない[1]．

散発性の副甲状腺癌が多く，家族性では副甲状腺機能亢進症顎腫瘍症候群（hyperparathyroidism jaw tumor syndrome：HPT–JT），多発性内分泌腫瘍症の MEN1，MEN2A，家族性孤発性副甲状腺機能亢進症（familial solitary hyperparathyroidism：FIHP）にも発症する．HPT-JT では，副甲状腺癌が15%程度合併する．

HPT-JT の原因遺伝子である *HRPT2/CDC73* 変異は，散発性の副甲状腺癌の70%に認める．その他，散発性の副甲状腺癌では，*MEN1* や *RET* の変異，*RB1*，*TP53*，*CCND1*，*EZH2*，*GSK3B*，*PRUNE2*，micro-RNA などの関与が示唆されている[2,3]．

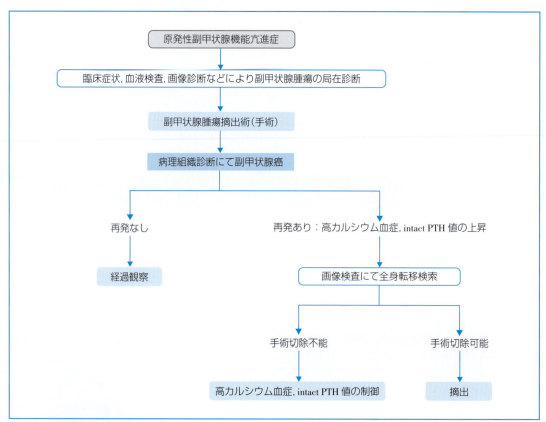

図1　副甲状腺癌の診療手順

臨床症状

副甲状腺癌の診療手順を図1に示す.

副甲状腺癌に特有の症状はなく，原発性副甲状腺機能亢進症と同様に高カルシウム血症に伴う症状を呈することが多い.

副甲状腺癌における高カルシウム血症では，腎および骨症状を伴うことが多いとされ，骨痛，病的骨折などの骨症状，多飲，多尿，尿路結石などの腎症状，悪心・嘔吐，食欲不振，腹痛，胃潰瘍，急性膵炎などの消化器症状，疲労感，うつなどの精神症状などを認める．副甲状腺ホルモンの上昇を認めない副甲状腺癌も10%程度ある[1].

触診で腫瘍触知可能，高カルシウム血症，画像検査で大きさが3 cm以上，局所の周囲浸潤，リンパ節転移，遠隔転移などの臨床所見を認めた場合には，副甲状腺癌を強く疑う．遺伝性の可能性もあるため家族歴の聴取を行う．頸部リンパ節転移は15〜30%に認め，約1/3程度に肺，骨，肝臓への転移を術前に認める.

確定診断は，術後の病理組織診断によるため，術前に診断することは困難である.

検査

原発性副甲状腺機能亢進症と同様である.
①血液検査：顕著な高カルシウム血症（14 mg/dL以上）およびintact-PTH値の上昇（正常上限の3〜10倍）を認めた場合には，副甲状腺癌を疑う.
②画像検索：頸部超音波検査，頸部CT検査，^{99m}Tc-MIBIシンチグラフィなど，複数の検索を併用して腫瘍の局在診断を行う．しかし，良悪性の鑑別には有用性は少ない.
③細胞診：副甲状腺癌であった場合には，針穿刺による腫瘍の播種をきたす可能性があるため禁忌である.
④病理組織：腫瘍の被膜浸潤，脈管浸潤などにより評価する．良性の腺腫との鑑別が困難な場合もある．免疫染色によるパラフィブロミンやKi-67 indexが診断に最も有用とされ，その他には，galactin-3，PGP9.5，Rb，bcl2，p27，hTERT，mdm2，APCなどが示唆されている[4].

治療

①手術治療：初回手術では，副甲状腺腫瘍の被膜を損傷しないように完全に摘出することが望ましい．術中に副甲状腺癌を疑う場合には，甲状腺を一部切除することがある．しかし，甲状腺の合併切除により予後が改善したとの報告はない．また，周囲への浸潤やリンパ節転移を疑う場合には，合併切除する．再発例では，高カルシウム血症の制御を行い，手術切除可能と判断された場合に摘出術を行う.
②化学療法：特に有効性が確立されたものはない.
③放射線治療：特に有効性の確立された治療法はない．術後40-70 Gyの照射により再発を抑制したとの報告もある.
④薬物治療：副甲状腺ホルモン産生過剰による高カルシウム血症の制御が，症状を緩和し，予後を左右する．輸液，利尿薬，ビスホスホネート製剤，ステロイド，CASR作動薬であるシナカルセトなどの投与を行う[5].

予後

初回手術で腫瘍を完全摘出できた場合には，予後良好である．5年生存率は85%，10年生存率は49〜77%である.

再発は50%以上に認め，初回手術から平均2.5〜4.8年に認める．頸部リンパ節転移や遠隔転移を認めた場合には，再発率は上昇する．25%で術後フォロー中に肺，骨，肝などへ遠隔転移を認める.

再発した場合には，副甲状腺ホルモン高値，高カルシウム血症を認める．再発による再手術を繰り返すことや高カルシウム血症による腎障害，臓器障害などにより予後不良となる[1].

文献

1) Wei CH, Harari A：Parathyroid carcinoma: update and guidelines for management. *Curr Treat Options Oncol*. 2012；**13**：11-23.
2) Verdelli C, Corbetta S：Epigenetic Alterations in Parathyroid Cancers. *Int J Mol Sci*. 2017, 18, 310.
3) Cardoso L, et al.：Molecular genetics of syndromic and non-syndromic forms of parathyroid carcinoma. *Hum Mutat*. 2017；**38**：1621-1648.
4) Erickson LA, Mete O：Immunohistochemistry in Diagnostic Parathyroid Pathology. *Endocr Pathol*. 2018；**29**：113-129.
5) Takeuchi Y, et al.：Cinacalcet hydrochloride relieves hypercalcemia in Japanese patients with parathyroid cancer and intractable primary hyperparathyroidism. *J Bone Miner Metab*. 2017；**35**：616-622.

第1章 副甲状腺関連疾患　第2節 疾患各論——C 低カルシウム尿性高カルシウム血症

家族性低カルシウム尿性高カルシウム血症(FHH)と後天性低カルシウム尿性高カルシウム血症(AHH)

東京大学医学部附属病院腎臓・内分泌内科　槇田紀子
東京大学医学部附属病院腎臓・内分泌内科，聖マリアンナ医科大学薬理学　飯利太朗

▶▶ 臨床医のための Point ▶▶▶

1. 家族性低カルシウム尿性高カルシウム血症(FHH)と後天性低カルシウム尿性高カルシウム血症(AHH)は，いずれも PTH 依存性高カルシウム血症の原因となる．
2. FHH の原因として，CaSR シグナルに関与する分子をコードする遺伝子(*CASR*, *GNA11*, *AP2S1*)のヘテロな機能喪失性変異が知られている(FHH1，FHH2，FHH3)．
3. AHH の原因として，CaSR に対する自己抗体が知られており，ブロッキング抗体のほかにバイアスシグナルを作動させる自己抗体(biased allosteric modulator)の報告がある．

はじめに

家族性低カルシウム尿性高カルシウム血症 (familial hypocalciuric hypercalcemia：FHH) と後天性低カルシウム尿性高カルシウム血症 (acquired hypocalciuric hypercalcemia：AHH) は，尿中カルシウム排泄増加を伴わない副甲状腺ホルモン(PTH)依存性の高カルシウム血症で，前者はカルシウム感知受容体(CaSR)をはじめとする CaSR シグナル関連蛋白質の遺伝学的な異常により，後者は CaSR に対する自己抗体が原因となる．

血中 Ca^{2+} センサーとしての CaSR と，そのシグナル抑制によって生じる病態

CaSR は血中のイオン化カルシウム(Ca^{2+})の濃度変化を感知することで血中 Ca^{2+} を正常化させるようにはたらく．血中 Ca^{2+} が上昇すると副甲状腺主細胞に発現している CaSR の活性化を介して PTH の生合成と分泌が抑制される．その結果，骨からの Ca^{2+} 動員(骨吸収)が抑制され，腎臓の近位尿細管におけるビタミン D の活性化が抑制されることで腸管からの Ca^{2+} 吸収が抑制され，さらに腎臓の遠位尿細管での PTH 依存性の Ca^{2+} 再吸収が抑制される．また，血中 Ca^{2+} の上昇は，腎臓のヘンレの太い上行脚の血管側に発現している CaSR の活性化を介して，K^+ チャネルを抑制し，K^+ のリサイクリングの抑制，尿細管腔陽性荷電減少の結果，細胞間隙を通じた受動的な

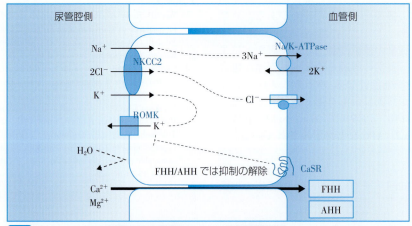

図1　太いヘンレの上行脚における尿中への Ca 排泄調節機構
FHH や AHH では CaSR シグナルが抑制されることで ROMK チャネルの抑制が解除されるため，NKCC2 チャネルで再吸収された K^+ イオンのリサイクリングが亢進し，尿管腔内は陽性に荷電する．その陽性荷電に押される形で細胞間隙をぬって2価の陽イオン(Ca^{2+}, Mg^{2+})の受動的な再吸収が亢進する(paracellular shunt)．

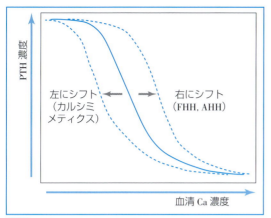

図2 血中CaとPTHは逆相関する
血中Caの上昇によりPTH分泌が抑制され，血中Caの低下によりPTH分泌が亢進する．
FHHやAHHを含むPTH依存性の高カルシウム血症では，このCaとPTHの関係が右にシフトしており，より血中Caが高くなってはじめてPTH分泌が抑制される（PTH分泌抑制のCaセットポイントが高いところに設定）．カルシミメティクスはCaの感受性を亢進させ，PTH分泌抑制のCaセットポイントが低くなり，CaとPTHの関係を左にシフトさせる．

Ca^{2+}の再吸収（paracellular shunt）を抑制し，尿中Ca^{2+}排泄を亢進させる（図1）．総体として血中Ca^{2+}は低下する方向に動く．

CaSRの機能喪失性変異や自己抗体によってCaSRシグナルが抑制されると，Ca^{2+}の上昇に対する感知機構が障害されるため（Ca-PTH curveが右にシフト：図2），Ca^{2+}が上昇してもPTHの生合成と分泌の抑制が不十分となり，PTH依存性高カルシウム血症をきたす．一方，腎臓のヘンレの太い上行脚においてはCaSRシグナルの抑制により，paracellular shuntが促進され（図1），さらに遠位尿細管でのPTH依存性のCa^{2+}再吸収も加わって，尿中カルシウム排泄が抑制される．

家族性低カルシウム尿性高カルシウム血症（FHH）（図3）

1 CaSRのヘテロな機能喪失によるFHH1

CASR（3q21.1）の機能喪失性変異は，CaSRシグナルの抑制をもたらし，低カルシウム尿症を伴う高カルシウム血症をきたす．臨床症状はCaSRシグナル障害の程度で異なり，通常CaSRのホモの機能喪失は新生児重症副甲状腺機能亢進症（neonatal severe primary hyperparathyroidism：NSHPT）の原因となり著明な高カルシウム血症をきたすのに対し，ヘテロな機能喪失はFHHの原因となり，通常は無症状の軽度の高カルシウム血症をきたすにとどまる．ただし急性膵炎の報告や

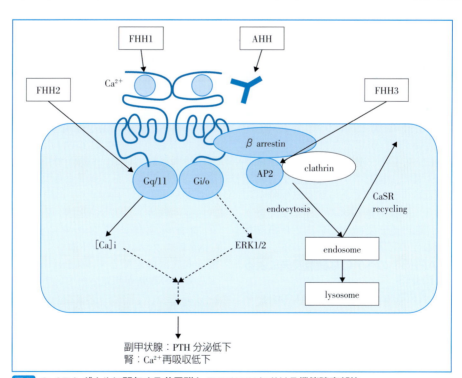

図3 CaSRシグナルに関与する分子群とFHH/AHHにおける機能障害部位
Ca^{2+}がCaSRに作動薬として作用すると，CaSRが活性化され共役するG蛋白質であるGq/11とGi/oが共に活性化される．その結果，細胞内Ca^{2+}の上昇，ERK1/2のリン酸化などを介して副甲状腺ではPTH分泌低下，腎臓ではCa^{2+}再吸収低下をきたす．
〔Journal of Molecular Endocrinology 2016;57:R127-142 を一部改変〕

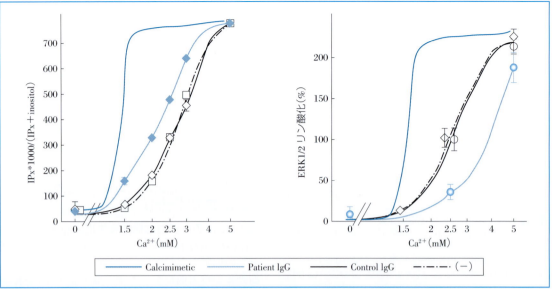

図4 Ca によるホスファチジルイノシトール(PI)代謝回転, EKR1/2 リン酸化と AH 患者 IgG, カルシミメティクスの効果
AHH 患者の自己抗体は, Ca^{2+} による Gq/11-PI 代謝回転を増強する一方, Gi/o-ERK1/2 リン酸化を抑制するバイアスアロステリック調節因子(biased allosteric modulator)として作動する.
一方, カルシミメティクスはいずれのシグナルも増強するポジティブアロステリック調節因子(positive allosteric modulator)として作動する.
〔Makita N, et al：Makita N, Iiri T：Biased agonism：a novel paradigm in G protein-coupled receptor signaling observed in acquired hypocalciuric hypercalcemia. *Endocr J* 2014；**61**：303-309. より〕

加齢とともに軟骨石灰化を呈する報告もある. これまでに 130 以上の遺伝子異常が報告されており, 85% はミスセンス変異である. *CASR* のヘテロなナンセンス変異よりも, ミスセンス変異の方がより臨床的に高カルシウム血症の程度が強くなること知られており(例：R227X と R227L), 変異 CaSR による野生型 CaSR の膜発現低下(dominant-negative 作用)が想定されている. この現象は, CaSR がダイマーを形成することから理解可能である. また, 同じヘテロな遺伝子変異で高カルシウム血症も同程度であっても出生時から症状を呈するケースから無症状のケースまであり(例：R185Q), 他の遺伝要因, ビタミン D 摂取などの環境要因などの影響が想定されている.

2 Gα11, AP2S1 のヘテロな機能喪失による FHH2 と FHH3

2013 年に G 蛋白質 α サブユニット 11(Gα11)をコードする *GNA11*(19p13.3), AP2 σ 1(adaptor-related protein complex 2, sigma 1 subunit)をコードする *AP2S1*(19q13.3)の機能喪失性変異が FHH の原因となることが報告された[1]. *CASR* の機能喪失性変異によるものは FHH1, *GNA11*, *AP2S1* の機能喪失性変異によるものはそれぞれ FHH2, FHH3 と呼ばれ, いずれも常染色体優性遺伝をする. Gα11 は CaSR と共役して PLC の活性化に関与し, そのヘテロな機能喪失は CaSR シグナルを部分的に抑制する. 一方, AP2S1 は CaSR のクラスリン依存的なエンドサイトーシスに関与しており, そのミスセンス異常は CaSR の感度を鈍らせることで CaSR シグナルを部分的に抑制する. *CASR* 変異陰性 FHH 患者の 13～26% に *AP2S1* 変異が同定され, *CASR* 変異, *AP2S1* 変異ともに陰性の FHH 患者のうち 10% に *GNA11* 変異が同定されると報告されている. FHH3 では, *APS2S1* の 15 番目のアルギニンをコードするコドンにミスセンス変異が集積し, FHH1,2 と比較して高カルシウム血症, 低カルシウム尿症の程度が強いとされる. 3 番染色体にリンクする FHH の 1/3 では *CASR* のエクソン, イントロン－エクソン境界領域に変異は同定できず, CaSR の発現調節に関与する領域の異常が想定されている.

後天性低カルシウム尿性高カルシウム血症(AHH)(図3)

CaSR に対するブロッキング抗体が原因となることが報告されたが[2], その後, 臨床的に AHH と診断されるケースにおいて, 単なるブロッキング抗体ではなく, ユニークな自己抗体が同定された[3]. その自己抗体は単独では作用せず, Ca^{2+} による Gq/11 シグナルの濃度依存性を左にシフト,

すなわち自己抗体がCaSRに対してシグナルを増強するアロステリック調節因子（positive allosteric modulator）として作動することを示していた．一方で，Ca^{2+}によるGi/oシグナルの濃度依存性を右にシフト，すなわち自己抗体がCaSRに対してシグナルを抑制するアロステリック調節因子（negative allosteric modulator）として作動することを示していた（図4）．シナカルセトを代表とするカルシミメティクスは，Ca^{2+}存在下でGq/11シグナル，Gi/oシグナルのいずれも増強する正のアロステリック調節因子として作用する．これと対照的に，AHH患者に同定されたユニークな自己抗体は，CaSRの下流シグナルのうち特異的なシグナルのみを活性化させるbiased allosteric modulatorといえる．

このことを踏まえると，これまでPTH分泌制御にはGq/11シグナルが重要であるとドグマティックに信じられてきたが，Gi/oシグナルも重要であるといえる（図3）．臨床的にAHHが疑われる患者に対する筆者らの解析から，いずれの自己抗体もバイアスシグナルを作動させるものであり，また患者はいずれも高齢男性であり，他の自己免疫疾患を合併しないという共通性が明らかになってきた[4]．

臨床症状

1 FHH

通常は，高カルシウム血症は軽度であり，無症状である．ただし，FHH1の中でCaSR変異体がdominant negative効果を呈すると想定される場合やFHH3では，高カルシウム血症に伴う症状（便秘，多尿，腎機能障害，うつ傾向など）を呈することがある．

2 AHH

自己抗体がPTH分泌シグナルを抑制する力価に応じて，無症状から高カルシウムクリーゼを呈すものまで様々である．

検査

高カルシウム血症に加えて，低カルシウム尿症を呈する（後述「鑑別診断」参照）．高カルシウム血症にも関わらずPTHは不適切に基準範囲内から軽度高値（10〜20%）を呈する．Mg^{2+}もCaSRを活性化し，Ca^{2+}と挙動を同じくするので，高マグネシウム血症も合併する．

無症状の原発性副甲状腺機能亢進症（PHPT）と

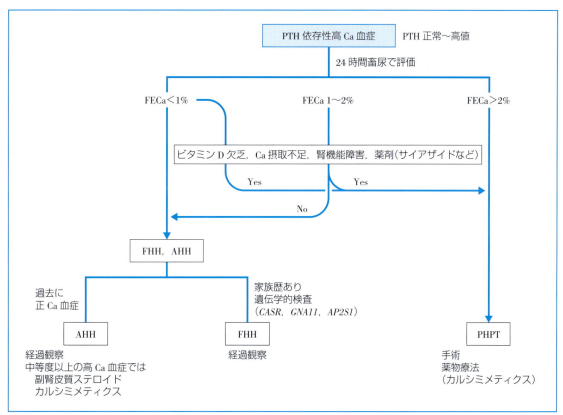

図5 原発性副甲状腺機能亢進症との鑑別と治療のフローチャート

の鑑別が難しいこと，また FHH3 では臨床症状をきたしやすいことから，腎石灰化や腎結石の有無，骨密度もチェックする．AHH を疑う場合は，この疾患群の特徴を明らかにしていく目的もあり，他の自己免疫疾患の存在をスクリーニングしておく（抗核抗体，抗サイログロブリン抗体，抗 TPO 抗体など）．

鑑別診断（図 5）

PTH 依存性高カルシウム血症の鑑別として，PHPT との鑑別が非常に重要である．FHH や AHH では副甲状腺摘出術（亜全摘）では治癒が望めないからである．本項では，AHH のエビデンスの蓄積が十分でないため，PHPT と FHH の鑑別について述べるが，AHH は FHH と類似していると推測される．

1 PHPT と FHH の鑑別

PHPT の 10% は PTH は基準範囲内にとどまり，逆に FHH の 10～20% は PTH は軽度高値となるため，PTH 値では両者の鑑別はできない．尿中カルシウム排泄量は参考になるが〔FHH では＜ 250 mg/日．PHPT の 40% で＞ 250 mg/日（女性），＞ 300 mg（男性）〕，FECa（%）で評価する方がよい．FHH の 95% は 1 日蓄尿による FECa ＜ 1% に対し，PHPT では典型的には FECa ＞ 2% とされるが，1～2% のケースも多い．さらに，ビタミン D 欠乏の合併などにより，PHPT の 4～23% で FECa ＜ 1% を呈するともいわれており，FECa のみに頼るのは注意が必要である．FECa が抑制される病態として，ビタミン D 欠乏，カルシウム摂取量が極端に少ない食生活，腎機能障害の他，サイアザイドやリチウムによる薬剤性を除外する必要がある．

一方，高カルシウム尿症，さらには腎結石まで呈する家族性孤発性副甲状腺機能亢進症（familial isolated hyperparathyroidism：FIHP）の家系で CASR 機能喪失性変異が同定されることもある．FIHP のケース，FECa が 1～2% とオーバーラップ領域のカルシウム排泄率を呈するケース，FHH を疑う孤発例，10 歳以下の副甲状腺機能亢進症などでは積極的に CASR，GNA11，AP2S1 の遺伝学的検査を推奨する報告もある．

2 FHH と AHH の鑑別

FHH と AHH の鑑別は，過去に血清カルシウム値が正常であることが確認できていれば AHH を強く疑う．家族歴があれば FHH を強く疑う．筆者らの検討では，AHH では必ずしも他の自己免疫疾患を合併しているわけではないようであり，高齢男性に多い傾向にある．確定診断には CaSR 自己抗体の検討が必要である．

治療

1 FHH

通常 FHH は生涯無症状の軽度の高カルシウム血症に留まり，治療不要である．急性膵炎などの症状を伴うごく一部の FHH に対しては治療介入が必要となるが，*CASR* のヘテロな異常（R185Q）による NSHPT に対して，シナカルセト単剤投与が奏効したという報告が参考になる．この治療効果は，変異 CaSR 蛋白よりは対側の野生型の CaSR 蛋白に対して作用した結果の可能性が高い．症状を呈する FHH3 に対してもシナカルセトの有効性が報告されているが，これも野生型 CaSR の作用増強によると推測される．

以上のように，各変異 CaSR 自体にシナカルセトが作用し，効果を発揮するかどうかを明らかにするには，*in vitro* での検討が必要である．2 アレルの *CASR* 異常による NSHPT にはシナカルセトは奏効しなかったとする報告がある一方で奏功したとする報告もあり[5]，効果は変異のタイプに依存すると考えられる．

2 AHH

自己抗体病であり，副腎皮質ステロイド薬が奏効すると予想されるが，奏効しなかったとする報告もある．少なくとも一部の症例ではシナカルセトをはじめとする positive allosteric modulator が奏効する可能性があり[6]，これについても *in vitro* での効果検討が望まれる．

文献

1) Nesbit MA, et al：Mutations affecting G-protein subunit alpha11 in hypercalcemia and hypocalcemia. *N Engl J Med* 2013；**368**：2476-2486.
2) Pallais JC, et al：Acquired hypocalciuric hypercalcemia due to autoantibodies against the calcium-sensing receptor. *N Engl J Med* 2004；**351**：362-369.
3) Makita N, et al：An acquired hypocalciuric hypercalcemia autoantibody induces allosteric transition among active human Ca-sensing receptor conformations. *Proc Natl Acad Sci U S A* 2007；**104**：5443-5448.
4) Makita N, Iiri T：Biased agonism：a novel paradigm in G protein-coupled receptor signaling observed in acquired hypocalciuric hypercalcemia. *Endocr J* 2014；**61**：303-309.
5) Sun X, et al：Novel homozygous inactivating mutation of the calcium-sensing receptor gene in neonatal severe hyperparathyroidism responding to cinacalcet therapy：A case report and literature review. *Medicine（Baltimore）* 2018；**97**：e13128.
6) Makita N, et al：Cinacalcet corrects biased allosteric modulation of CaSR by AHH autoantibody. JCI insight in press

第1章 副甲状腺関連疾患　第2節 疾患各論——D 続発性副甲状腺機能亢進症

1 病態と診断

大阪市立大学大学院医学研究科代謝内分泌病態内科学　**今西康雄, 稲葉雅章**

> **》 臨床医のための Point ▶▶▶**
>
> 1. PTH, 1,25(OH)$_2$D, FGF23の3種類のホルモンにより, 血清Ca, リンの恒常性が維持される.
> 2. SHPTは低カルシウム血症, 高リン血症, 低1,25(OH)$_2$D血症といったCKD環境により引き起こされ, 副甲状腺細胞における各種受容体の発現低下により進展する.
> 3. 腎不全関連副甲状腺腫瘍は, CKDによる副甲状腺細胞に対する増殖刺激に引き続き生じた体細胞突然変異が病態の本質である.
> 4. SHPTを合併する病態は様々である. CKD患者におけるSHPTを診察する際にも, 吸収不全症候群や慢性膵炎などの合併を一度は疑う必要がある.

はじめに

原発性副甲状腺機能亢進症は副甲状腺自体の異常により発症するのに対し[1], 続発性副甲状腺機能亢進症(SHPT)は, 吸収不全症候群や慢性膵炎などの消化器疾患によるビタミンD吸収障害や, 抗けいれん薬, 骨吸収抑制薬等により生じる低カルシウム血症が原因となり発生する. 特に慢性腎臓病(CKD)においては, SHPTはCKDに伴う骨・ミネラル代謝異常(CKD-mineral and bone disorder：CKD-MBD)の発症・進展に深く関与しており, CKD患者の合併症や生命予後に影響を及ぼす(ビタミンD吸収障害や, 低カルシウム血症といったCKD以外の原因で生じるSHPTについては, それぞれに関連する項目を参照のこと).

PTHの分泌調節機構

血清Ca, リン濃度の維持には, PTH, 1,25(OH)$_2$D, FGF23の3種類のホルモンがフィードバックループを形成することで協調的に働いている[2] (図1). そのなかでもPTHは, 分単位での血清Ca濃度の調節に重要である.

副甲状腺には, Ca感知受容体(CaSR), ビタミンD受容体(VDR), 線維芽細胞増殖因子受容体-Klotho複合体(FGFR-Klotho complex)といった受容体が存在する. これらの受容体は, それぞれCa, 1,25(OH)$_2$D, FGF23等の情報を副甲状腺細胞に伝達することで, PTHの分泌調節に寄与している.

副甲状腺細胞膜上に存在するCaSRは, 副甲状腺細胞内の分泌顆粒からのPTH放出を調節するのみならず, PTH遺伝子の転写・分泌顆粒内でのPTHの分解[3]・副甲状腺細胞の増殖[4]をも調節

し, 血清Ca濃度の維持に重要な役割をもっている. また, VDRの刺激によりPTH遺伝子の転写, 副甲状腺細胞の増殖を抑制し, FGF23によるFGFR-Klotho complexの刺激によってPTH分泌は抑制される. CKDの進展に伴い, これらの受容体の発現は低下する.

続発性副甲状腺機能亢進症(SHPT)の病因

CKDでは糸球体濾過量(GFR)が40〜50mL/分以下になるとPTHの分泌亢進が認められる. 腎機能低下に伴い尿中リン排泄が低下し, 次第に高

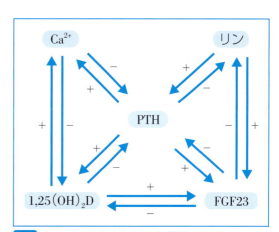

図1　Ca, リンのホメオスタシス機構
血中のCa, リンの体内恒常性維持(ホメオスタシス)のために, PTH, 1,25(OH)$_2$D, FGF23の3種類のホルモンが働いている. それぞれの因子間にフィードバックループが形成され, 血清Caおよびリンのホメオスタシスにおいて重要な役割を担っている.
〔Imanishi Y, et al.：Animal models of hyperfunctioning parathyroid diseases for drug development. Expert Opin Drug Discov 2009；4：727-740 より改変〕

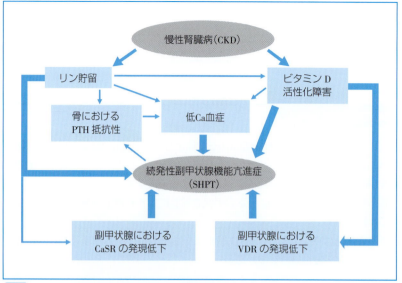

図2 CKD における SHPT の発症・進展機序

CKD によるリン排泄障害，ビタミン D 活性化障害が，SHPT の原因となる．さらに副甲状腺における Ca 感知受容体（CaSR），ビタミン D 受容体（VDR）の発現低下により，SHPT が悪化する．

〔Slatopolsky E, et al.：Pathogenesis of secondary hyperparathyroidism. Kidney Int Suppl 1999；**73**：S14-19 より改変〕

リン血症を呈する．体内へのリン貯留により腎の $1α$ 水酸化酵素活性が低下し，血清 $1,25(OH)_2D$ 濃度が低下する[5]（図2）．高リン血症による相対的な低 Ca 血症，高リン血症自体の副甲状腺への直接作用，ビタミン D の活性化障害等により，PTH の合成・分泌の亢進や副甲状腺細胞増殖による過形成を呈し，腎不全関連副甲状腺腫瘍を形成する．そのような状態では PTH 作用の過剰状態に陥り，リンが骨から血中に動員され，さらに高リン血症を増悪させる．CKD がさらに進展し，血液透析や腹膜透析を導入されても，これらの治療法によるリン除去能は限られており，高リン血症が持続する．

このような腎不全関連副甲状腺腫瘍においては，CaSR，VDR，FGFR-Klotho complex の発現が低下することにより，血中 Ca，$1,25(OH)_2D$，FGF23 による PTH 分泌調節機構が破綻する．特に CaSR の発現が低下することで，細胞外 Ca 濃度の感知機構に異常をきたす．すなわち血清 Ca 濃度に応じた PTH 分泌調節機構が障害され，PTH-Ca シグモイド曲線は右に偏位し（図3），PTH 分泌を抑制するために，より高濃度の血清 Ca が必要となる[2]．SHPT の進展に伴いシグモイド曲線が著しく右に偏位した場合には，血清 Ca 濃度が正常値を超えるようになる．

血清 Ca 濃度高値にもかかわらず PTH が抑制されないこのような病態を，三次性副甲状腺機能亢進症（tertiary hyperparathyroidism）と呼称することもある．臨床的に許容されうる血清 Ca 濃度ではまったく PTH 分泌が抑制されないため，PTH が自律的（autonomous secretion of PTH）に分泌されているように見えるためである．また，血清 Ca 高値のため活性型ビタミン D_3 製剤を含む vitamin D receptor activator（VDRA）による治療が困難となることから，内科的治療抵抗性 SHPT とも表現される．維持透析患者における SHPT のみならず，腎移植後や偽性副甲状腺機能低下症，低リン血症性くる病/骨軟化症といった疾患においても報告がある．腎移植後の三次性副甲状腺機能亢進症等において，CaSR 作動薬の有用性が報告されている．

腎不全関連副甲状腺腫瘍の腫瘍化機構

原発性副甲状腺機能亢進症において認められる副甲状腺腺腫は単腺性であるのに対し，SHPT において認められる腎不全関連副甲状腺腫瘍は多腺性である．これは，次のような機序である．

副甲状腺腺腫では，まず副甲状腺細胞に増殖優勢を与える体細胞突然変異が生じることで腫瘍が形成される（図4a）[2]．一方，早期の CKD では，相対的な低 Ca 血症，高リン血症，ビタミン D 活性化障害等により副甲状腺細胞がポリクローナルに増殖し，過形成を呈する．このような増殖能のさかんな副甲状腺細胞では，体細胞突然変異が発生しやすい．そして増殖優勢を与える体細胞突然変異が生じることで腫瘍が形成される（図4b）[2]．

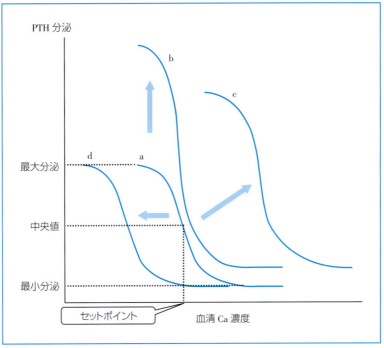

図3 PTH-Ca シグモイド曲線の変化

a：正常な PTH-Ca シグモイド曲線．血清 Ca の変化に応じて PTH が分泌される．PTH 分泌が，最大分泌と最小分泌の中央値となるときの血清 Ca 濃度をセットポイントと称し，血清 Ca に対する副甲状腺の感受性評価に用いられる．セットポイント増加は血清 Ca 感受性の低下を示し，副甲状腺における CaSR 発現低下を示唆する．

b：分泌細胞数の増加のみで，セットポイント異常を伴わない場合．PTH-Ca シグモイド曲線は上方に移動するのみで，PTH-Ca シグモイド曲線の右方偏位はなく，高 Ca 血症は生じない．

c：副甲状腺腺腫や高度の SHPT では，分泌細胞数が増加することで PTH-Ca シグモイド曲線は上方に移動するとともに，副甲状腺 CaSR 発現の低下によりセットポイントが増加し，PTH-Ca シグモイド曲線の右上方偏位が認められる．このような状態では，高 Ca 血症と高 PTH 血症が併存しうる．

d：CaSR の活性型変異により発症する常染色体優性低 Ca 血症（ADH）では，副甲状腺の血清 Ca に対する感受性が増強し，セットポイントの減少，PTH-Ca シグモイド曲線の左方偏位が認められる．シナカルセトといった，CaSR のアロステリックモジュレーターである Ca 感知受容体作動薬（カルシミメティクス）も，同様にセットポイントを減少させる．

〔Imanishi Y, et al.：Animal models of hyperfunctioning parathyroid diseases for drug development. Expert Opin Drug Discov 2009；4：727-740 より改変〕

この体細胞突然変異はランダムに発生するため，高度の SHPT のために副甲状腺摘出術（PTX）に至るような症例では，同一症例内における副甲状腺腫瘍の大きさは，腺ごとにかなり異なるのである．

診断・鑑別診断

一般的に，SHPT では低～正 Ca 血症，PTH 高値を示す．一方，原発性副甲状腺機能亢進症では，高 Ca 血症を呈するにもかかわらず PTH 分泌は抑制されず，PTH 値は正常上限から高値を示すことに注目する．CKD における三次性副甲状腺機能亢進症においては高 Ca 血症，高 PTH 血症を呈するが，VDRA や Ca 含有リン吸着薬等の影響も考慮する．X 線による骨膜下骨吸収像，線維性骨炎，骨折などの骨病変の評価も重要である．

SHPT は多腺性の副甲状腺過形成を呈するため，画像診断が重要である．超音波検査，^{201}Tl，^{99m}TcO4 サブトラクションシンチグラフィ，CT，MRI 等の画像診断により副甲状腺腫瘍を同定する．第一選択は超音波検査であり，他の検査よりも副甲状腺の描出に優れている．MIBI シンチグラフィは心筋血流の評価に用いられるが，^{201}Tl，^{99m}TcO4 サブトラクションシンチグラフィよりも検出率がよい．さらに，エコービームが届かない縦隔内の異所性副甲状腺腫瘍の描出も可能であり，診断能力にすぐれている．しかし，残念ながら現時点では，国内での保険適用は原発性副甲状腺機能亢進症に限られている．

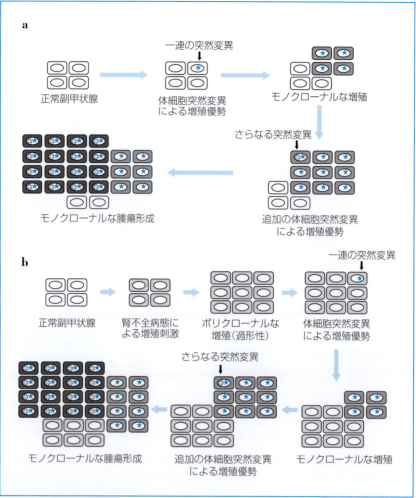

図4 腎不全関連副甲状腺腫瘍の形成
a：原発性副甲状腺機能亢進症(副甲状腺腺腫)では，まず一連の体細胞突然変異が生じ，それらの突然変異が細胞に増殖優勢を与える．そのような増殖能が亢進している細胞には，さらに追加の体細胞突然変異が発生しやすくなる．そして，最終的にモノクローナルな腫瘍を形成する．
b：CKDの進行に伴い副甲状腺に増殖刺激が加わることで，ポリクローナルな副甲状腺腫瘍が形成される．このように細胞分裂がさかんな細胞には体細胞突然変異を生じやすい．体細胞突然変異による増殖優勢が生じた結果，モノクローナルな腎不全関連副甲状腺腫瘍が形成される．

〔Imanishi Y, et al.：Animal models of hyperfunctioning parathyroid diseases for drug development. *Expert Opin Drug Discov* 2009；**4**：727-740 より改変〕

文献

1) Imanishi Y, et al.：Parathyroid diseases and animal models. *Front Endocrinol（Lausanne）* 2012；**3**：78.
2) Imanishi Y, et al.：Animal models of hyperfunctioning parathyroid diseases for drug development. *Expert Opin Drug Discov* 2009；**4**：727-740.
3) Kawata T, et al.：Direct in vitro evidence of extracellular Ca^{2+}-induced amino-terminal truncation of human parathyroid hormone (1-84) by human parathyroid cells. *J Clin Endocrinol Metab* 2005；**90**：5774-5778.
4) Imanishi Y, et al.：Cinacalcet HCl suppresses Cyclin D1 oncogenederived parathyroid cell proliferation in a murine model for primary hyperparathyroidism. *Calcif Tissue Int* 2011；**89**：29-35.
5) Slatopolsky E, et al.：Pathogenesis of secondary hyperparathyroidism. *Kidney Int Suppl* 1999；**73**：S14-19.

第1章 副甲状腺関連疾患　第2節 疾患各論——D 続発性副甲状腺機能亢進症

2 治　療

東海大学医学部腎内分泌代謝内科　**金井厳太，深川雅史**

> **》》臨床医のための Point 》》》**
>
> 1. 血清リン濃度が高い場合には，十分な透析量の確保やリン制限の食事指導を考慮したうえでリン吸着薬による治療を行い，血清リン濃度もしくは血清補正カルシウム濃度が持続して高い場合は，速やかに治療法の変更を行う．
> 2. 血清リン濃度，血清補正カルシウム濃度を管理した上で，血清副甲状腺ホルモン濃度を管理目標値内に保つよう活性型ビタミンD製剤もしくはカルシウム感知受容体作動薬の投与を調整することが望ましい．
> 3. 内科的治療に抵抗する高度の続発性副甲状腺機能亢進症に対しては，副甲状腺摘出術を推奨する．

はじめに

　続発性副甲状腺機能亢進症（SHPT）は後述する慢性腎臓病に伴う骨・ミネラル代謝異常（chronic kidney disease-mineral and bone disorder；CKD-MBD）の中心的な病態の一つであり，重症化したSHPTは高回転化型の骨病変である線維性骨炎を生じさせる．さらに，このSHPTは，骨病変の進行に伴うミネラル代謝異常から，血管石灰化を惹起することで生命予後に影響を与えることが知られている．

　SHPTの発症と進展機序は前項に詳細をゆずるが，その主たる因子として高リン血症と1,25(OH)₂D産生低下が深く関与していることから，これまでSHPTに対しては，高リン血症の管理と活性型ビタミンD製剤の投与による治療がその中核を担ってきた．だが，近年になりカルシウム感知受容体作動薬であるシナカルセト塩酸塩が開発されたことにより，この治療戦略に大きなパラダイムシフトが起こっている．また，このカルシウム感知受容体作動薬の登場によって大きく影響を受けたのは，本来，SHPTの根治療法である副甲状腺摘出術であった．

　本項では，SHPTにおける治療について，内科的治療としてリン管理と活性型ビタミンD製剤，カルシウム感知受容体作動薬，外科的治療として副甲状腺摘出術の役割について概説する．

1 リン管理

・食事制限

　慢性腎臓病（CKD）患者において，高リン血症はSHPTの原因として認知されるだけでなく，血管石灰化および心血管系合併症，CKD進展のリスクとしても知られ，その管理の必要性がいっそう強調されている．CKD患者に対する高リン血症の治療には，食事による制限，リン吸着薬による薬物療法，透析療法による除去がある．ここでは食事によるリン制限に少しふれ，今日の薬物療法に用いられるリン吸着薬を中心に説明する．

　体内におけるリンのほとんどは蛋白質や脂質，糖などと結合した形で存在しており，血液中のリンの総量の7割程度が有機リンで，残りが無機リンであることが知られている．臨床で測定されるのは主に血清無機リンであり，その量は細胞内と比べると微量であるが，食品中に含まれるリンは上述の通りあらゆる食物，とくに蛋白質に多く含まれており，蛋白質の摂取量とリン摂取量が正相関することから，その摂取量が多くなることで血清リン濃度に影響を与えるものと考えられる．日本腎臓学会による慢性腎臓病に対する食事療法基準2014年度版では，CKD保存期におけるリン摂取量は明示されていないが，これは上述の通り蛋白質摂取量がリン摂取量に多大な影響を与えることから，蛋白質を制限することでリン摂取量も抑制されるとの考えによるものである．蛋白質1gあたりのリンは約15 mgとされており，その由来により消化管での吸収率が異なることも知られている．とくに食品添加物由来の無機リンの吸収率は90％以上にのぼることが問題とされているが，日本食品標準成分表には添加物を含めた値を示しており，無機リンとしての正確な含有量を個々に把握することは困難である．これまでのとおり，CKDのリン制限において蛋白質制限は重要であるが，高齢化が進む中，フレイルなどの問題が生じる懸念からある程度の栄養素としての蛋白質の確保が必要であることも念頭におくべきである．基本的な蛋白質制限の実際について，CKDステージ別では，G3aでは0.8〜1.0 g/kg標準体重/日，G3b以降は0.6〜0.8 g/kg標準体重/日が推奨され，1.3 g/kg標準体重/日を超えないこと

を目標とする．日本透析医学会により2014年に提唱された慢性透析患者の食事療法基準によれば，透析患者では蛋白質制限0.9〜1.2 g/kg標準体重/日に従い，リン摂取量は蛋白質(g)×15 mg以下が推奨されている[1]．

・リン吸着薬

SHPTを治療するうえで，適切な透析療法の他，上述のような蛋白制限が必要であるが，高齢化による低栄養が注目される中，過度な食事制限が栄養障害を惹起するおそれがあり，リン管理におけるリン吸着薬の存在意義がより鮮明になっている．主なリン吸着薬は腸管内のリンと結合することで腸管吸収を妨げる作用を持ち，その担体の結合能力によって効果が異なる．わが国で用いられる主なリン吸着薬を示す(表1)．リン吸着薬に用いられる担体は金属元素のうちランタンが最も結合能が高く，次いで鉄，アルミニウム，カルシウム，マグネシウムの順であるが，このうちアルミニウムは長期服用による体内蓄積が重篤な合併症の原因となったことから，透析患者に対して禁忌となっている．この他，構造体ポリマーを担体とした製剤が上市されており現在使用可能である．

カルシウムを含有したリン吸着薬には，炭酸カルシウム，酢酸カルシウム，乳酸カルシウムの3種類が存在する．そのなかでも炭酸カルシウムは古くから高P血症に使用されている代表的なリン吸着薬であり，安価で入手が容易であり消化器系副作用が少ない点から幅広く用いられている．他の，酢酸カルシウム，乳酸カルシウムは服薬コンプライアンスや効果の点などから炭酸カルシウムに劣っており，リン吸着薬としての座を譲る形となった．炭酸カルシウムのリン結合能は胃内のpHに依存することが知られており，プロトンポンプ阻害薬のような制酸剤との併用においては効果が減弱する恐れがあり注意を要する．また，カルシウム含有リン吸着薬は腸管からのカルシウム吸収を増加させることから生体に対するカルシウム負荷を発生させるだけでなく，ビタミンDとの併用により高カルシウム血症を来しやすいことが問題となっている．この点から，日本透析医学会による慢性腎臓病に伴う骨・ミネラル代謝異常の診療ガイドラインでは，炭酸カルシウムの投与量は概ね3 g/日を上限とするよう勧告されている[2]．しかしながら，安価で確実なリン吸着能をもった炭酸カルシウムはコストパフォーマンスが最も高いリン吸着薬と考えられており，血清カルシウムのモニタリングをきちんと行えば安全に使用可能な薬剤である．

塩酸セベラマーは，カルシウムを含まないリン吸着薬として最初に承認された薬剤で，非吸収性のポリマーにより消化管内の食物から吸収されるリン酸イオンを結合し，糞便中に排泄することでリンの吸収を抑制する．リン吸着能は炭酸カルシウムの3分の2の力価に相当することから投与量が多くなりがちであり，便秘や腹膨満感を中心とする消化器症状が日本人では強く服薬コンプライアンスの低下につながるだけでなく，閉塞性イレウスによる消化管穿孔といった重篤な有害事象も報告されていることから，十分な量を投与できずに単剤での効果を得難いという問題がある．しかし，塩酸セベラマーは長期透析患者での冠動脈の石灰過進展を遅らせることが報告されており，透析導入時の患者においても予後を改善することが報告されている．塩酸セベラマーでは塩素イオンとの交換によって作用を発揮することから，高Cl性代謝性アシドーシスの可能性があり，保存期CKDへの投与は注意を要するため，わが国では適応が透析患者に限られている．海外では塩酸を炭酸基に置換した炭酸セベラマーが承認されており，保存期CKDへの有効性が確認されているが，わが国では保険収載されておらず使用は現実的ではない．一方，消化器症状が比較的少ないポリマー系のリン吸着薬であるビキサロマーがわが国では2012年より承認されており，高Cl性代謝性アシドーシスの懸念がなく，長期服用による体内蓄積の懸念がないことから有効性が期待されている．

炭酸ランタンは，腸管内で食事により摂取され

表1 わが国で用いられているリン吸着薬

種類	投与方法	保存期CKDへの適応	一般名	商品名
カルシウム含有	食直後に服用	あり	炭酸カルシウム	カルタン®
ポリマー	食直前に服用 食直前に服用	なし あり	塩酸セベラマー ビキサロマー	レナジェル®，フォスブロック® キックリン®
カルシウム非含有	食直後に服用 食直後に服用 食直前に服用	あり あり なし	炭酸ランタン クエン酸第二鉄水和物 スクロオキシ水酸化鉄	ホスレノール® リオナ® ピートル®

たリン酸と結合し強固な難溶性化合物を生成して糞便中に排泄することで，リン低下作用を発揮する．血清リン濃度の低下作用は炭酸カルシウムの約2倍に相当することから高い効果が期待できるが，炭酸ランタンは生体内で代謝を受けないことから，アルミニウムと同じく長期投与による体内蓄積と毒性が疑問視された．炭酸ランタンは骨組織全体に分布することが知られているが，骨生検の結果からも骨への蓄積による特異的な骨障害は報告されていない．中枢神経系への毒性もまた証明されていないものの，十分に長期にわたる観察はされておらず，今後も安全性の検証が必要と考えられている．一方，炭酸ランタンは維持透析患者において実施されたランダム化比較試験で，炭酸カルシウムと比して有意に大動脈石灰化の進展を抑制したという報告があり，非投与群に比べての高い生存率[3]，血清FGF23濃度の低下に影響する可能性が示されている．炭酸ランタンにはチュアブル錠，粉末製剤が発売されており，患者の服用条件に応じて使い分けが必要である．とくにチュアブル錠は難溶性のため十分に嚙み砕かないことにより効果が不十分になるばかりでなく副作用を起こす可能性があることに注意が必要である．炭酸ランタンは高リン血症に対する有効な治療薬ではあるが，比較的高額な薬価も問題のひとつとして挙げられている．

わが国で最も新しい金属塩型リン吸着薬は鉄を主成分としており，2014年に使用可能となったクエン酸第二鉄は，消化管における食事由来のリン酸を鉄と結合することで，リン酸第二鉄を形成し，リンの吸収を抑制することにより効果を発揮する．3価の陽イオンである第二鉄は，リンとの結合力が高く，2価の陽イオンである炭酸カルシウムよりも強い吸着能をもつ．クエン酸第二鉄に含有される3価鉄は腸内で還元を受け2価鉄として一部が吸収されることが知られている．また，造血作用に影響を及ぼすことが知られており，貧血改善効果が認められている．一方で服用量が多くなりがちであることから，大量投与における鉄過剰や長期的な安全性に留意する必要がある．副作用は他のリン吸着薬と同じく胃腸障害の頻度が高いが，その中でも下痢の頻度が高いことには注意が必要である．2015年に発売されたスクロオキシ水酸化鉄は，わが国で使用可能なリン吸着薬で最も新しいものであり，スクロース／デンプンから構成された鉄を20%含む薬剤であり，多核性の酸化水酸化鉄(III)がリン酸と結合し，消化管からのリンの吸収を抑制する．構造上から3価鉄の溶解が少ない薬剤と考えられるが，鉄が一部吸収されるため，血清フェリチン等を定期的に測定し，鉄過剰に注意することが明記されている．クエン酸第二鉄と同様に下痢の副作用が最も多いことが知られており，鉄を含むため便が黒色になる場合があるため，服薬指導時に説明が必要である．これらの薬剤の血管石灰化などに対する有効性については今後の報告が待たれる．

2 副甲状腺ホルモンの調節

・活性型ビタミンD

SHPTの治療において，活性型ビタミンD製剤はもっとも長い歴史をもつ治療薬であり，多くのエビデンスに支えられた薬剤である．活性型ビタミンD製剤は副甲状腺細胞のビタミンD受容体（vitamin d receptor：VDR）に作用することで副甲状腺ホルモン（PTH）の合成・分泌を抑制するが，小腸に発現するVDRにも作用することで，腸管におけるリンとカルシウムの吸収も促進してしまうため使用においてはミネラルバランスに注意が必要となる．上述のごとく高リン血症はSHPTを増悪させるだけでなく，予後不良因子であることから，リン管理に支障を来すような症例では活性型ビミタンD製剤はときに使用が難しくなり，SHPTの治療をより困難なものにしてしまう．さらに，SHPTでは副甲状腺細胞におけるVDR発現が低下するため，ビタミンDの感受性が低下していることから，細胞増殖が進展すればするほどに高濃度のビタミンDでなければ副甲状腺機能を抑制することができなくなるといったジレンマを抱えている．

このような背景の中，慢性腎不全や骨粗鬆症などの治療薬であったビタミンDがSHPTにも広く使用されるようになったことで1980年代よりビタミンD製剤開発がすすみ，わが国ではアルファカルシドールをはじめとして，次いでカルシトリオールが開発され，その後も高カルシウム血症の副作用を抑えながらも副甲状腺機能を抑制できる，より選択的なビタミンD製剤がSHPTの治療薬として求められた．そして，2000年にはカルシトリオールの誘導体であるマキサカルシトールが開発され，わが国では静注治療薬として広く普及し，2001年には経口製剤のファレカルシトリオールが開発された．このような選択的ビタミンD誘導体は，動物実験にてカルシトリオールよりも血中カルシウム濃度上昇作用が弱いことが示されており，副作用の低減に期待が持たれたが，今日までの臨床研究によってもカルシトリオールに比較してカルシウムを上昇させにくいといった優位性を示すことはできなかった[4]．SHPTに対する活性型ビタミンD製剤の投与は，高リン血症や高カルシウム血症が顕在化する場合には，投薬の減量・中止を考慮し，後述の副甲状

腺摘出術やカルシウム感知受容体作動薬による治療を検討するのがよいと考えられる．

・カルシウム感知受容体作動薬

わが国で初めてのカルシウム感知受容体作動薬として2008年より市販されたシナカルセト塩酸塩は副甲状腺細胞のカルシウム感知受容体（calcium sensing receptor；CaSR）に作用してPTH分泌と細胞増殖を強力に抑制する薬剤である．シナカルセト塩酸塩を含むカルシミメティクスの薬理特性は，CaSRへのアロステリック効果を有することで，細胞外カルシウム濃度を上げることなく副甲状腺細胞におけるカルシウムのネガティブフィードバック機構を模倣する点にあり，進行したSHPTにおいて減少したCaSRに対しても十分な作用を示す．したがって，シナカルセト塩酸塩はビタミンD製剤に比べてより迅速にPTH抑制作用を発揮するだけでなく，SHPTの重症度にかかわらずPTHを抑制するという特徴を持っている．さらに，シナカルセト塩酸塩は，活性型ビタミンD製剤にみられるような血中カルシウムやリンの上昇作用とは反対に，これらを減少させる働きがあることから，血管石灰化の進展や心血管合併症の発症を防ぐ効果が期待されるばかりでなく，ビタミンD製剤との併用によってSHPTの治療がより効果的になることが知られている．

一方，シナカルセト塩酸塩には，低カルシウム血症や不整脈などの副作用の他に，悪心・嘔吐などの消化器症状を高頻度に発症するといった問題が知られており，臨床では制吐薬を併用することが少なくない．2017年に世界に先駆けてわが国で臨床応用されたカルシミメティクスであるエテルカルセチド塩酸塩はSHPTに対する新規の静注薬であり，消化管への直接的な作用が少ないことなどから比較的副作用の発現頻度が低いことが示されている．またcytochrome P450（CYP）による代謝を受けないことから薬物相互作用を生じる可能性が低い薬剤であり，腎臓で代謝されるため主な排泄経路が血液透析によるものであることから長時間にわたり作用が発揮される．エテルカルセチド塩酸塩は，ランダム化比較試験によって，シナカルセト塩酸塩に対する非劣性を証明しており，強力なPTH低下作用を有することを示している．さらに，わが国で開発されたエボカルセトは，シナカルセト塩酸塩でみられていた上部消化管への副作用を軽減することに成功した内服薬である．エボカルセトはシナカルセト塩酸塩との比較試験によって非劣性が示されており，CYP代謝の寄与が少ないことから薬物相互作用が比較的少ないことが特徴となっている[5]．今後，これらの新規薬剤とビタミンD製剤との併用療法によるSHPTへの長期的な治療効果の知見の集積が期待され，血管石灰化や心血管疾患，骨代謝障害への関与が明らかにされることが待ち望まれる．（表2）

3 副甲状腺摘出術

前述したリン吸着薬やカルシミメティクスの登場は，SHPTの治療におけるリンやカルシウムの管理を容易にし，その治療方針に大きな影響を与えている．これまでSHPTに対する標準的な外科治療として実施されていた副甲状腺摘出術（parathyroidectomy；PTX）の件数は，新規薬剤の登場により減少の一途をたどっており，内科的治療の成熟によりその位置づけも変わろうとしている．日本透析医学会では，2006年に『透析患者における二次性副甲状腺機能亢進症治療ガイドライン』および2012年に『慢性腎臓病に伴う骨・ミネラル代謝異常の診療ガイドライン』のいずれにも，副甲状腺インターベンションの適応と方法について勧告がなされている[2]．前者における副甲状腺インターベンションの定義はPTXと経皮的エタノール注入療法（PEIT）をほぼ同義として扱い区別していないが，後者ではPTXを推奨の

表2 SHPT治療にわが国で用いられている薬剤

種類	剤型	保存期CKDへの適応	一般名	商品名
活性型ビタミンD₃	経口	あり*	アルファカルシドール	アルファロール®
	経口	あり*	カルシトリオール	ロカルトロール®
	静注	なし	マキサカルシトール	オキサロール®
	静注	なし	カルシトリオール	ロカルトロール®
	経口	なし	ファレカルシトリオール	フルスタン®，ホーネル®
カルシウム感知受容体作動薬	経口	なし**	シナカルセト塩酸塩	レグパラ®
	静注	なし	エテルカルセチド塩酸塩	パーサビブ®
	経口	なし	エボカルセト	オルケディア®

＊：慢性腎不全に伴う低カルシウム血症，骨粗鬆症などへの適応．
＊＊：副甲状腺癌，手術不能または術後再発の原発性副甲状腺機能亢進症への適応あり．

中心として，腫大副甲状腺が1腺のみの場合の選択肢にPEITを位置づけている．

　副甲状腺インターベンションの適応は，内科的治療に抵抗する高度のSHPTに対するものである．高度のSHPTとはintact PTH500 pg/mL あるいはwhole PTH300 pg/mL を超える場合であるが，是正困難な高リン血症あるいは高カルシウム血症が存在する場合にもPTXが検討される．そもそもPTHの目標値は世界によって大きく異なり，2017年のKDIGO（kidney disease improving global outcomes）ガイドラインではPTH異常濃度の定義は，intact PTHアッセイの正常上限の2〜9倍とされており具体的な数値目標は示されていない．わが国のPTH管理目標は比較的低い範囲に設定されているが，早期のPTXが推奨される根拠としては，intact PTH400〜600 pg/mL以上における死亡リスクの上昇が報告された観察研究によるところがあり，SHPTに対するPTXの目標はあくまで生命予後の改善であることが念頭に置かれている．また，PTXはPTHを劇的に低下させるだけでなく血清リンとカルシウムの管理を改善するとともに自覚症状や高回転型骨病変の組織所見を改善し骨密度を上昇させる．高度のSHPTにおける骨痛やかゆみなどの自覚症状，骨代謝マーカーにみられる高回転骨の所見やX線画像検査での骨吸収像，心血管などの異所性石灰化所見を認める場合には，より積極的にPTXの適応を考慮する必要がある．また，PTXではカルシミメティクスと同様に骨や腸管からの吸収抑制などによる血清リンやカルシウムの低下作用があり，PTXの実施後はより確実に血清リンとカルシウムを管理目標値内に管理できることが報告されている．

文献

1) 中尾俊之, 他：慢性透析患者の食事療法基準. 透析会誌 2014；**47**：287-291.
2) 秋澤忠男, 他：慢性腎臓病に伴う骨・ミネラル代謝異常の診療ガイドライン. 透析会誌 2012；**45**：301-356.
3) Komaba H, et al：Survival advantage of lanthanum carbonate for hemodialysis patients with uncontrolled hyperphosphatemia. *Nephrol Dial Transplant*. 2015 Jan；**30**：107-114.
4) Block GA, et al：Cinacalcet for secondary hyperparathyroidism in patients receiving hemodialysis. *N Engl J Med*. 2004 Apr 8；**350**：1516-1525.
5) Fukagawa M, et al：Head-to-head comparison of the new calcimimetic agent evocalcet with cinacalcet in Japanese hemodialysis patients with secondary hyperparathyroidism. *Kidney Int*. 2018 Oct；**94**：818-825.

第1章 副甲状腺関連疾患　第2節 疾患各論——E 副甲状腺機能低下症

1 病型分類

大阪大学大学院医学系研究科小児科学　**大幡泰久，窪田拓生，大薗恵一**

> **≫ 臨床医のための Point ▸▸▸**
>
> 1. 副甲状腺機能低下症の病態は PTH 分泌不全と PTH 不応性に大別される.
> 2. 血中 PTH 濃度は病型により異なる動態を示す.
> 3. 治療に対する反応も異なることから病型の把握は重要である.

　副甲状腺機能低下症とは副甲状腺が生化学的な活性を有する副甲状腺ホルモン（PTH）を適切な量分泌できないことによる PTH 分泌不全性副甲状腺機能低下症と，標的臓器における PTH 不応性による偽性副甲状腺機能低下症（PHP）に大別される. 血中の PTH 濃度は PTH 分泌不全性副甲状腺機能低下症では低値もしくは欠如しているのに対して，PHP では血中 PTH 濃度は上昇している. 尿中へのカルシウム排泄率（FECa）は前者では上昇しているのに対して，後者では遠位尿細管のPTH 反応性が保たれているため低下している. 未治療の PTH 分泌不全性副甲状腺機能低下症患者では低カルシウム血症であることが多いため尿中カルシウム排泄量は低下もしくは正常である

が，治療により血中カルシウムが上昇すると尿中カルシウム排泄は増加し高カルシウム尿症を呈する. また前者では骨における PTH シグナルが低下しているため骨代謝回転は低下しているが，後者では PTH 高値が持続した場合，骨の PTH 応答性は保たれているため，骨代謝回転は亢進する. これらの副甲状腺機能低下症の原因を表1 に示す.

副甲状腺発生の異常

　遺伝的な副甲状腺機能低下症は副甲状腺の形成不全に由来する場合がある. 副甲状腺の発生には転写因子である Hoxa3, Pax9, Eya1, GCM2, Tbx1 などが関与している. ヒトにおいて副甲状腺は妊娠第 5 週で出現し，上腺は第 4 咽頭嚢由来，下腺は胸腺とともに第 3 咽頭嚢由来である.

1 22q11.2 欠失症候群

　22q11.2 の微小欠失が原因となり，第 3, 4 咽頭嚢由来の組織の発生に異常を生じる複合隣接遺伝子症候群である. 発症頻度は約 4,000 人に 1 人と比較的多く，DiGeorge 症候群（MIM#188400）としても知られ，心奇形，胸腺低形成（T 細胞免疫低下，易感染性），副甲状腺機能低下症を三徴とし，他にも特異的顔貌，口蓋裂などの症状を示す. 22q11.2 欠失症候群では約 50％ に副甲状腺機能低下症を認め，この領域に位置する *TBX1* 遺伝子（MIM#602054）が副甲状腺機能低下症の責任遺伝子と考えられている.

2 HDR 症候群（MIM#146255）

　HDR 症候群は GATA binding protein-3 をコードする *GATA3* 遺伝子（MIM#131320）のハプロ不全により，副甲状腺機能低下症（hypoparathyroidism），感音性難聴（sensorineural deafness），腎異形成（renal dysplasia）を発症する症候群である.

3 Sanjad-Sakati 症候群，Kenny-Caffey 症候群

　Sanjad-Sakati 症候群（hypoparathyroidism-retardation dysmorphism syndrome：HRD 症候群，MIM#241410）

表1　副甲状腺機能低下症の原因

1. 副甲状腺発生の異常
   a. 22q11.2 欠失症候群
   b. HDR 症候群
   c. Sanjad-Sakati 症候群，Kenny-Caffey 症候群
   d. 常染色体性単独副甲状腺機能低下症
   e. X 連鎖性副甲状腺機能低下症
2. 副甲状腺の破壊
   a. 術後性
   b. 放射線照射，悪性腫瘍の浸潤など
   c. 自己免疫性多腺性内分泌症候群 1 型
3. PTH 生合成・分泌能低下
   a. 常染色体優性低カルシウム血症
   b. *PTH* 遺伝子異常
   c. カルシウム感知受容体活性化型自己抗体
4. その他の原因による副甲状腺機能低下症
   a. ミトコンドリア病
   b. 熱傷
5. PTH 抵抗性
   a. 偽性副甲状腺機能低下症
   b. 新生児一過性偽性副甲状腺機能低下症
   c. 低マグネシウム血症
   d. Blomstrand lethal chondrodysplasia

は副甲状腺発生異常に加えて重度の成長発達遅延，小頭症，小眼球症，小さな手足，歯の異常を呈するまれな常染色体劣性の疾患である．Kenny-Caffey症候群は副甲状腺機能低下症，小人症，長管骨骨髄腔の狭小化，目の異常を呈する疾患でありⅠ型（MIM#244460）は常染色体劣性遺伝形式をとる一方でⅡ型（MIM#127000）は常染色体優性遺伝形式をとる．Sanjad-Sakati症候群とKenny-Caffey症候群Ⅰ型はいずれも1q42-43に存在するtubulin-specific chaperone E（*TBCE*）遺伝子（MIM#604934）の異常により発症し現在ではHypoparathyroidism, Retardation and Dysmorphism（HRD）症候群として知られている．Kenny-Caffey症候群Ⅱ型は*FAM111A*遺伝子（MIM#615292）が責任遺伝子である．

4 常染色体性単独副甲状腺機能低下症（MIM#146200）

6p24.2に存在する*GCM2*（GCMB，MIM#603716）の不活性化により，副甲状腺の無形成や異形成を起こし，常染色体劣性遺伝形式をとる重篤な副甲状腺機能低下症を新生児期に発症する．また優性阻害効果を引き起こす*GCM2*遺伝子の変異により，GCM2タンパクの生物学的活性が低下し，常染色体優性遺伝形式をとる軽度な副甲状腺機能低下症を発症することも知られている．

5 X連鎖性副甲状腺機能低下症（MIM#307700）

X連鎖劣性遺伝形式をとり，副甲状腺の無形成により副甲状腺機能低下症を呈する．連鎖解析の結果から遺伝子座はXq26-27に位置すると考えられており，*SOX3*遺伝子（MIM#313430）の関与が示唆されている．

副甲状腺の破壊

1 術後性

成人におけるもっとも主要な副甲状腺機能低下症の原因は，手術による副甲状腺の摘出や傷害による．頸部の手術後1週間以内に発症し，その後1年以上遷延する低カルシウム血症は，永続的な副甲状腺機能低下症を示唆するものである．永続性の術後副甲状腺機能低下症は甲状腺全摘術患者の約7%で発症する．

2 放射線照射，悪性腫瘍の浸潤など

頸部や縦隔部に放射線照射を行った患者において，まれに副甲状腺機能低下症の報告がある．悪性腫瘍や肉芽腫性疾患の副甲状腺への浸潤も副甲状腺機能低下症をもたらす．また，重金属の蓄積をきたすヘモクロマトーシス，Wilson病と共にサラセミアでは頻回輸血のため鉄過剰となり副甲状腺機能低下症を発症する（10〜24%）ことが報告されている．HIV感染症も副甲状腺機能低下症と関連すると報告されている．

3 自己免疫性多腺性内分泌症候群1型

自己免疫性多腺性内分泌症候群1型（autoimmune polyglandular syndrome type 1：APS1）はautoimmune polyendocrinopathy-candidiasis-ectodermal dystrophy syndrome（APECED）としても知られており（MIM#240300），21q22.3に位置し転写因子をコードする*AIRE*遺伝子（MIM#607358）異常により発症し，副甲状腺機能低下症，副腎不全，粘膜カンジダ症を主徴とする．

PTH生合成・分泌能低下

1 常染色体優性低カルシウム血症

常染色体優性低カルシウム血症（autosomal dominant hypocalcemia：ADH）1型（MIM#601198）は3q13.3-21.1に位置するカルシウム感知受容体（*CaSR*）遺伝子（MIM#601199）の恒常活性型ヘテロ接合性変異より発症し，細胞外カルシウム濃度感知のセットポイントが低下することにより副甲状腺細胞からのPTH分泌は低下し，副甲状腺機能低下症となる．また腎のヘンレ係蹄の太い上行脚の尿細管細胞ではCaSRの活性化により尿中へのカルシウム排泄が増加する．

一方でCaSRシグナルの下流で作用する*GNA11*遺伝子（MIM#139313）の機能獲得型ヘテロ接合性ミスセンス変異がADH2型（MIM#615361）を引き起こす．

2 PTH遺伝子異常

まれに11p15.3-p15.1に位置する*PTH*遺伝子（MIM#168450）の変異により，PTHの生合成や分泌が障害され，副甲状腺機能低下症となる．常染色体優性遺伝形式と劣性遺伝形式をとる．

3 カルシウム感知受容体活性化型自己抗体

自己免疫性の副甲状腺機能低下症は，以前は細胞障害性の自己抗体により発症すると考えられていたが，近年晩期発症の副甲状腺機能低下症患者において，副甲状腺を破壊せず，CaSRを活性化させる自己抗体により発症する症例が報告されている．

その他の原因による副甲状腺機能低下症

1 ミトコンドリア病

ミトコンドリア機能異常に関連して副甲状腺機能低下症を引き起こす疾患として，Kearns-Sayre症候群（脳筋症，眼筋麻痺，網膜色素変性，心ブロック，MIM#530000），MELAS（Mitochondrial myopathy, Encephalopathy, Lactic Acidosis, and Stroke-like episodes, MIM#540000），mitochondrial trifunctional protein deficiency（MTPD, MIM#609015）がある．ミトコンドリアDNAの異常がどのように副甲状腺機

能低下症をもたらすかは，いまだ不明な点が多い．

2 熱傷

重篤な熱傷患者において CaSR が活性化することが示されている．そのため正常より低濃度のカルシウムによって PTH の分泌は抑制され，低カルシウム血症，副甲状腺機能低下症を引き起こす．

PTH 抵抗性

1 偽性副甲状腺機能低下症

PHP は副甲状腺機能低下症状，PTH の高値，標的器官の PTH 不応性に特徴づけられる．詳細については別項 (p.89) を参照．

2 新生児一過性偽性副甲状腺機能低下症

生後 5〜7 日で発症する晩発性新生児低カルシウム血症の多くは，血中 PTH は低値であるが，約 25% の患者において血中 PTH は高値である．この病態は一過性であり，6 か月までには正常化する．近位尿細管における cAMP 以降のシグナル伝達の成熟の遅延が病態に関与していることが示唆されている．

3 低マグネシウム血症

マグネシウムの欠乏は PTH の分泌や機能を障害する．これらはマグネシウムの投与により回復する．詳細は別項 (p.96) を参照．

4 Blomstrand lethal chondrodysplasia (MIM#215045)

Blomstrand chondrodysplasia は軟骨性の骨に対する未熟な石灰化を伴う異常な軟骨内性骨形成を特徴とする致死性の常染色体劣性の疾患である．この疾患は PTH/PTHrP 受容体である PTHR1 遺伝子 (MIM#168468) の機能喪失型変異 (ホモ接合性と複合ヘテロ接合性) により生じ，低カルシウム血症による二次性の副甲状腺過形成を認める．

参考文献

- Rubin MR, Levine MA：Hypoparathyroidism and Pseudohypoparathyroidism. In：Rosen CJ (ed), Primer on the Metabolic Bone Diseases and Disorders of Mineral Metabolism. 8th ed, *J Bone Miner Res*. 2013；579-589.
- Vokes T, et al.：Hypoparathyroidism. In：Bilezikian JP. (ed), Primer on the Metabolic Bone Diseases and Disorders of Mineral Metabolism. 9th ed, *American Society for Bone and Mineral Research, Washington, D.C.*, 2018；654-660.
- Hendy GN, et al.：Hypoparathyroidism and Pseudohypoparathyroidism. In：Kenneth Feingold (ed), Endotext (Internet), MD text.com, Last Update February 19, 2017.
- Shoback DM, et al.：Presentation of Hypoparathyroidism：Etiologies and Clinical Features. *J Clin Endocrinol Metab*. 2016；**101**(6)：2300-2312.

第1章 副甲状腺関連疾患 第2節 疾患各論——E 副甲状腺機能低下症

副甲状腺機能低下症および偽性副甲状腺機能低下症の診断

地域医療機能推進機構（JCHO）大阪病院小児科　難波範行

> **▶▶ 臨床医のための Point ▶▶▶**
>
> 1. 副甲状腺機能低下症はPTH作用不全により低Ca血症，高P血症をきたす一群の疾患である．
> 2. 厚生労働省難治性疾患克服研究事業「ホルモン受容機構異常に関する調査研究班」による低Ca血症の鑑別診断の手引きを参考に診断を確定させる．
> 3. 診断を確定させる際には，副甲状腺機能低下症以外の疾患を注意深く除外することが重要である．

はじめに

　副甲状腺機能低下症はPTH作用不全により低Ca血症，高P血症をきたす一群の疾患と定義される．原因は副甲状腺からのPTH分泌不全と，標的臓器のPTH不応性に大別される（表1）．厚生労働省難治性疾患克服研究事業「ホルモン受容機構異常に関する調査研究班」による低Ca血症の鑑別診断の手引きを用いると鑑別診断を進めやすい．

低Ca血症の鑑別診断

　低Ca血症は血清Ca＜8.5 mg/dLと定義される．ただし，血清Caの約40％はアルブミンなどのタンパクと結合しているため，血清アルブミン＜4.0 g/dLの場合はPayneの式を用いて補正する〔補正Ca（mg/dL）＝測定Ca（mg/dL）＋4－Alb（g/dL）〕．なお，新生児期には血清Caはアルブミン以外の血清タンパクとも結合しているため，イオン化Caを用いた方が正確である．

　副甲状腺機能低下症の主症状は低Ca血症であり，鑑別診断を進めるにあたって，まず低Ca血症の存在を確定した上で，副甲状腺機能低下症以外の低Ca血症の原因を除外する必要がある．厚生労働省難治性疾患克服研究事業「ホルモン受容機構異常に関する調査研究班」の手引きでは，血清P，尿中Ca排泄，糸球体濾過量，くる病/骨軟化症所見，25（OH）D，1,25（OH）$_2$Dなどから慢性腎不全，腎性高Ca尿症，くる病／骨軟化症，ハングリーボーン症候群などを除外した後に，intact PTH値からPTH分泌不全性副甲状腺機能低下症，偽性副甲状腺機能低下症を診断する[1]．

PTH分泌不全性副甲状腺機能低下症の鑑別診断

　低Ca血症，高P血症時にintact PTH＜30 pg/mLであればPTH分泌不全性副甲状腺機能低下症と診断される．臨床的には遺伝性で奇形症候群などに伴うもの，遺伝性で孤発性のもの，手術等に続発する二次性，その他に大別される（表1）．原因により管理法が異なるため，正確な診断が重要である．成人では二次性（続発性）副甲状腺機能低下症が最多なので，副甲状腺機能低下症の鑑別診断の最初のステップは頸部手術，放射線照射，癌の浸潤，Wilson病など，副甲状腺の破壊につながる処置・既往歴について検索することである．一方，小児では遺伝性の原因が主なので，図1にしたがって身体所見，発症時期，自己免疫疾患の合併，低Mg血症の有無から鑑別診断を進めるのが簡便である[1, 2]．

　遺伝性低Mg血症については，OMIM（https://omim.org/）より表2にまとめた．また，薬剤性低Mg血症の原因として，TRPM6の発現低下によりMg吸収，再吸収が低下するプロトンポンプ阻害薬，EGFR阻害薬，CLDN16およびTRPM6の発現低下により低Mg血症をきたすカルシニューリン阻害薬，ヘンレ係蹄の太い上行脚管腔側電位差低下によりMg再吸収低下をきたすフロセミドやサイアザイド，尿細管障害によりMg再吸収低下をきたすプラチナ製剤，アミノグリコシド，アムホテリシンBなど，症状に低Mg血症が認められる疾患としてBartter症候群，Gitelman症候群，慢性下痢，アルコール依存症などが知られている[3]．

　種々ある鑑別診断のうち，特に診断意義が高いのはCa感知受容体（CaSR）あるいはGα11サブユニット（Gα$_{11}$）の機能獲得型変異による常染色体優性低Ca（カルシウム）血症である．副甲状腺のCaSRシグナルの活性化により，血清Caが低いにも関わらず，PTH分泌は不適切に抑制される．さらに，腎でもCaSRシグナルが活性化されるため，尿中Ca排泄は亢進しており，不用意に治療

表1 副甲状腺機能低下症の原因

原因	遺伝形式	遺伝子	遺伝子座
PTH分泌不全			
・奇形症候群などに伴う副甲状腺発生・機能の異常			
DiGeorge症候群1型	常優	TBX1	22q11.21
DiGeorge症候群2型	常優	NEBL?	10p14-p13
HDR症候群/Barakat症候群	常優	GATA3	10p14
HRD症候群/Sanjad-Sakati症候群	常劣	TBCE	1q42.3
Kenny-Caffey症候群1型	常劣	TBCE	1q42.3
Kenny-Caffey症候群2型	常優	FAM111A	11q12.1
Tubular Aggregate Myopathy 2	常優	ORAI1	12q24.31
CHARGE症候群	常優	CHD7, SEMA3E	8q12.2, 7q21.11
Dubowitz症候群	常劣	不明	
ミトコンドリア病(Kearns-Sayre症候群, MELAS, 三頭酵素欠損症)	母系, 常劣		
・副甲状腺自体の発生あるいはPTHの異常			
家族性孤発性副甲状腺機能低下症	常優, 常劣	GCM2, PTH	6p24.2, 11p15.3
X連鎖性副甲状腺機能低下症	伴劣	SOX3発現調節領域?	Xq27.1
・カルシウム感知機構の異常			
常染色体優性低カルシウム血症1型	常優	CASR	3q13.3-q21.1
常染色体優性低カルシウム血症2型	常優	GNA11	19p13.3
カルシウム感知受容体活性化型自己抗体			
高マグネシウム血症			
・低マグネシウム血症			
・二次性(続発性)副甲状腺機能低下症			
自己免疫性多内分泌腺症候群(APS)1型	常優, 常劣	AIRE	21q22.3
放射線照射後			
頸部手術後			
癌の浸潤, 肉芽腫性疾患			
全身性疾患(ヘモクロマトーシス, サラセミア, Wilson病など)			
熱傷後			
PTH不応性			
偽性副甲状腺機能低下症	常優	GNAS	20q13.32
先端異骨症1型	常優	PRKAR1A	17q24.2
先端異骨症2型	常優	PDE4D	5q11.2-q12.1
Blomstrand骨異形成症	常劣	PTH1R	3p21.31
低マグネシウム血症			

〔難波範行:低カルシウム血症. 日本内分泌学会(編集):内分泌代謝科専門医研修ガイドブック, 初版. 診断と治療社, 2018:105-108. より引用改変〕

すると, 高Ca尿症, 腎石灰化をきたす. したがって, CASRまたはGNA11機能獲得型変異が疑われる場合, 必要に応じて遺伝子検査も考慮する. 同様の病態はCaSR活性化型自己抗体によっても認められるが, 証明は困難なことが多い. なお, CaSRシグナル活性化により軽度低Mg血症, Bartter症候群を呈することがあり, 鑑別診断を進める上で注意を要する[1,2].

偽性副甲状腺機能低下症の診断および病型分類

偽性副甲状腺機能低下症はGNAS変異による, 腎尿細管のPTH不応性により発症し, 午前中の空腹時採血で以下の診断基準(①低Ca血症:補正血清Ca<8.5 mg/dL, ②高Pもしくは正P血症:成人≧3.5 mg/dL, 小児≧4.5 mg/dL, ③腎機能ほぼ正常:血清BUN≦30 mg/dLまたは血清Cr≦2 mg/dL, ④血中intact PTH増加:血清intact PTH≧30 pg/mL)により診断される. ビタミンD欠乏症, 軽度慢性腎臓病はこの基準を満たすことがあるため, 確実に除外する必要がある. 特に基準値以下の軽度慢性腎臓病の場合, intact PTH値のみでは判断がむずかしく, 厚生省特定疾患ホルモン受容機構異常調査研究班で策定された方法に従ってEllsworth-Howard試験を施行し, 診断を確定させることが望ましい(図2)[4]. cAMP反応は血清Caに左右されず, 治療開始後も判定可能であるが, リン酸反応は数項目の適用

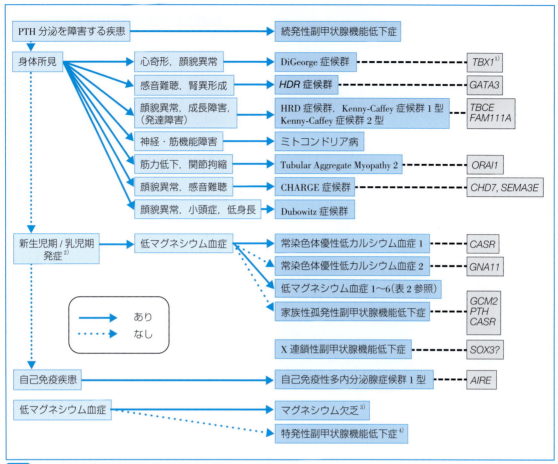

図1　PTH分泌不全性副甲状腺機能低下症の鑑別フローチャート
1) TBX1変異が副甲状腺機能低下症の原因であるかどうかは確定していない
2) 新生児期，あるいは乳児期に発現していても，小児期以降に診断される場合がある
3) マグネシウム欠乏患者は，PTH作用障害から高PTH血症を示す場合がある
4) 現在特発性副甲状腺機能低下症と分類される疾患の中から将来的に新たな病因，病態が発見されるものと考えられる

〔Fukumoto S, et al：Causes and differential diagnosis of hypocalcemia — recommendation proposed by expert panel supported by ministry of health, labour and welfare, Japan. *Endocr J* 2008；**55**：787-794．より引用改変〕

表2　遺伝性低Mg血症（HOMG）

	MIM番号	遺伝子	機能	発現部位
HOMG1	602014	*TRPM6*	カチオンチャネル	十二指腸，空腸，回腸，遠位曲尿細管
HOMG2	154020	*FXYD2*	Na$^+$,K$^{(+)}$-ATPase γサブユニット	近位尿細管，遠位曲尿細管
HOMG3	248250	*CLDN16*	タイトジャンクション	Henle係蹄の太い上行脚
HOMG4	611718	*EGF*	TRPM6活性化	遍在性，Henle係蹄の太い上行脚
HOMG5	248190	*CLDN19*	タイトジャンクション	Henle係蹄の太い上行脚
HOMG6	613882	*CNNM2*	二価金属イオントランスポーター	Henle係蹄の太い上行脚，遠位曲尿細管

〔OMIM（https://omim.org/）より作成〕

条件を満たさなければ判定がむずかしく，信頼性はcAMP反応より低いことに留意する（表3，リン酸反応の適用条件はテリパラチドの添付文書に詳細な記載あり）．

引き続きEllsworth-Howard試験の結果およびAlbright遺伝性骨異栄養症（AHO）の有無などにより偽性副甲状腺機能低下症を分類（表4）するが，偽性副甲状腺機能低下症1B型も軽度TSH抵抗性，軽度AHOを示すことがあるため，表現型のみによる1A型，1B型の分類はむずかしい．今後遺伝カウンセリングなどのため，DNAメチル化解析を含む*GNAS*遺伝子検査が必要となること

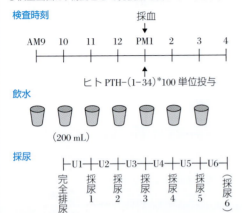
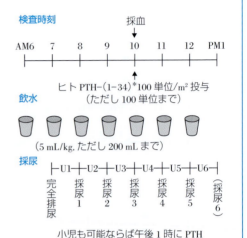

図2 Ellsworth-Howard 試験の実施方法
＊：テリパラチド酢酸塩
〔尾形悦郎，ほか：ヒト PTH-(1-34) による Ellsworth-Howard 試験の実施法と判定基準 副甲状腺機能低下症患者における検討．日本内分泌学会雑誌 1984；60：971-984. より引用改変〕

表3 Ellsworth-Howard 試験の判定基準

病型 \ 反応性	尿中リン酸排泄量 (U4+U5)−(U2+U3)	尿中 cAMP 排泄量 U4−U3,　　U4/U3
特発性副甲状腺機能低下症	≧35 mg/2 h＊	≧1 μmol/h＊，≧10
偽性副甲状腺機能低下症 1 型	<35 mg/2 h＊	<1 μmol/h＊，<10
偽性副甲状腺機能低下症 2 型	<35 mg/2 h＊	≧1 μmol/h＊，≧10

＊：体表面積 1 m^2 未満の小児では，体表面積換算 (mg/m^2/2 h, μmol/m^2/h) で表した値を用いて判定する．

〔尾形悦郎，ほか：ヒト PTH-(1-34) による Ellsworth-Howard 試験の実施法と判定基準 副甲状腺機能低下症患者における検討．日本内分泌学会雑誌 1984；60：971-984. より引用改変〕

が増えると思われる．

1C 型は従来の測定法で Gα$_s$ 活性が正常のものを指すが，これは変異が Gα$_s$ と PTH 受容体との結合部位に存在するためであり，実際の病態は 1A 型と同様なので最新の分類から削除された．また，2 型もビタミン D 欠乏症，尿細管機能異常に随伴するものと考えられるため，最新の分類から削除された[5]．一方，PRKAR1A および PDE4D の変異により発症する先端異骨症は，偽性副甲状腺機能低下症と同一のシグナル伝達経路の異常により発症し，表現型も似ているため，最新の分類に関連疾患として加えられた．PRKAR1A 変異に起因するものおよび PDE4D 変異に起因するものの一部で PTH，TSH に対する軽度ホルモン抵抗性がみられ，この場合，Ellsworth-Howard 試験で偽性副甲状腺機能低下症 2 型（表現型は異なる：AHO なし）と同じパターンの反応を示す[4,5]．

表4 偽性副甲状腺機能低下症および関連疾患の分類

	AHO	Ellsworth-Howard 試験		PTH抵抗性	PTH以外のホルモン抵抗性	遺伝子異常	遺伝形式
		尿cAMP反応	尿P反応				
PHP1A	～80%	低下	低下	100%	TSH, GHRH など	*GNAS*(変異)	常優(母由来)
PHP1B	短指15～33%, 肥満あり, 低身長なし, 異所性石灰化0～40%	低下	低下	100%	TSH 30～100%	*GNAS*(インプリンティング異常)	常優(母由来)
PPHP	短指＜30%, 低身長あり, 肥満なし, 異所性石灰化18～100%	正常	正常	稀	稀	*GNAS*(変異)	常優(父由来)
POH	短指稀, 肥満なし, 異所性石灰化100%	正常	正常	なし	なし	*GNAS*(変異)	常優(父由来)
ACRDYS1	AHO類似～100%, 異所性石灰化なし	正常	低下	100%	TSH～100%	*PRKAR1A*	常優
ACRDYS2	AHO類似～100%, 異所性石灰化なし	正常	一部低下	29%	TSH 16%	*PDE4D*	常優

PHP：偽性副甲状腺機能低下症，PPHP：偽性偽性副甲状腺機能低下症，POH：進行性骨性異形成症，ACRDYS：先端異骨症，AHO：Albright 遺伝性骨異栄養症．

〔Mantovani G, *et al*：Diagnosis and management of pseudohypoparathyroidism and related disorders：first international Consensus Statement. *Nat Rev Endocrinol* 2018；**14**：476-500. を参考に作成〕

文献

1) Fukumoto S, *et al*：Causes and differential diagnosis of hypocalcemia — recommendation proposed by expert panel supported by ministry of health, labour and welfare, Japan. *Endocr J* 2008；**55**：787-794.
2) 難波範行：低カルシウム血症．日本内分泌学会(編集)：内分泌代謝科専門医研修ガイドブック，初版．診断と治療社，2018：105-108.
3) de Baaij JH, *et al*：Magnesium in man：implications for health and disease. *Physiol Rev* 2015；**95**：1-46.
4) 尾形悦郎，ほか：ヒト PTH-(1-34)による Ellsworth-Howard 試験の実施法と判定基準 副甲状腺機能低下症患者における検討．日本内分泌学会雑誌 1984；**60**：971-984.
5) Mantovani G, *et al*：Diagnosis and management of pseudohypoparathyroidism and related disorders：first international Consensus Statement. *Nat Rev Endocrinol* 2018；**14**：476-500.

第1章 副甲状腺関連疾患 第2節 疾患各論——E 副甲状腺機能低下症

3 治療

自治医科大学とちぎ子ども医療センター小児科　**田島敏広**

> **》》臨床医のための Point ▶▶▶**
>
> 1. 活性型ビタミンD製剤は維持量の最低量より開始する．
> 2. 血中カルシウム，尿中カルシウムの排泄を定期的にチェックする．
> 3. 維持量は個人差がある．

治療の実際

副甲状腺機能低下症の治療は急性期治療と維持治療に分かれる．急性期の治療は低カルシウム血症によるテタニー，けいれん，意識障害などに対して，8.5%グルコン酸カルシウムを，新生児期では1〜2 mL/kg，幼児・学童期では0.5〜1 mL/kg（最大20 mL）を同量の5%ブドウ糖液で希釈し，10分以上かけてゆっくり静注する[1,2]．成人では10〜20 mLの8.5%グルコン酸カルシウムを3〜4 mL/kgの量で10分以上かけて静注する．点滴中，徐脈，不整脈が出現することがあるので，心電図モニターを行う[3,4]．血清カルシウム濃度が7.0 mg/kg以下の場合には症状の再燃の危険があるので，1〜2 mL/kg/日を5%ブドウ糖液に希釈して持続点滴を行う．カルシウム製剤が血管外に漏出した場合には，組織壊死を起こすので，可能であれば，中心静脈より投与を行う．

初期治療においては血清カルシウムが正常下限域に達するまで，経口でカルシウム製剤の投与が必要なこともある．小児では，乳酸カルシウムで30〜75 mg/kg/日，成人では乳酸カルシウムで1〜3 g/日を分3〜4で投与する．炭酸カルシウムを用いる場合は胃酸の分泌低下状態，たとえばプロトンポンプ阻害剤を服用している場合には吸収が低下するので注意する[4,5]．ただし急性期を脱し，活性型ビタミンD_3製剤による維持療法中には，経口カルシウム投与は腎結石，腎障害の危険性を高めるために併用は原則行わない．

維持療法の基本は活性型ビタミンD_3製剤の投与である．治療の目安は血清カルシウム濃度を正常域に保つことではなく，テタニー，しびれなどが認められないなどの症状の改善可能な必要最低量を投与することが重要である[1〜4]．ビタミンDが存在しない場合には，経口摂取のカルシウムの10〜15%，リンは経口摂取の60%が吸収されるにすぎない[3,5]．しかし$1,25(OH)_2D$が十分に存在する場合には小腸からのカルシウムの吸収は30〜40%ほど亢進する[3,5]．またリンについてはその吸収は約80%高まる．さらに$1,25(OH)_2D$は骨芽細胞のRANKLの発現を増加させ，破骨細胞前駆細胞に存在するその受容体であるRANKに働き，破骨細胞前駆細胞からの成熟骨芽細胞への分化を促進し，その結果骨吸収が促進する．これらの機序により，血清カルシウムが上昇することとなる．

アルファカルシドール［$1\alpha(OH)D_3$］は肝臓で25位の水酸化を受けて薬理活性を発揮する．活性はカルシトリオール［$1\alpha,25(OH)_2D_3$］の約半分である．アルファカルシドール，カルシトリオールと

表1 活性型ビタミンD_3製剤の維持量と効果発現時期，消失期間

年齢	活性型ビタミンD_3製剤	
	アルファカルシドール $1\alpha(OH)D_3$	カルシトリオール $1,25(OH)_2D_3$
新生児〜乳児	0.008〜0.1 µg/kg/日	0.004〜0.05 µg/kg/日
幼児〜学童	0.05〜0.1 µg/kg/日	0.025〜0.05 µg/kg/日
成人	2〜6 µg/日	1〜3 µg/日
服用後効果発現*	〜3日	〜3日
効果消失期間**	5〜10日	2〜7日

*：血清Ca上昇までの期間，**：血清Ca低下までの期間．

も投与後1～3日で血清カルシウムが上昇し始める[1〜4]．

表1にアルファカルシドール，カルシトリオールの維持量を示した[1〜4]．両者とも最低維持量より開始する．アルファカルシドールには液剤，散剤があり，新生児〜幼児の患者には使用しやすい．

治療中のモニターであるが，活性型ビタミン D_3 投与後，1か月は1～2週ごとの，血清カルシウム，血清リン，尿中カルシウムの排泄をモニターし，至適投与量を設定する．血清カルシウムは正常下限，尿中 Ca/Cr 比を0.3以下，1日尿中カルシウムの排泄量を 4 mg/kg/日以下が目安になる[4]．腎臓の石灰化の有無について4～5年毎に評価する[4]．

活性型ビタミン D_3 製剤の副作用

活性型ビタミン D_3 製剤による治療の副作用であるが，高カルシウム血症，高カルシウム尿症がおもなものである．高カルシウム血症は悪心，嘔吐などの胃腸症状，また精神症状として易疲労感，重症な場合には意識障害を引き起こすことがある．尿中カルシウムの排泄増加は腎尿路結石，腎障害に繋がるので注意する．

アルファカルシドールによる高カルシウム血症の場合には投与中止後5～10日間で改善する[6]．カルシトリオールの場合のほうが，強力であるため，より高カルシウム血症の危険性が高い．しかし中止後半減期は短いために，2～7日間で高カルシウム血症が改善する[6]．

活性型ビタミン D_3 製剤の投与は血清リンの上昇を引き起こす可能性がある．もし著しい高リン血症が認められる時には低リン食により治療を行う．血清カルシウムのレベルが適切にコントロールされている場合には，このような高リン血症が

起ることはほとんどなく，また軟部組織への石灰化もまれである．基底核の石灰化は経過中に認めることが多いが，錐体外路症系の神経症状はほとんど認められない．

活性型ビタミン D_3 製剤の投与量を減量する目的で遠位尿細管でのカルシウムの吸収を促進するサイアザイド利尿剤を活性型ビタミン D_3 製剤と併用する場合がある[4]．サイアザイド系利尿薬の効果は3～4日で出現してくる場合が多い．サイアザイド系利尿薬の併用時には低カリウム血症，低マグネシウム血症の出現に留意する．Addison病を伴う自己免疫性多内分泌腺症候群1型の副甲状腺機能低下症の場合には，尿中ナトリウムの排泄を促進するので，サイアザイド系利尿薬は使用しない[4]．

PTH分泌不全がある場合には，PTHの補充がより生理的である．米国では2015年，欧州では2017年にリコンビナントヒトPTH(1-84)の副甲状腺機能低下症への適応が認められた．わが国でも今後期待される治療である[4,7]．

文献

1) 難波範行：副甲状腺機能低下症，小児内分泌学　改訂第2版，日本小児内分泌学会(編)，診断と治療社　2016；473-480.
2) 大薗恵一：副甲状腺機能低下症，専門医による新小児内分泌疾患の治療　改訂第2版，横谷進，他(編)，診断と治療社　2017；268-273.
3) Cusano NE, et al.：Mini-review：new therapeutic options in hypoparathyroidism. Endocrine 2012；41：410-414.
4) Bilezikian JP, et al.：Management of hypoparathyroidism：Present and Future. J Clin Endocrinol Metab. 2016；101：2313-2324.
5) Harris VW et al.：Postoperative hypoparathyroidism: medical and surgical. Thyroid. 2009；19：967-973.
6) Haussler MR et al.：Metabolites and analogues of vitamin D. Which for What？ JAMA. 1982；247：841-844.
7) Mannstadt M, et al.：Hypoparathyroidism. Nat Rev Dis Primers. 2017；3：17080. doi：10.1038/nrdp.2017.80.

第1章 副甲状腺関連疾患 第2節 疾患各論——E 副甲状腺機能低下症

4 低マグネシウム血症

堀医院 **堀 倫子**

> **>> 臨床医のための Point >>>**
>
> 1. 原因は、Mg の消化管からの喪失、腎からの喪失に大別され、尿中 Mg 排泄の評価により鑑別できる.
> 2. 低マグネシウム血症のリスクファクターがあったり、随伴症状を有する副甲状腺機能低下症患者では疑ってみる必要がある.
> 3. Mg を補充する際には、腎機能に応じて用量を調節する必要がある.

概念・病態

体内の Mg(約 25 g)はほとんどが細胞内、特に骨に分布し、細胞外(総量の 1%)では約 30% が蛋白と結合しており、残り 70% がフリーのイオンまたは陰イオンと結合した状態で存在する。一日の平均 Mg 摂取量は 360 mg(15 mmol)で、その 1/3 が、小腸において TRPM6 とよばれるチャネルを通じて transcellular にあるいは受動拡散によって paracellular に吸収されるという。また、腸管分泌が 40 mg、大腸での再吸収が 20 mg となる。健常者では、骨での出納は平衡状態にあり、この腸管での吸収量合計 100 mg が尿中排泄によって相殺され、体内総量は通常不変である。腎臓では、Mg イオン(Mg^{2+})の約 80% が糸球体濾過され、うち 15% が近位尿細管、70% が Henle のループ、10% が遠位曲尿細管で再吸収され、最終的に 3〜5% 程度が尿中排泄される[1]。Mg の吸収量に変化があれば、腎尿細管の Henle のループおよび遠位尿細管での再吸収を変化させることでバランスがとられている。そのため、血清 Mg 濃度は 0.70〜0.85 mmol/L(1.4〜1.7 mEq/L、1.7〜2.1 mg/dL)という狭い範囲に調節されている。したがって、低マグネシウム血症をきたす原因は、消化管からの喪失、腎からの喪失に大別される.

主要症候

低マグネシウム血症は低カリウム血症、低カルシウム血症、代謝性アルカローシスなど、ほかの生化学的異常も伴うことが多いため、その症状は低マグネシウム血症のみから生じているわけではない.

1 神経・筋症状

全身倦怠感、食欲不振、テタニー、Chvostek 徴候陽性、Trousseau 徴候陽性、全身性けいれんなどが生じる。テタニーは神経刺激の閾値が低下することにより、低カルシウム血症やアルカローシスがなくても出現する.

2 低カリウム血症

低マグネシウム血症患者の 40〜60% で生じる。低マグネシウム血症の原因である下痢や利尿薬によって K の低下している可能性もあるが、Henle ループ上行脚からの K 分泌増加も関与している。低マグネシウム血症による低カリウム血症は K 補充に対して抵抗性であり、Mg 補正が必要であることが多い.

3 低カルシウム血症

高度の低マグネシウム血症[1.0 mEq/L(1.2 mg/dL)以下]における最も古典的な徴候は低カルシウム血症である。1970 年代の *in vitro* の研究によると、細胞外の Mg 濃度を低下させると Ca 濃度によらず PTH の分泌が刺激されたという。しかし、低マグネシウム血性低カルシウム血症患者の PTH レベルはたいてい、正常または低値であった(検出感度以下の症例もある)[2〜4]。低マグネシウム血症の PTH 分泌に対する抑制効果は、中心静脈栄養によって Mg を補充すると血清 PTH レベルが急速に上昇するという観察からもうかがわれる[2, 4].

低カルシウム血症の原因として PTH 分泌の欠如ばかりでなく、PTH に対する骨の抵抗性も重要である。単離した骨の灌流実験において、Mg 欠乏状態が PTH の灌流に反応した cyclic AMP の産生を妨げることが示されている[5]。高度の低マグネシウム血症は PTH に反応した G 蛋白の活性化を阻害することでアデニル酸シクラーゼ刺激を最小限にしてしまう可能性が考えられる.

PTH 抵抗性のほうが PTH 分泌低下より重要であるとする報告が多い。血清 Mg 濃度が 0.8 mEq/L(1.0 mg/dL)以下に下がると、PTH による骨からの Ca 放出が損われる。これと比較して、PTH 分泌低下はより高度の低マグネシウム血症を必要とす

る．PTH分泌は低カルシウム血症の是正やPTH反応性の回復により有意に早期に増加する[4]．
　一方，後述の血清1,25(OH)$_2$D低値が低マグネシウム血性低カルシウム血症に寄与している可能性もある[6]．

4 ビタミンD欠乏
　低マグネシウム血症，低カルシウム血症を呈する患者では血中の1,25(OH)$_2$D濃度も低値を示す．機序は現在のところ不明である．

5 心血管作用
　中等度の低マグネシウム血症では心電図上，QRS幅の開大やT波の増高を認める．重度の欠乏になると，PR間隔の延長やT波の消失を認めることがある．心室性不整脈が誘発されることもある．

検査・診断

　血清Mg濃度は通常の一般採血項目にはない．したがって，低マグネシウム血症の患者を発見するには低マグネシウム血症をきたしうるリスクファクター（慢性下痢症，プロトンポンプ阻害薬投与，アルコール依存症，利尿薬投与）を有する患者や低マグネシウム血症の随伴症状（説明のつかない低カルシウム血症，治療抵抗性の低カリウム血症，神経筋症状，心室性不整脈）を有する患者で疑ってみる必要がある．

1 低マグネシウム血症の評価
　腸管からの喪失なのか腎での喪失なのかを区別する．Mgのfractional excretion (FEMg) を計算する．

$$FEMg = UMg \times SCr / 0.7 \times SMg \times UCr \times 100 (\%)$$

　一日尿中Mg排泄量>10〜30 mgあるいはFEMg>2%ならば，腎でのMg喪失を考え，それ以下であれば，腎以外での喪失（特に消化管からの喪失）を示唆する．

2 遺伝性の低マグネシウム血症
　輸送体異常などによる遺伝性の低マグネシウム血症はまれではあるが，腎臓および腸管におけるMg輸送の機序を理解するうえで大いに役立つ．低マグネシウム血症・低カルシウム血症・PTH低値の連関を認める遺伝性疾患を以下に示す[1]．

- hypomagnesemia with secondary hypocalcemia

　9q22上にあるTRPM6の変異によるもので腎および腸管におけるMg輸送障害を呈する（図1b）[1]．常染色体劣性遺伝である．血清Mg値は極端な低値で，低マグネシウム血症および低カルシウム血症に基づくてんかん大発作を生後1か月に発症する．低カルシウム血症は，低マグネシウム血症によるPTH産生抑制および副甲状腺からの分泌抑制によって顕在化すると考えられている．生涯にわたり高用量のMg補充を要する．

- activating mutations of the Ca^{2+}/Mg^{2+}-sensing receptor (CaSR)

　CaSRは副甲状腺細胞膜上ばかりでなく，Henleの太い上行脚の基底側膜にも存在し，血清Ca^{2+}およびMg^{2+}濃度を感知し，PTH分泌だけでなく，腎臓でのCaおよびMgの再吸収に関与する（図1a）[1]．3q13.3-q21上のCaSRの活性化変異では常染色体優性の低カルシウム血症を引き起こす．機序として，CaSRのセットポイントが低下することによりPTH分泌が減少し，同時に腎でのCa・Mgの再吸収が低下する．臨床上，本疾患は，軽〜中等度の低カルシウム血症があるにもかかわらずPTH分泌低下を認めるため原発性副甲状腺機能低下症と間違われることがある．患者は無症状か，幼少期に低カルシウム血症に関連した症状を呈する．また多くの症例で，腎でのMg喪失を伴う低マグネシウム血症を認める．治療としてのCa製剤および活性型ビタミンD$_3$投与は，高カルシウム尿症・腎石灰化・不可逆性の腎機能低下をきたしうるため，十分に原発性副甲状腺機能低下症を鑑別したうえで，症候性の低カルシウム血症の症例に限定すべきである．

治療・予後

1 マグネシウム欠乏に対する治療
　内服で行う場合は，腎機能正常として，1日20〜80 mEq (240〜1,000 mg) のMgを分2で投与する．
　入院患者のMg補充のしかたは，
① Mgが1.0 mg/dL未満の場合，12〜24時間かけて32〜64 mEqを点滴静注，
② 1.0〜1.5 mg/dLの場合，4〜12時間かけて16〜32 mEqを点滴静注，
③ 1.6〜1.9 mg/dLの場合，1〜2時間かけて8〜16 mEqを点滴静注，
が目安となる．
　ただし，腎不全患者（特にGFR<30 mL/分）では腎排泄が低下するため，半量に減量するなどして，過度の濃度上昇をきたさないように十分なモニターが必要である．

まとめ

　低マグネシウム血症が高度 (0.5 mmol/L, 1.0 mEq/L, 1.2 mg/dL以下) であると，低カルシウム血症をきたしやすい．これは，<u>PTH分泌抑制</u>および<u>PTHに対する骨の抵抗性</u>による．機序不明だが，低マグネシウム血症によってもたらされる血清1,25(OH)$_2$D低値が低カルシウム血症に寄与している可能性もある．

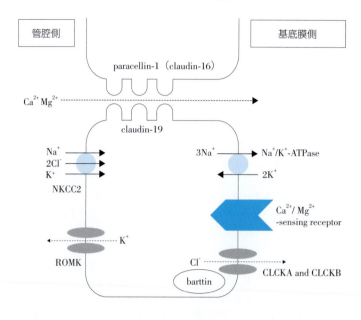

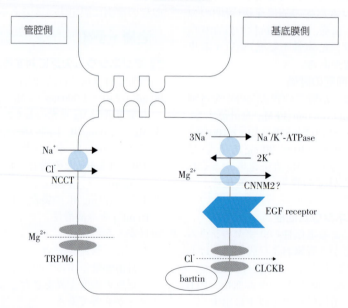

図1 腎におけるMg代謝

a：Henleの太い上行脚におけるMgの輸送はparacellin-1（claudin-16）およびclaudin-19を介した受動的なparacellularの経路による．ROMKを介したKイオンの管腔への放出が管腔側陽性の電気勾配にかかわり，これがMg輸送のdriving forceとなっている．Naイオンの流入および流出はそれぞれNKCC2およびNa$^+$/K$^+$-ATPaseを介して行われる．Ca^{2+}/Mg^{2+}-sensing receptorが基底膜側に発現しており，ROMKおよびNKCC2の重要なregulatorとなっている．

b：遠位曲尿細管でのMgの吸収は能動的なtranscellularの経路を通る．Mgイオンの流入はTRPM6チャネルを介する．流出経路についてはCNNM2が候補に挙がっている．EGFによるEGF receptorの活性化はTRPMを介したMgイオンの細胞内取り込みを促進する．

CLCKA and CLCKB：renal chloride channels, NKCC2：Na$^+$-K$^+$-2Cl$^-$-cotransporter,
ROMK：renal outer medullary potassium channel, EGF：epidermal growth factor, NCCT：sodium-chloride cotransporter,
TRPM6：transient receptor potential cation channel, subfamily M, member 6, CNNM2：cyclin M2

〔Naderi AS, et al.：Hereditary etiologies of hypomagnesemia. Nat Clin Pract Nephrol 2008；4：80-89 より改変〕

文献

1) Naderi AS, et al.：Hereditary etiologies of hypomagnesemia. *Nat Clin Pract Nephrol* 2008；**4**：80-89.
2) Chase LR, et al.：Secretion and metabolic efficacy of parathyroid hormone in patients with severe hypomagnesemia. *J Clin Endocrinol Metab* 1974；**38**：363-371.
3) Connor TB, et al.：Parathyroid function during chronic magnesium deficiency. *Johns Hopkins Med J* 1972；**131**：100-117.
4) Rude RK, et al.：Functional hypoparathyroidism and parathyroid hormone end-organ resistance in human magnesium deficiency. *Clin Endocrinol (Oxf)* 1976；**5**：209-224.
5) Freitag JJ, et al.：Evidence for skeletal resistance to parathyroid hormone in magnesium deficiency. Studies in isolated perfused bone. *J Clin Invest* 1979；**64**：1238-1244.
6) Rude RK, et al.：Low serum concentrations of 1,25-dihydroxyvitamin D in human magnesium deficiency. *J Clin Endocrinol Metab* 1985；**61**：933-940.

5 偽性および偽性偽性副甲状腺機能低下症の病因

千葉県こども病院内分泌科　**皆川真規**

> **臨床医のためのPoint** ▶▶▶
>
> 1. 偽性副甲状腺機能低下症は *GNAS* のジェネティックな異常あるいはエピジェネティックな異常により惹起される．
> 2. *GNAS* の発現には組織特異的なゲノムインプリンティングがみられる．
> 3. ホルモン不応性は変異遺伝子が母系遺伝した場合に発症する．
> 4. Gsα蛋白の機能喪失型変異は Albright 遺伝性骨異栄養症の原因となる．
> 5. PTH/PTHrP 受容機構に関与する因子の機能障害が原因となる先端異骨症などの疾患群（偽性副甲状腺機能低下症と関連疾患）との間で表現型にオーバーラップがみられる．

はじめに

偽性副甲状腺機能低下症（pseudohypoparathyroidism：PHP）1a 型と偽性偽性副甲状腺機能低下症（psedopseudohypoparathyroidism：PPHP）の病因は *GNAS*（遺伝子座 20q13.2）のGsα蛋白コード領域の機能喪失型遺伝子変異であり，偽性副甲状腺機能低下症 1b 型（PHP1b）の病因は *GNAS* の発現調節機構の異常によるGsαの組織特異的な発現量の低下である．

PTH 受容機構

PTH は標的組織（おもに腎近位尿細管と骨）では，細胞膜に存在する PTH/PTHrP 受容体（PTH1R）と結合し作用する．PTH1R は Gs 蛋白を介したアデニル酸シクラーゼ系により細胞内シグナル伝達を行う．Gs は，α，β，γのサブユニットからなるヘテロ三量体であり，受容体とリガンドの結合により Gsα は βγ の二量体と解離しアデニル酸シクラーゼを活性化する．アデニル酸シクラーゼは cAMP を増加させエフェクター系を活性化させる．

これまで PTH/PTHrP 受容機構に関与する諸因子の不活性型遺伝子異常が様々な疾患の原因となることが明らかにされてきた．Blomstrand 軟骨異形成症および Eiken 症候群は，PTH/PTHrP 受容体をコードする *PTHR1* 遺伝子の機能喪失変異によって生じる．また，先端異骨症（acrodysostosis）は protein kinse A regulatory subunit 1-α をコードする *PRKAR1A* 遺伝子，ホスホジエステラーゼ 4D をコードする *PDE4D* 遺伝子，ホスホジエステラーゼ 3A をコードする *PDE3A* 遺伝子の機能喪失変異によって生じることが明らかになってきた．これらの疾患群は臨床的にオーバーラップする部分があることから，臨床診断を inactivating PTH/PTHrP signalling disorders（iPPSD）として包括し，遺伝子解析により細分類することがヨーロッパのエキスパートによって提唱されている[1]．

GNAS の転写調節機構

GNAS のエクソン 1 からエクソン 13 の 13 個のエクソンが Gsα をコードしているが，その転写調節機構は非常に複雑である[2]（図1）．エクソン NESP，エクソン XL，エクソン A/B からは *GNAS* のエクソン 1 をスキップした transcript が転写される．NESP と XL からは蛋白が合成される．一方，A/B 由来の mRNA と XL のプロモーターと重なる位置から転写されるアンチセンス（NESPASとよばれる）の transcript は非翻訳である．

この転写調節領域はメチル化可変領域（differentially methylated region：DMR）であり，CpG のシトシンメチル化状態と転写パターンがアリルの親由来によって異なっていることでゲノムインプリンティングがみられる．NESP は父性アリル，XL および A/B は母性アリルがメチル化されている．メチル化アリルからの転写は抑制されており，NESP は母性アリル，XL および A/B は父性アリル発現をしている．Gsα をコードするエキソン1のプロモーターは両アリル脱メチル化の状態であるが，発現は組織特異的インプリンティングを受ける．大部分の細胞，組織では両アリルの発現，腎近位尿細管（その他，下垂体，甲状腺，卵巣）では母性アリル（A/B 領域がメチル化）優位の発現である．この機構の詳細はまだ解明されていないが，A/B 領域の脱メチル化（あるいはエクソン A/Bからの非翻訳 RNA の発現）が父性アリルからの

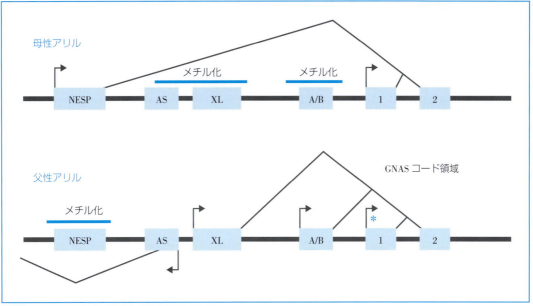

図1 *GNAS* の転写調節領域の模式図
上段に母性アリル，下段に父性アリルを示す．それぞれのエクソンをボックスで示す（一部のエクソンは省略）．■ 上の ― は CpG メチル化の領域を示し，→ は転写されているエクソンとその方向を示す．メチル化アリルからの転写は抑制されており，NESP は母性アリル，XL および A/B は父性アリル特異的転写をしている．エクソン1からの転写は大部分の組織，細胞では両アリル発現であるが，インプリンティングのみられる特定の組織（細胞）では「*」で示される父性アリルの転写が抑制され，母性アリル優位（あるいは単アリル性）発現である．NESP と XL からの transcript は蛋白をコードするが，A/B（エクソン1A あるいは 1' ともよばれる）と AS からの transcript は非翻訳とされる．

転写を抑制するキーになっている．

GNAS コード領域の遺伝子変異

GNAS の機能喪失型の変異は PHP1a と PPHP の原因となる．変異は多数報告されている．

Gsα の発現は多くの組織では両アリル性であり，Albright 遺伝性骨異栄養症（AHO）の症状の大部分はハプロ不全で説明される．しかし，前述したように PTH の標的組織である腎近位尿細管では組織特異的インプリンティングがみられ，父性アリルの発現は通常抑制されているのでその遺伝子変異では影響がみられずホルモン不応性を伴わない病型，すなわち PPHP となる．一方，母性アリルの遺伝子変異では，Gsα 活性の低下をきたし PHP1a となる．

GNAS のエピジェネティック異常

PHP1b の病因は *GNAS* の A/B 領域の母性アリル特異的 CpG メチル化の消失である[3]．これにより本来母性アリル優位に発現している腎近位尿細管などでは Gsα の量的減少をきたす．一方，組織特異的インプリンティングを受けない組織では Gsα の減少をきたさないため，AHO の症状はみられないとされている．このエピジェネティック異常を生じる原因として既知のものは後述するシスエレメントの遺伝子変異と父性片親性ダイソミーであり，孤発例の大部分ではその原因は不明である．

1 *GNAS* シスエレメントの異常（常染色体優性偽性副甲状腺機能低下症 1b 型）

家族性 PHP1b では *GNAS* のいくつかのシスエレメントの遺伝子変異が，A/B 領域の母性アリル特異的 CpG メチル化の消失の原因となっている．これらの領域には卵子特異的 CpG メチル化パターンの確立を制御する配列が含まれているものと思われる．この変異の大部分は，*GNAS* の約 220 kb セントロメア側上流の syntaxin-16 とよばれる Golgi 体に局在する蛋白をコードする遺伝子（*STX16*）のエクソンの3つが失われる約3 kb のヘテロの欠失[4]である．この欠失部位の両端には相同配列があるために欠失が生じやすくなっているものと考えられる．キャリアは無症状で，欠失が母系遺伝した場合のみ A/B 領域の両アリル脱メチル化を生じ PHP1b となる．また，その他のシスエレメントの欠失も何種類か報告されている．

2 片親性ダイソミー

20 番染色体長腕の父性片親性ダイソミーにより母性アリルの消失を生じている症例が数例報告

されている[5]．PTH 不応性以外の様々な合併症がみられる．

文献

1) Thiele S, et al.：From pseudohypoparathyroidism to inactivating PTH/PTHrP signalling disorder（iPPSD）, a novel classification proposed by the EuroPHP network. *Eur J Endocrinol* 2016；**175**：1-17.
2) Weinstein LS, et al.：*GNAS*：normal and abnormal functions. *Endocrinology* 2004；**145**：5459-5464.
3) Liu J, et al.：A *GNAS1* imprinting defect in pseudohypoparathyroidism type IB. *J Clin Invest* 2000；**106**：1167-1174.
4) Bastepe M, et al.：Autosomal dominant pseudohypoparathyroidism type Ib is associated with a heterozygous microdeletion that likely disrupts a putative imprinting control element of *GNAS*. *J Clin Invest* 2003；**112**：1255-1263.
5) Bastepe M, et al.：Paternal uniparental isodisomy of chromosome 20q ― and the resulting changes in *GNAS1* methylation ― as a plausible cause of pseudohypoparathyroidism. *Am J Hum Genet* 2001；**68**：1283-1289.

骨代謝マーカー

北陸大学薬学部薬学臨床系（病態解析学分野） 三浦雅一，佐藤友紀

> **臨床医のための Point**
> 1. 骨代謝マーカーには，骨形成マーカー，骨吸収マーカー，骨マトリックス（基質）関連マーカーがある．
> 2. 尿の骨代謝マーカー測定では日内変動があるため，検体採取時間帯と検査機関は常に同じであることが望ましい．また，検査機関による差異にも注意する．
> 3. 骨代謝マーカーは，薬剤選択，治療効果の評価およびモニタリングに有用である．
> 4. 骨代謝マーカーの高値は骨代謝回転の亢進を意味し，将来の骨密度低下の予測因子である．

はじめに

副甲状腺疾患・代謝性骨疾患の効果的な治療がなされれば，患者のQOL維持や転倒・骨折などに対する医療費負担の軽減が可能となる．このためには早期診断と既に罹患してしまった疾患に対する効果的な治療およびより精度良い治療評価（モニタリング），そして転倒・骨折への危険度の評価が必須な事項となる．現時点では，このような要件を備えた臨床検査として，骨代謝マーカーのような動的なマーカーがある．

わが国においては，骨代謝マーカーのベスト・プラクティス・ガイドとして日本骨粗鬆症学会より「骨粗鬆症診療における骨代謝マーカーの適正使用ガイド2018年版」が作成され[1]，骨代謝マーカーは骨粗鬆症診療においては必須の検査項目となっている．

本稿では，代謝性骨疾患のひとつである骨粗鬆症診療における骨代謝マーカーを中心に概説する．

骨代謝マーカーとは

骨代謝マーカーには，骨芽細胞に関与する骨形成マーカーおよび破骨細胞に関与する骨吸収マーカー，ならびに骨質に関与する骨マトリックス（基質）関連マーカーがある．表1には骨代謝マーカーの種類，略語，検体，測定法などをそれぞれ示した．

現在では，骨代謝マーカーは骨代謝回転を臨床的に評価できるツールとしてのポジションを得ている．現時点においては，骨粗鬆症のみならず副甲状腺疾患，代謝性骨代謝疾患，骨転移がんなどの診療において，骨代謝マーカーは必要不可欠なバイオマーカーに成長しさらに発展を続けている[1]．骨代謝マーカーは，副甲状腺疾患，代謝性骨代謝疾患（特に骨粗鬆症），骨転移がんなどにおいて医科診療報酬点数が認められている．表2には，骨代謝マーカーの保険が適応される条件をそれぞれ示した．

1 骨形成マーカー

オステオカルシン（OC）は分子中にグルタミン酸（Glu）残基があり，この部分がビタミンK依存性カルボキシラーゼの作用によりγカルボキシル化（17位，21位，24位）され，γカルボキシグルタミン酸（Gla）へと変換される．このような分子をOCと呼ぶ．

骨型アルカリホスファターゼ（BAP）は，骨芽細胞の分化の各段階において骨芽細胞で産生され，骨芽細胞機能および骨形成の様々な局面を表し，類骨の石灰化作用において重要な役割を果たす酵素である．全ての代謝性骨疾患に診療において保険適用が認められている．但し，Ⅰ型プロコラーゲン-N-プロペプチド（P1NP）との同時算定は出来ない．

Ⅰ型プロコラーゲンプロペプチドには，アミノ（N-）およびカルボキシル（C-）末端ペプチドを形成するⅠ型コラーゲン（前者：P1NP，後者：P1CP）が存在する．P1NPは骨芽細胞で合成・分泌されたⅠ型コラーゲンがペプチダーゼの作用により切断・放出される代謝産物にP1NPがあり，Intact P1NP（三量体のみを測定）とtotal P1NP（三量体と単量体の両方測定）がある．また，Intact P1NPとtotal P1NPの測定値には，臨床的違いがないことも報告されているが，実臨床ではtotal P1NPが汎用されている．すべての代謝性骨疾患において保険適用が認められている．但し，BAPとの同時算定は出来ない．

2 骨吸収マーカー

Ⅰ型コラーゲンのヒドロキシピリジニウム架橋であるデオキシピリジノリン（DPD）は，線維原性コラーゲンの細胞外成熟中に形成され，成熟コ

表1 骨代謝マーカーの種類，略語，検体，測定法

マーカー	略語	検体	測定法	備考
骨形成マーカー				
オステオカルシン[※1]	OC	血清	ECLIA，FEIA	
骨型アルカリホスファターゼ[※2]	BAP	血清	CLEIA，EIA	
I型プロコラーゲン-C-プロペプチド[※3]	P1CP	血清	RIA	
インタクトI型プロコラーゲン-N-プロペプチド	Intact P1NP	血清	RIA	三量体を測定
トータルI型プロコラーゲン-N-プロペプチド	total P1NP	血清	ECLIA	三量体と単量体の両方測定
骨吸収マーカー				
ピリジノリン	PYD	尿	HPLC	
デオキシピリジノリン	DPD	尿	EIA，CLEIA，HPLC	
I型コラーゲン架橋N-テロペプチド	sNTX	血清	EIA	
	uNTX	尿	EIA，CLEIA	CLEIA：国内未承認
I型コラーゲン架橋C-テロペプチド[※4]	sCTX	血清	EIA，ECLIA	
	uCTX	尿	EIA	
I型プロコラーゲン-C-テロペプチド	1CTP	血清	RIA	
酒石酸抵抗性酸ホスファターゼ-5b	TRACP-5b	血清	EIA，CLEIA，POCT	POCT：開発中
骨マトリックス(基質)関連マーカー				
低カルボキシル化オステオカルシン	ucOC	血清	ECLIA	
ペントシジン[※5]	−	血漿	EIA	
		尿	HPLC，EIA	
ホモシステイン	−	血漿	HPLC	

[※1]：過去に普及していたIRMA法(免疫放射定量法〈immunoradiometric assay〉)と現在普及・汎用されているECLIA法やFEIA法とでは，フラグメント分子に対する反応性の差から見かけ上の測定値に約3倍の差があるので，過去のデータと比較する場合など測定値には留意する必要がある.
[※2]：過去にはEIA法(酵素活性)が普及していたが，現在はCLEIA法(蛋白量)が普及し汎用されている.
[※3]：現在は試薬製造中止により国内では測定不能となっている.
[※4]：CTXにはαおよびβ異性体が存在するが，血清および尿ともCTXといえば一般にβ異性体のCTX(β CTX)をいう.
[※5]：尿中ペントシジン測定においては，血漿ペントシジン測定のように検体前処理(酵素剤・加温55℃処理)のない新たなEIA法が開発されたが，現段階では一部の臨床研究を目的とした使用に限られている.

ECLIA：電気化学発光免疫測定法(electro chemiluminescence immunoassay)，FEIA：蛍光酵素免疫測定法(fluorescence enzyme immunoassay)，CLEIA：化学発光酵素免疫測定法(chemiluminescent enzyme immunoassay)，EIA：酵素免疫測定法(enzyme-linked immunosorbent assay)，RIA：ラジオイムノアッセイ(radioimmunoassay)，HPLC：高速液体クロマトグラフ法(high performance liquid chromatography)，POCT：臨床現場即時検査(point of care testing).

ラーゲンの分解の際に放出される．副甲状腺疾患，骨粗鬆症，骨転移癌(肺癌，乳癌，前立腺癌)では保険適用がある．

I型コラーゲン架橋N-テロペプチド(NTX)やI型コラーゲン架橋C-テロペプチド(CTX)の架橋部位を含むコラーゲンテロペプチドは，骨吸収評価のための有用な指標であることが確認され，現在，代謝性骨疾患においては，尿中(u)および血中(s)でのNTXおよびCTXがそれぞれ実臨床で使用されている．NTXは副甲状腺疾患，骨粗鬆症，骨転移癌(肺癌，乳癌，前立腺癌)で保険適用があるが，CTXは骨粗鬆症のみの保険適用となっているので注意が必要である．

I型コラーゲン-C-テロペプチド(1CTP)はI型コラーゲンが，マトリックスメタロプロテアーゼ(MMP)により分解された比較的大きなC末端テロペプチド(分子量：12,000Da～20,000Da)である．1CTPは，骨転移癌(肺癌，乳癌，前立腺癌)の腫瘍マーカーとして知られている．

酒石酸抵抗性酸ホスファターゼ-5b(TRACP-5b)は，破骨細胞内酵素として知られているTRACPのアイソザイムである．代謝性骨疾患および骨転移癌(肺癌，乳癌，前立腺癌)の補助診断として保険適用がある．

3 骨マトリックス(基質)関連マーカー

骨中のビタミンKが不足すると，このγカルボキシル化が十分に起こらず，その分子中のグルタミン酸はγカルボキシグルタミン酸に変換されない．このようなOCが低カルボキシル化OC(ucOC)であり，骨粗鬆症のみの保険適用となっている．ペントシジンおよびホモシステインは，ペントシジ骨量減少や骨折の危険因子となるエビデンスがさらに集積されれば，骨質を評価できるかもしれない骨代謝マーカーになるとの期待もされた．しかし，生体内を循環する(または，生体内より排出された)ペントシジンやホモシステインは骨強度(コラーゲン異常)に影響を与える因子としての可能性があるものの，骨折リスクを反映

表2 骨代謝マーカーの保険適用条件

マーカー	保険適用条件
骨形成マーカー	
OC	続発性副甲状腺亢進症の手術適応の決定および原発性または続発性の副甲状腺亢進症による副甲状腺（上皮小体）腺腫過形成手術後の治療効果判定に際して実施した場合にのみ算定できる．
BAP Intact P1NP total P1NP	ALPアイソザイム（アガロース電気泳動法，PAG電気泳動法），BAP（アガロース電気泳動法）およびBAPをあわせて実施した場合は，主たるもののみ算定する． BAP，Intact P1NP，ALPアイソザイム（PAG電気泳動法）およびtotal P1NPのうち2項目以上をあわせて実施した場合は，主たるもののみ算定する．
骨吸収マーカー	
DPD sNTX uNTX	NTXおよびDPDは，原発性副甲状腺機能亢進症の手術適応の決定，副甲状腺機能亢進症手術後の治療効果判定，または骨粗鬆症の薬剤治療方針の選択に際して実施された場合に算定する．なお，骨粗鬆症の薬剤治療方針の選択時に1回，その後6月以内の薬剤効果判定時に1回に限り，また薬剤治療方針を変更したときは変更後6月以内に1回に限り算定できる．NTX，OCまたはDPDをあわせて実施した場合は，いずれか1つのみ算定する．
sCTX uCTX	CTXは，骨粗鬆症におけるホルモン補充療法，ビスホスホネート療法など，骨吸収抑制能を有する薬剤療法の治療効果判定または治療経過観察において算出できる．ただし，治療開始前においては1回，その後は6月以内に1回に限り算定できる．sCTXとuCTXをあわせて実施した場合は，主たるもののみ算定する．
1CTP	1CTP，NTX又はDPDは，乳癌，肺癌又は前立腺癌であるとすでに確定診断された患者について骨転移の診断のために当該検査を行い，当該検査の結果に基づいて計画的な治療管理を行った場合に限り，特定疾患治療管理料の悪性腫瘍特異物質治療管理料を算定する．
TRACP-5b	TRACP-5bは，代謝性骨疾患および骨転移（代謝性骨疾患や骨折の併発がない肺癌，乳癌，前立腺癌に限る）の診断補助として実施した場合に1回，その後6月以内の治療経過観察時の補助的指標として実施した場合に1回に限り算出できる．また，治療方針を変更した際には変更後6月以内に1回に限り算出できる．TRACP-5bとNTX，OCまたはDPDをあわせて実施した場合は，いずれか1つのみ算定する．
骨マトリックス（基質）関連マーカー	
ucOC	骨粗鬆症におけるビタミンK_2薬の治療選択目的で行った場合，または治療経過観察を行った場合に算出できる．ただし，治療開始前においては1回，その後は6月以内に1回に限り算定できる．

するバイオマーカーとして用いることは難しい状況である．ペントシジンなどのAGEsやホモシステインは，最近，ペントシジンについては骨粗鬆症を目的とした研究用試薬も開発されたが，ホモシステイン同様，まだ保険適用には至っていない．

検体採取と検体の取り扱い

多くの骨代謝マーカーの測定値には日内変動がある．したがって，早朝空腹時に採尿・採血を行うことが勧められる．sCTXは，食事の影響が大きく，非絶食時には絶食時に比較して2時間値が20～40%低値を示す．このため，sCTXは早朝空腹時の検体採取が原則である．他の血中骨代謝マーカーについては，空腹時に検体を採取する必要はない．

骨粗鬆症診療における骨代謝マーカー測定時の注意点を表3に示す．薬物治療を目的とした骨代謝の評価のために初めて測定する際には，骨・カルシウム代謝に影響のある薬物は少なくとも1か月前には中止しておくと，骨代謝マーカーへの影響が少ない．ただし，ビスホスホネート薬では服薬後6か月間は影響がある．なお，すでに薬物治療中の患者であらたな治療薬を選択する可能性がある場合は，現状の治療を継続したままで骨代謝の評価を行う．同一患者で繰り返し測定する場合，骨代謝マーカーによっては日内または日間変動があるので，同じ時刻に検体を採取するなど，前回と同じ条件で取り扱うことが望ましい．

表3 骨代謝マーカー測定時における注意点

- 早朝空腹での検体採取を基本とする
  ただし，治療効果判定が目的の場合，治療前後の検査条件を一定にすれば，早朝空腹時に制限する必要はない[※1]
- 骨折の急性期は避けることが望ましい[※2]
- 前治療の影響が消失するのを待ってから測定する[※3]．ただし，全治療が抗RANKL抗体薬の場合は最終投与から6か月経っても骨代謝マーカーは抑制されたままである[※4]
- 薬物治療の効果判定では，生活習慣の改善の効果に注意が必要である[※5]
- 測定機関や方法による基準値を基に判断する

[※1]：sCTXについては，早朝空腹時の検体採取が原則である．
[※2]：骨折発生24時間以内(平均6.8時間)であれば，骨折の影響は少ないとの報告もある．
[※3]：ビスホスホネート薬の治療は6か月，その他の治療は1か月以上の休薬が望ましい．
[※4]：Bone HG, et al.: Effects of denosumab treatment and discontinuation on bone mineral density and bone turnover markers in postmenopausal women with low bone mass. J Clin Endocrinol Metab. 2011；96：972-980.
[※5]：1g程度のカルシウム摂取増加で骨代謝が抑制されるとの報告もある．

高齢者，とくに女性では慢性腎臓病(CKD)の有病率が高いので，これらの要素に影響を受ける骨代謝マーカーでは，この点を考慮して数値を解釈する必要がある．血中骨代謝マーカーでは採血時点の，尿中骨代謝マーカーでは検体採取前の排尿時からの平均的骨代謝状態が評価できる．尿中骨吸収マーカーは通常，部分尿により評価されている．部分尿はクレアチニンで補正するため，測定変動が大きくなる．しかし，尿中骨代謝マーカーが血中骨代謝マーカーより劣るとの科学的根拠はない．また，血中骨代謝マーカー間および尿中骨代謝マーカー間の優劣についても，科学的根拠がまだ十分ではないが，治療効果／測定誤差比の大きい骨代謝マーカーを測定することが望ましい．

実臨床での骨代謝マーカー測定結果の見方と使い方

1 検査結果の見方

骨代謝マーカーの測定結果は，2通りの方法で図示すると変化の解釈が容易となる．①治療に反応した骨代謝マーカーのレベルの変化率を計算し，基準値からの変化としてプロットする．②骨代謝マーカーの測定の絶対値を基準値と一緒に図示する．このようにデータを図示すれば患者への説明が容易になる．

なお，骨粗鬆症診療においては，基準値のみならず科学的な判断をするためには，最小有意変化(minimum significant change：MSC)やLSC(least significant change：LSC)などを用いて，薬物療法においては治療効果を評価判断する場合もある[1]．

なお，臨床検査薬メーカーや測定を行っている登録衛生検査所間で検体の取り扱いや測定方法，さらには標準物質が異なるため，キットメーカーや測定検査所が変わると基準値が異なる場合があるので注意が必要である．

2 検査結果の使い方

骨代謝マーカーが代謝性骨疾患(特に骨粗鬆症)の実臨床で求められる役割としては，①骨代謝状態の評価ないしは骨量減少リスクの評価，②骨折リスクの評価，③薬物治療の評価が挙げられる．一般的には，骨代謝マーカーは薬物選択の指針として使用することが最も多く，薬物選択に迷う場合には骨代謝マーカーを用いることで，より適切な選択が可能となる[1]．薬物治療による病態改善効果を判断するためにも，できる限り診断時に骨代謝状態を評価することが推奨される．骨代謝マーカー測定は，①治療の必要性に対する患者の理解を高めたい，②薬物治療を予定している，③治療薬の適切な選択に役立てたい，④骨粗鬆症の病態などを評価する場合などに有用であり，患者の病識を高めアドヒアランス向上や骨粗鬆使用治療での対費用効果にも優れていることが理解されつつある[2]．

骨粗鬆症診療における骨代謝マーカーの適正使用

1 治療効果の評価が可能な骨粗鬆症治療薬

骨粗鬆症診療においては，3つの評価が必要である．第一に行うべきは，個々の患者が有する骨折リスクの評価であり，それに基づく薬物治療導入の可否の決定，第二には適切な薬剤選択の評価であり，そして第三には治療効果の評価である．

骨代謝マーカーの基準値のみでは薬物治療の効果の予測は困難であり，治療開始から一定期間後に再測定を行い，基準値からの変化を評価することにより薬物治療効果の評価を行う．薬物治療により，骨代謝マーカーの基準値からの有意な変化が認められた時にのみ，骨代謝に変化があり，治療薬効果が発揮されていると判定できる．表4に示すように，個々の患者における骨吸収抑制薬(女性ホルモン薬，活性型ビタミンD_3誘導体，ビ

スホスホネート薬，SERM，抗RANKL抗体薬）の治療効果に関する個々の評価は，BAP，P1NPの骨形成マーカー，DPD，NTX，CTX，TRACP-5bの骨吸収マーカーのいずれでも判定可能である．副甲状腺ホルモン（PTH）薬（テリパラチド遺伝子組換え：20 μg/回，1回/日，皮下投与）の効果判定も，P1NPで判定可能である[3]．

2 治療効果の評価を行うための適切な測定時期

骨吸収マーカーであるDPD，NTX，CTXおよびTRACP-5bは，治療開始時と治療開始後から3～6か月の間隔をあけて2回目の測定を実施し，変化率を算出する．骨形成マーカーであるBAP，P1NPの変化はやや遅れるため，治療開始時と治療開始後から6か月の間隔をあけて2回目の測定を実施し，変化率を算出することが望まれる．

骨形成促進薬であるPTH薬（連日投与）投与後，骨形成マーカーにおいて，BAPと比較したP1NPの変化は顕著である．これらは，治療開始時と治療開始後1～3か月の2回測定を実施し，変化率を計算する必要がある．骨吸収マーカーは投与2週でuNTX，uCTXが一過性に低下するので注意が必要である．しかし，PTH薬（テリパラチド酢酸塩：56.5 μg/回，1回/週，皮下投与）では，投与24週の推移では，Intact P1NPは4週目までは高値を示すものの，4週目以降は低値傾向を示す．また，骨吸収マーカーのDPDとuNTXは処置開始後に低値を示すことが報告されているので考慮する必要がある．このように，両テリパラチド（連日投与および週1回投与）では骨形成マーカーと骨吸収マーカーの変化の差によりアナボリックウィンドウを形成する点では共通である．

3 BMDおよび骨量減少と骨代謝マーカー

ZONE Studyの結果より，年1回のビスホスホネート薬（ゾレドロネート：ゾレドロン酸5 mg，1回/年，点滴静注）ではBAP，Intact P1NPの骨形成マーカーは12週で低下し，sCTX，TRACP-5bの骨吸収マーカーは2週間で低下し，各骨代謝マーカーは12ヵ月（1年間）まで低値が続いた．さらに継続投与後，2年間まで追跡調査を行ったところ，TRACP-5bの早期反応性を利用しBMDを予測できることがわかった．

また，OPUS Studyより65歳の健康女性を2つの閉経前の年齢層，20～29歳，30～39歳と3つの閉経後群，1～10年，11～20年，および21年以上に区分し，sCTXとIntact P1NPを測定した結果とこれらの2つの骨代謝マーカーを使用して，30歳から39歳の女性の結果を用いて骨形成と骨吸収の差を計算し，Tスコアを算出した．30～39歳の女性と比較して，sCTXおよびIntact P1NP値が20～29歳の女性および3つの更年期グループの女性において高値であった．また，閉経前と比較して閉経後女性では，全群の大腿骨近位部の骨量減少率が高値であった．

4 骨折予測と骨代謝マーカー

骨代謝マーカーを活用し骨折予測を行うためには，①1回以上の絶食状態の被験者における自動免疫分析装置を用いて測定したtotal P1NPおよびsCTXなど，測定法が標準化されたマーカー（リ

表4 骨粗鬆症診療において治療薬確定後に推奨される骨代謝マーカー

骨粗鬆症治療薬	骨代謝マーカー
女性ホルモン薬 活性型ビタミンD_3誘導体 ビスホスホネート薬 SERM 抗RANKL抗体薬	TRACP-5b NTX CTX DPD
副甲状腺ホルモン薬（連日投与）	P1NP BAP
ビタミンK_2薬	ucOC

骨粗鬆症診療での骨代謝マーカー測定は，原発生骨粗鬆症診断確定後，骨代謝に影響する薬剤服用や骨折急性期でないことを確認する．ただし，ビスホスホネート薬，抗RANKL抗体薬（デノスマブ）服用者は少なくとも3か月，その他の骨粗鬆症治療薬は1か月間骨代謝マーカーの影響がある．副甲状腺ホルモン薬（テリパラチド）治療については3か月との報告もある．骨折発症時には24時間以内であれば骨折の影響は少ない．

長期（3～5年）ビスホスホネート薬治療中の患者は，骨吸収マーカーとBAPあるいはP1NPを測定する（健康保険で制限がある場合あり，レセプトへの説明が必要）．

活性型ビタミンD_3薬（活性型ビタミンD_3誘導体：エルデカルシトールを除く），副甲状腺ホルモン薬（週1回投与），カルシトニン薬，イプリフラボン，カルシウム薬については，骨代謝マーカーによる骨代謝評価は困難．

ファレンスマーカー）として推奨されている項目を使用すること，②主なエンドポイントとなる椎体骨折のデータが収集されていること，③骨代謝マーカーの標準偏差に対するハザード比として表された結果を用いた統計解析による共通アプローチが必要であることなどが提案・推奨されている[4]．

骨吸収抑制薬（ビスホスホネート，SERM）によるBAP，Intact P1NPの低下は椎体骨折リスクの低下と有意な相関を示した．しかし，非椎体骨折，大腿骨近位部骨折とは有意な相関が認められなかった．また，BAPが12%および30%低下すると椎体骨折リスクがそれぞれ33%，65%低下することが推算された．同様に，Intact P1NPが22%，50%低下すると椎体骨折リスクが30%，62%低下することが推算された．

これまでの研究では多種多様な骨折を含む場合もあり，骨代謝マーカーの測定法，測定誤差，基準値などは統一されていなかったが，total P1NPとsCTXなどのリファレンスマーカーの確立と推奨により，今後の更なる前向き臨床試験の研究に期待したい．

おわりに

骨代謝マーカーの国際標準化の取り組みとして，ハーモナイゼーション（調和化）を改善する方法が注目されるようになった．2010年に国際臨床化学連合（International Federation of Clinical Chemistry and Laboratory Medicine：IFCC）および国際骨粗鬆症財団（International Osteoporosis Foundation：IOF）による，骨代謝マーカーに関する合同ワーキンググループ（IFCC-IOF Working Group for Standardization of Bone Markers Assays：IFCC-IOF WG-BMA）が設けられた．実臨床ではさまざまな骨代謝マーカーが測定されているが，異なる臨床研究で互いに共通した骨代謝マーカーが正確にかつ高精度で測定されなければ，骨代謝マーカーを介して，異なる治療薬の性能比較や，同じ治療薬について実施された複数の臨床試験の成果を統合したメタ解析が困難となる．このためIFCC-IOF WG-BMAは，比較や統合が可能な共通の骨代謝マーカーとしてP1NPおよびsCTX測定を推奨している[5]．

骨代謝マーカーの新たな測定技術として，臨床現場即時検査（point of care testing：POCT）が注目されている．骨代謝マーカー測定にPOCT技術を導入することによって，診療前検査も可能となるかもしれない．

文献

1) 日本骨粗鬆症学会骨代謝マーカー検討委員会．骨粗鬆症診療における骨代謝マーカーの適正使用ガイド2018年版．ライフサイエンス出版．2018：2-131．
2) Diez-Perez A, et al.：International Osteoporosis Foundation and European Calcified Tissue Society Working Group. Recommendations for the screening of adherence to oral bisphosphonates. *Osteoporos Int* 2017；**28**：767-774.
3) 日本骨粗鬆症学会 骨粗鬆症の予防と治療ガイドライン作成委員会．骨粗鬆症の治療と予防ガイドライン2015年版．ライフサイエンス出版．2015：68-71．
4) Vilaca T, et al.：Bone Turnover Markers：Use in Fracture Prediction. *J Clin Densitom* 2017；**20**：346-352.
5) Morris HA, et al.：IFCC-IOF Working Group for Standardisation of Bone Marker Assays（WG-BMA）：Clinical usefulness of bone turnover marker concentrations in osteoporosis. *Clin Chim Acta* 2017；**467**：34-41.

骨代謝マーカー以外の生化学検査

帝京大学ちば総合医療センター第三内科　田井宣之，井上大輔

> **臨床医のための Point**
> 1. カルシウム代謝異常症のスクリーニング検査に必要なのは，Alb，Ca，P，PTH，1.25(OH)$_2$D である．必要に応じて 25(OH)D，PTHrP，FGF23 なども測定する．
> 2. 25(OH)D の測定が適用されるようになったが，「ビタミン D 欠乏性くる病・骨軟化症」と「原発性骨粗鬆症」では測定方法と保険点数が異なるので注意が必要．
> 3. FGF23 の測定には保険は適用されていないが，低リン血症の鑑別診断に必要となる．

血清カルシウム

Ca 代謝異常症のスクリーニングには血清 Ca 測定と同時に血清 Alb と血清 P を測定する．血清 Alb 濃度が 4 g/dL 未満の場合は補正 Ca 濃度（mg/dl）＝実測総 Ca 濃度 ＋（4-Alb）（g/dL）を計算する．アシドーシスで血清 pH が低下するとイオン化 Ca と血清 Alb の結合が低下し，逆にアルカローシスでは増加する．クエン酸のようなキレート剤やヘパリンはイオン化 Ca 濃度を低下させる．一般に骨粗鬆症や骨軟化症では血清 Ca 濃度は正常である．高 Ca，低 Ca 血症の鑑別についてはそれぞれの稿を参照されたい．

尿中カルシウム

尿中 Ca 200 mg/日以上もしくは 4 mg/kg/日以上，尿中 Ca/Cre 比が 0.2 以上を高 Ca 尿症と一般的に定義している．尿中 Ca 排泄量は食事と尿量による影響が大きいため早朝尿や随時尿よりも 24 時間蓄尿が望ましい．ほとんどの高 Ca 血症では高 Ca 尿症となるが，尿 Ca 減少・血清 Ca 増加の例としてサイアザイド系利尿薬，家族性低 Ca 尿性高 Ca 血症がある．高骨代謝回転型の骨粗鬆症などの骨吸収が亢進した骨代謝異常症では，骨からの Ca 動員の増大を反映して，高 Ca 血症が生じる前に高 Ca 尿症が認められる．また，サルコイドーシスなどの 1.25(OH)$_2$D 過剰を呈する疾患でも高カルシウム血症に先立ち高カルシウム尿症が発現する．したがって，高 Ca 尿症が認められた場合は Ca 代謝異常症を念頭に鑑別診断を行う．

血清リン

高 Ca 低 P 血症があれば，PTH または PTHrP 過剰を疑う．Ca が正常で低 P 血症がある場合は FGF23 関連骨軟化症，Fanconi 症候群，ビタミン D 欠乏症を含めたビタミン D 作用低下状態などの鑑別診断が必要となる．詳細は低リン血症の鑑別診断を参照されたい．食後採血では細胞内移行により低値となることがあるので，必要に応じて空腹時採血を行う．また，低 P 血症を認めた場合は，尿中 P 排泄の評価を行う．

Intact PTH，whole PTH

Intact PTH はほぼ全長 PTH を測定するため高感度であり，腎機能による影響もあまり受けないため PTH の中で最も頻用されている．PTH-C 端は C 端を含む PTH（断片）を，高感度 PTH は中間部を含む PTH を測定する方法であるが，両者は腎不全で蓄積するような多くの不活性フラグメントを含むためほとんど使用されていない．PTH は 84 個のアミノ酸から構成されており，(1-84)PTH と表現される．透析患者では(1-84)PTH 作用を阻害する(7-84)PTH 断片が徐々に蓄積する．Intact PTH は(1-84)PTH と(7-84)PTH の両者を測定するため透析患者では正確な評価ができない可能性がある．一方で whole PTH は(1-84)PTH のみを測定できるため，透析患者で頻用されている．PTH が上昇する疾患は原発性/続発性副甲状腺機能亢進症と偽性副甲状腺機能低下症に分類され，続発性副甲状腺機能亢進の鑑別は多岐にわたる．PTH が低下する例は特発性，先天性，自己免疫性，術後性の副甲状腺機能低下症，低 Mg 血症，原発性副甲状腺機能亢進症以外の高 Ca 血症などがある．詳細は原発性/続発性副甲状腺機能亢進症，偽性副甲状腺機能低下症，副甲状腺機能低下症の稿をそれぞれ参照されたい．

PTHrP

PTHrP は軟骨，皮膚，乳腺，肺，腎など多くの正常組織から産生されているが，通常検出されな

表1 カルシウム代謝異常症の主な疾患と各種指標濃度の変化

	1,25(OH)$_2$D	25(OH)D	Ca	P	PTH
ビタミンD欠乏症・不足					
ビタミンD欠乏症	↑〜↓	↓↓	↓〜→	↓〜→	↑
ビタミンD不足	→	↓	→	→	→〜↑
くる病・骨軟化症					
低P血症性くる病(XLH)	→〜↓	→	→	↓	→
高Ca尿症を伴う低P血症性くる病	↑	→	→	↓	→
腫瘍原性骨軟化症	↓↓	→	→	↓	→
常染色体優性低P血症性くる病	↓↓	→	→	↓	→
ビタミンD依存症Ⅰ型	↓↓	↑	↓	↓	↑
ビタミンD依存症Ⅱ型	↑↑	↑	↓	↓	↑
高Ca血症					
ビタミンD中毒	→	↑	↑	↑	↓
原発性副甲状腺機能亢進症	↑	→	↑	↓	↑
悪性腫瘍による高Ca血症					
PTHrPによるもの	↓	→	↑	↓	↓
上記以外	↓	→	↑	→〜↑	↓
慢性肉芽腫症(サルコイドーシスなど)	↑	→	↑	↑	↓
低Ca血症					
慢性腎不全	↓	→	→〜↓	↑	↑
特発性・術後性副甲状腺機能症	↓	→	↓	↑	↓
偽性副甲状腺機能低下症	↓	→	↓	↑	↑

い．悪性腫瘍による高カルシウム血症の80％以上を占めるPTHrP産生腫瘍の鑑別のために測定される．その他褐色細胞腫，授乳婦などでも上昇する．詳細はPTHrPと骨・ミネラル代謝を参照されたい．

1,25(OH)$_2$D

皮膚での合成と食事摂取から体内に取り込まれたビタミンDは肝臓で25水酸化酵素により貯蔵型である25(OH)Dが産生され，腎臓で1,25(OH)$_2$D(活性型ビタミンD)が産生される．25(OH)Dがビタミン D充足状態を反映し，活性型である1,25(OH)$_2$Dはホルモンとして作用する．1,25(OH)$_2$Dは小腸からCa吸収の促進，腎尿細管でのCa再吸収の促進，骨での骨吸収促進によりCaを調節している．1,25(OH)$_2$Dは血清Ca濃度，血清P濃度，PTH，1,25(OH)$_2$D，FGF23により制御されている．

1,25(OH)$_2$Dが上昇する疾患は原発性副甲状腺機能亢進症，サルコイドーシスなどの肉芽腫性疾患，高Ca尿症を伴う低P血症性くる病，ビタミンD依存症Ⅱ型などがある．低下する疾患は副甲状腺機能低下症，慢性腎不全の頻度が高く，その他ビタミンD依存症Ⅰ型，悪性腫瘍による高Ca血症，遺伝性低P血症性くる病，常染色体優性低P血症性くる病・骨軟化症，腫瘍性骨軟化症などがある(表1)．

25(OH)D

ビタミンD不足症/欠乏症[1]，骨軟化症・くる病，様々なビタミンD代謝異常症の診断に用いられる．ビタミンD欠乏症/不足症は骨粗鬆症のリスク因子となる．2016年8月にビタミンD欠乏性骨軟化症・くる病，2018年10月に原発性骨粗鬆症に対し25(OH)Dの測定が可能となった．それぞれ測定方法と保険点数が異なり，前者はCLIA法で保険点数400点，後者はECLIA法で保険点数が117点であるので混同しないよう注意が必要である．ビタミンD欠乏および不足に関しては，Topicsの「1 ビタミンD不足・欠乏の臨床的意義」(p.202)を参照されたい．

FGF23

P調節ホルモンであるFGF23は1,25(OH)$_2$Dの濃度低下による腸管P吸収抑制と腎近位尿細管でのP再吸収抑制により血清P濃度を低下させる作用を持つ．保険適用外検査であるが，主に低P血症の鑑別診断に用いられる．腫瘍随伴症候群の一つである腫瘍性骨軟化症(TIO)の原因因子である．詳細は「4 FGF23の合成・分泌・作用」(p.12)を参照されたい．

文献

1) Okazaki R, Ozono K, Fukumoto S, et al. Assessment criteria for vitamin D deficiency/insufficiency in Japan - proposal by an expert panel supported by Research Program of Intractable Diseases, Ministry of Health, Labour and Welfare, Japan, The Japanese Society for Bone and Mineral Research and The Japan Endocrine Society[Opinion]. Endocr J. 2017；64(1)：1-6.

第 2 章　代謝性骨疾患　第 1 節　基本的臨床知識——A　検査

3 胸腰椎単純 X 線像

聖隷浜松病院骨・関節外科　森　諭史

> **臨床医のための Point ▶▶▶**
> 1. 椎体の骨梁パターンの観察により骨量減少の有無がわかる．
> 2. 椎体形状変化には変形性変化と骨折性変化がある．

はじめに

椎体は全身骨格のなかで最も骨代謝がさかんな部位で，骨代謝変化の影響が最も早く観察できる．代謝性骨疾患で骨変化を評価するにはまず胸椎，腰椎正側 X 線検査を行う．脊椎の X 線像の読影では，まず撮影される条件により画像が変化することを念頭におきながら椎体のレベルを同定し，椎体の骨梁パターン，形状を観察する．

撮影条件

脊椎の X 線画像は胸椎では Th8，腰椎では L3 中心に撮影することになっている．画像の中心部に位置する椎体には X 線が水平方向に入射するが，画像の上下端の椎体には X 線は斜入射され，椎体終板が一線とならず椎体骨折と見間違えることがあるので注意を要する（図 1）．

椎体レベルの同定

脊椎には通常，頸椎が 7 個，胸椎が 12 個，腰椎が 5 個と仙骨，尾骨がある．胸椎は横突起が発達してできた肋骨を有する．仙骨は通常癒合しているが第 1 仙椎が椎間板を有して腰椎化することや，逆に第 5 腰椎の椎間板がなく仙骨と癒合して仙骨化することもある．このように正常でも椎体数が多かったり少なかったりすることやずれたりすることはある．椎体のレベルの同定にはいくつかのランドマークを覚えておくと便利である（図

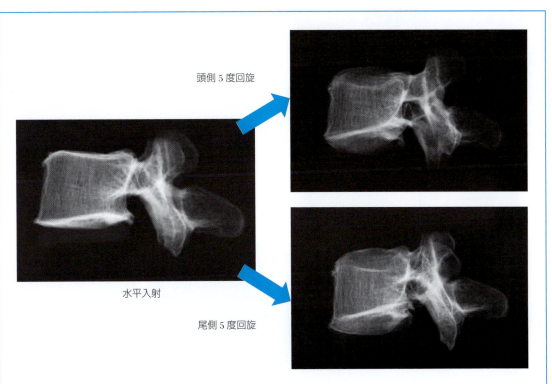

図1　X 線入射方向による画像の違い

2)[1]. 腰椎では腸骨稜（腸骨で最も高いところ）が第4/5椎間板レベルとなり，胸椎では横隔膜の下縁は第12胸椎，胸骨下縁が第9胸椎，胸骨角が第5胸椎，胸骨上縁が第3胸椎となる．

骨梁パターン

椎体内の骨梁パターンを観察することで椎体内の骨梁が密なのか疎なのかを判定できる（慈大分類）（図3）[2]．骨量が減少すると骨梁の間隔が広くなり骨梁の1本1本が見えてくる．さらに骨梁数が減少すると椎体全体のX線透過度が上昇する．定量的な評価法ではないが骨量減少があるかどうかの目安をつけることができる．さらに定量的に評価する場合には骨密度検査を行う．副甲状腺機能亢進症では特有のrugger-jersey patternが観察される（図4）．

椎体形状

椎体の変形には，①骨棘，骨硬化像，椎間板狭小化などの変形性変化と，②骨折による椎体の高さの減少，の2種類があり，両者は混在することも多い（図5）．また脊椎は骨転移性癌の転移が発生しやすい場所でもあり，ほかの疾患との鑑別診断も重要である（図6）．いわゆる椎体骨折には形態骨折と骨折治療が必要な骨折があり，椎体骨折あるいは椎体変形が認められた時期，臨床症状の有無により様々な用語が使用されている（図7）．

1 椎体骨折用語

・椎体骨折（vertebral body fracture）

骨粗鬆症による骨折では，脊椎を構成する要素のうち椎体のみが骨折するため，椎体骨折あるいは受傷機転（長軸方向の圧縮応力）より圧迫骨折とも称される．一方，若壮年者の脊椎骨折では脊椎とともに脊髄損傷が発生することが多いため，脊椎・脊髄損傷として総称されることが多い．椎体骨折に対する用語として非椎体骨折がある．

・形態骨折（morphometric fracture）

骨粗鬆症分野で用いられる用語で，一定の基準（日本骨代謝学会の基準や，GenantのSQ法など）を満たす椎体の変形．なお，ここでいう変形とは椎体の圧潰変形のことであり，変形性脊椎症などにみられる骨棘などの変形や側弯など脊柱の変形のことではない．

・既存骨折（prevalent fracture）

骨粗鬆症分野で用いられる用語で新規骨折と対

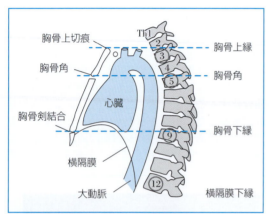

図2 胸郭内臓器と脊椎レベルの関係
〔Snell RS著，山内昭雄，他訳：スネル臨床解剖学．メディカル・サイエンス・インターナショナル，1983より改変〕

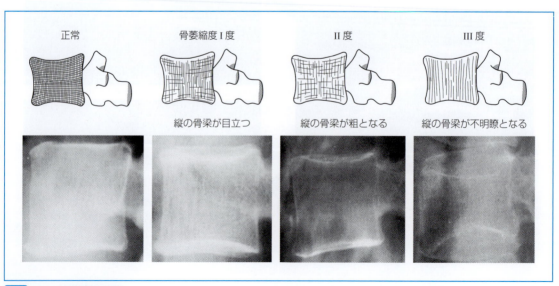

図3 慈大式骨萎縮度分類

になる言葉である．ある時点（治験の場合は登録あるいは薬剤投与開始時，一般臨床であれば，通常，初回X線撮影時）にすでに発生していた骨折．

・新規骨折（incident fracture）
骨粗鬆症分野で用いられる既存骨折と対になる言葉で，ある時点より以降に発生した骨折．ある時点の観察では正常であった椎体が，次の時点の観察で新たに骨折と判定されたもの．または，ある時点と比較し次の時点において椎体変形の度合いが増強したもの（後者を増悪〈worsening〉として区別する場合もある）．

・臨床骨折（clinical fracture）
新規骨折のうち疼痛などの臨床症状を伴い診断される骨折．

一方，骨折としての治療上重要なものとして以下の用語があげらる．

・骨折（fracture）
骨折とは骨組織の連続性の破綻した状態である．
骨折後の時間の経過により，（新鮮）骨折，陳旧性骨折を区別する．
骨折後の経過時間の長短により，骨癒合の成功率が違い，治療法が異なる．

・不顕性骨折（occult fracture）
X線像では確認できない骨折．おもにMRIあるいは骨シンチグラフィで診断される．

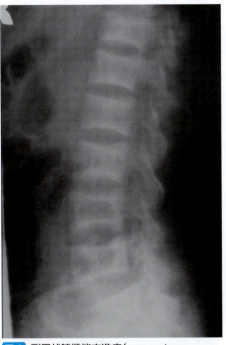

図4　副甲状腺機能亢進症（rugger-jersey pattern）

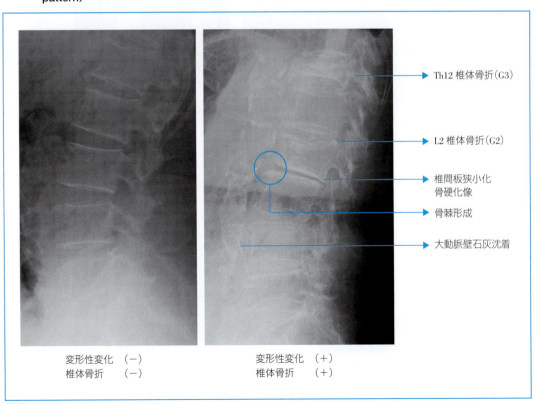

図5　椎体の形状変化（変形性変化の混在）

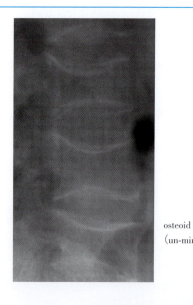
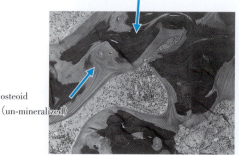

mineralized bone

osteoid
（un-mineralized）

（非脱灰，toluidine blue O 染色，×100）

a：骨軟化症

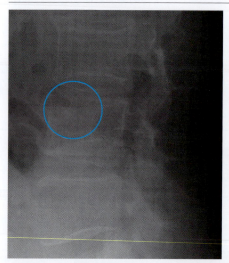
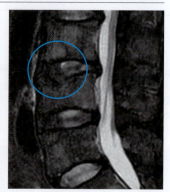

MRI 検査

b：多発性骨髄腫

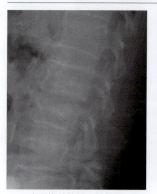
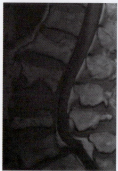
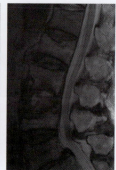

上下椎体終板の破壊像　　T1 強調画像　　T2 強調画像
　　　　　　　　　　　　　MRI 検査

c：化膿性脊椎炎

図6 鑑別診断

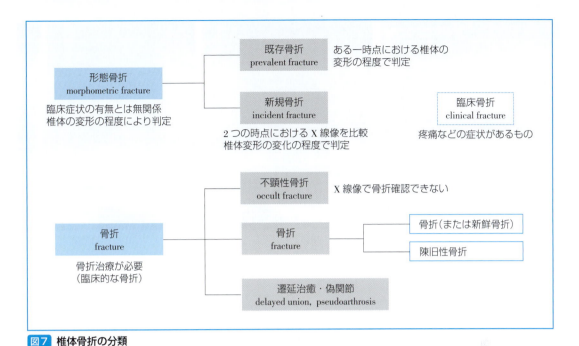

図7 椎体骨折の分類

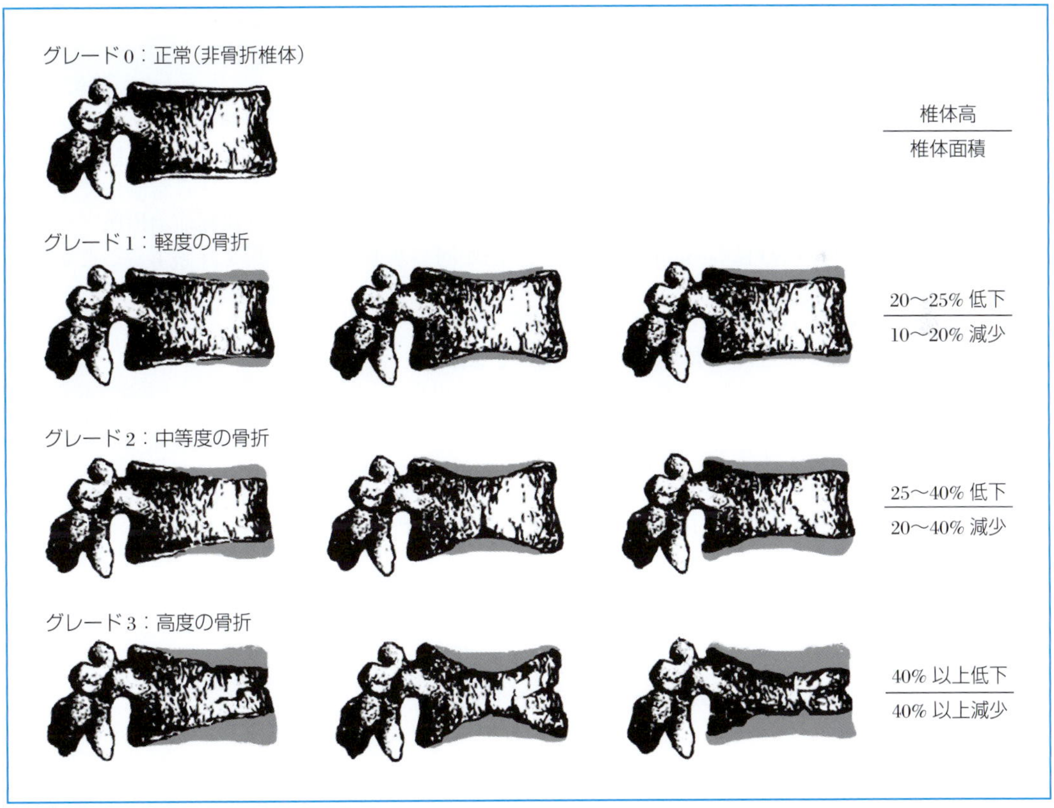

図8 椎体骨折の判定（SQ法）
〔Bouxsein ML, et al.: International Osteoporosis Foundation. The Breaking Spine 2010 および Genant HK, et al.: Vertebral fracture assessment using a semiquantitative technique. J Bone Miner Res 1993；**8**：1137-1148 より改変〕

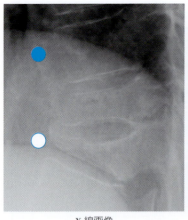 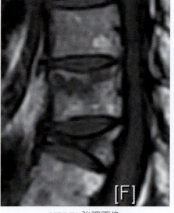 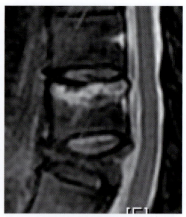

X線画像　　　　　　　　MRI T1強調画像　　　　　　　MRI T2強調画像

図7 椎体骨折診断（MRIによる早期診断）
- ● : 発生当日の椎体骨折（椎体変形なし）
  MRI輝度変化（T1低輝度, T2高輝度）
- ○ : 既存椎体骨折
  椎体変形はあるがMRI輝度変化なし

・遷延治癒・偽関節（delayed union, pseudoarthrosis）

遷延治癒とは当該骨折の部位と型における平均速度（通常3～6か月）で治癒が進んでいない状態をいう．

2 椎体骨折の評価

形態骨折の判定は椎体前（A），中（C），後縁（P）の高さを計測して判定するQM法（quantitative method）と半定量的に行うSQ法（semi-quantitative method）の2つがある．

QM法では，C/A，C/Pのいずれかが0.8未満，またはA/Pが0.75未満の場合，椎体の高さが全体的に減少する場合（扁平椎）には判定椎体の上位または下位のA，C，Pより各々が20%以上減少している場合を椎体骨折とする[3]．SQ法は対照表を使ってグレード判定する方法で（図8）[4,5]，疫学調査，臨床試験，日常臨床でも広く使用されている．

椎体骨折のなかでも早期の変形のない骨折の診断は単純X線では困難である．このような場合にはMRI検査を行い骨折を判定することが有用である（図9）．椎体骨折評価におけるSQ法やMRI検査の活用は椎体骨折評価基準2012年度改訂版[6]で取り上げられている．

おわりに

椎体骨折評価は，骨粗鬆症の骨折リスクの判定や椎体骨折治療に大変重要である．疫学，臨床研究から得られるエビデンスを日常診療で十分に活用するには，研究者，骨粗鬆症治療医，骨折治療医が同じ基準で椎体骨折を評価することが重要である．

文献

1) Snell RS 著，山内昭雄，他訳：スネル臨床解剖学．メディカル・サイエンス・インターナショナル，1983．
2) 伊丹康人，他：骨粗鬆症の疫学と臨床．日本整形外科学会雑誌 1964；**38**：487-489．
3) 折茂 肇，他：原発性骨粗鬆症診断基準（1996年度版）．日本骨代謝学会雑誌 1997；**14**：219-233．
4) Bouxsein ML, et al.: International Osteoporosis Foundation. The Breaking Spine 2010.
5) Genant HK, et al.: Vertebral fracture assessment using a semiquantitative technique. J Bone Miner Res 1993；**8**：1137-1148.
6) 椎体骨折評価委員会：椎体骨折評価基準（2012年度改訂版）．Osteoporosis Japan 2013；**21**．

第2章　代謝性骨疾患　第1節　基本的臨床知識——A　検査

骨密度測定法

川崎医科大学放射線核医学　**曽根照喜**

> **》 臨床医のためのPoint ▶▶▶**
>
> 1. 骨粗鬆症の診断では，骨密度は原則として腰椎正面と大腿骨近位部のDXAの値を用いる．
> 2. 末梢骨の骨密度測定は，骨折リスクの全般的評価や骨粗鬆症のスクリーニングに適している．
> 3. 骨密度の経過観察には高い精度が必要であり，検査時のポジショニングや測定条件の画一化に留意する．

骨密度測定の意義

骨密度と骨折リスクとの間には密接な関係があり[1]，骨密度測定は骨粗鬆症の診断や治療後の評価のために現在利用できる最善の検査法といえる．骨密度による骨折予測には以下のような特徴がある．

- 比較的長期にわたって骨折を予測できる．
- 全身の骨折危険性を評価できる．
- 骨折予測能は同じ部位を測定した方が高い．
- 同じ骨密度でも高齢者の方が骨折危険性が高い．
- 同じ骨密度でも既存骨折をもつ方が骨折危険性が高い．

測定法の種類と特徴

X線を用いる骨密度測定法には二重エネルギーX線吸収測定法（dual-energy X-ray absorptiometry：DXA）や定量的CT法（quantitative CT：QCT）がある．超音波を用いる方法は定量的超音波法（quantitative ultrasound：QUS）と呼ばれ，ほとんどは踵骨を測定対象としている（表1）．

X線を用いた方法では骨に含まれるミネラル量（骨塩量；bone mineral content：BMC）が測定される．骨は骨ミネラルとコラーゲンなどの骨基質蛋白よりなり，それらを併せたものが骨量（bone mass）である．BMCを測定領域の骨の大きさで除した値が骨密度（bone mineral density：BMD）である．QUSではX線を用いた方法と異なり，BMCを直接評価していないことから，厳密にはQUS指標と骨密度（BMD）は区別される．

1 DXA

全身の様々な部位の測定が可能であるが，一般的には，腰椎，大腿骨近位部，橈骨が測定される．

腰椎DXAには，前後方向で測定する方法と側面方向で測定する方法がある．腰椎正面DXAでは，第1（または第2）腰椎から第4腰椎までの骨密度が利用される．腰椎側面DXAは，脊椎後方成分の変化に影響されない骨密度が得られるものの，測定再現性が劣るため，一般的な利用は推奨されていない[2]．

大腿骨DXAでは，頚部，転子部，近位部トータル（total hip）の骨密度が用いられる．従来，海綿骨の比率が高いことから骨密度変化を検出しやすいと期待されていたWard三角は，測定再現性が低く最近ではほとんど利用されていない．

橈骨や踵骨のDXAは，専用の装置による測定と躯幹骨用のDXA装置を利用した測定が可能である．橈骨では，遠位端からの距離によりいくつかの領域設定が行われ，各領域の骨密度が測定される．機種によっては測定領域が異なる．一般的には橈骨遠位1/3部位がよく利用されている．

2 QCT

X線CTで骨領域の密度（CT値）を求めると骨密度に比例する値が得られる．一方，CT値は機種

表1　主な骨密度測定法とその特徴

	利点	欠点
腰椎DXA	骨密度変化の検出感度が高い	骨折や退行性変化による誤差
大腿骨近位部DXA	大腿骨近位部骨折のリスク評価に優れる	測定の再現性が低くなりやすい
橈骨DXA	簡便，高い普及率	骨密度変化の検出感度が低い
中手骨RA	専用の骨密度測定装置が不要	骨密度変化の検出感度が低い
踵骨QUS	被曝なし	骨塩量の直接測定法ではない
QCT	皮質骨と海綿骨の区別が可能	高いコスト，低い普及率

によって少し異なり，同一機種でも撮像条件やX線管球の劣化などの影響を受けて変動するため，いくつかの濃度の骨等価物質からなるファントムを同時に撮影することによって正確な骨密度値が計算される．一般にQCTは，腰椎を対象としたものと橈骨や脛骨などの末梢骨を対象としたものに分けられる．後者はpQCT (peripheral QCT)と呼ばれ，専用のCT装置にて測定される．DXAと比較した場合のQCTの特徴としては，立体的な密度評価ができ，皮質骨と海綿骨の分離測定が可能であることが挙げられる．

3 QUS

測定対象の骨の両端にトランスデューサーをおいて，骨を伝わる超音波の速度や伝搬中の超音波の減衰の様子から骨密度に関連した指標を求める方法である．骨粗鬆症の診断や経過観察のための方法としては精度などの点でDXAより評価が劣る．一方，QUSは比較的安価であり，また，X線を用いないため被曝の心配がなく，設置場所や検査担当者の医療資格の面でも利用しやすく，スクリーニングなどでの利用が推奨されている．

4 その他

MD法 (microdensitometry)とその改良法であるCXD法 (computed X-ray densitometry)とDIP法 (digital image processing)は，手のX線写真を用いて中手骨の陰影濃度を測定し，骨密度の指標を算出する方法 (radiographic absorptiometry：RA)である．現在では他の医用画像検査と同様にフィルムレスのシステムにバージョンアップしている．

RA法はX線撮影には通常の撮影装置を使用するため汎用性に優れている．また，腰椎DXAと異なり，血管壁の石灰化や退行性の骨関節変化の影響を受けにくい．ただし，主に皮質骨の情報を反映し，閉経後や薬物治療による変化量は腰椎DXAなどと比べて少ない．

測定時に注意すべきポイント

装置附属のマニュアルに沿って，品質管理，スキャンおよびスキャンデータの解析を行うのが原則であるが，そのなかで骨密度測定値の変動要因となりやすいポイントを以下に示す．

1 大腿骨DXA

大腿骨近位部は複雑な立体形状をしているので，股関節の回旋状態の違いで，大腿骨近位部の投影像 (すなわち骨面積)が大きく変わる．検査時には，大腿骨を前捻角の大きさだけ (20°程度)内旋させて，X線ビームが頸部軸に対して直角に入射するような体位でスキャンし，経過観察時は前回と同じようなポジショニングにする．解析時のROI設定でよくみられる誤差要因は，頸部ROIの幅やtotal hip areaの下端の位置である．これらが変化すると骨密度による経過観察の精度が低下する．

2 腰椎DXA

腰椎のDXAでは，測定領域内の退行性変化や圧迫骨折，金属製の異物などが測定結果に影響する．また，経過観察の検査では，骨密度の他に骨面積の変化の有無にも注意する．通常では骨面積の変化はみられないので，骨面積の変化が大きくみられる場合は，スキャン時のポジショニング，ROI設定の誤り，椎体圧迫骨折の発生などが原因している可能性がある．

3 橈骨DXA

橈骨でも測定時のポジショニングが重要である．誤差要因としては，橈骨長軸とスキャン方向の傾きやスキャン時の前腕の捻れ (回旋)が多い．

測定結果の評価

1 密度測定によって得られる値

測定する骨領域はDXAでは面積 (cm^2)，QCTでは体積 (cm^3)で表わされる．サイズを補正するために骨塩量を面積や体積で除した値が骨密度 (面積骨密度〈areal BMD〉あるいは体積骨密度〈volumetric BMD〉)である．同じ体積密度の骨では大きい骨の方が面積密度が大きくなる．

QUSでは骨指標として，超音波伝搬速度 (speed of sound：SOS)，広帯域超音波減衰係数 (broadband ultrasound attenuation：BUA)，透過指数 (transmission index：TI)，骨梁面積率などが測定される．SOSはすべてのQUS装置で得られるが，他の指標は機種によって異なる．QUSで得られる骨指標は，骨密度の他に骨梁構造や骨の材質的特徴などの質的側面も反映すると考えられている．

2 YAM，T-スコア，Z-スコア

DXAでは骨密度の値は，基準となる値と比較して，若年成人平均値 (young adult mean, YAM)に対する割合，T-スコア，あるいはZ-スコアで表わされる (表2)．骨密度値は一般的に装置間での一致度が低く，同じ装置で測定すると高い再現性が得られるが，機種が違うと値が変動し，異なる

表2 %YAM，T-スコア，Z-スコアの定義

| %YAM ＝ 健常若年成人の平均値 (YAM)に対する % |
| T-スコア ＝ (骨密度測定値－若年成人平均値)/若年成人の標準偏差 |
| Z-スコア ＝ (骨密度測定値－同年齢平均値)/同年齢の標準偏差 |

若年成人の年齢層は，腰椎は20〜44歳，大腿骨近位部は20〜29歳である (わが国の診断基準)．

メーカーの装置間では値が大きく異なる．T-スコアなどを用いると値が標準化されるが，機種間で経過観察を行えるほどの互換性はみられない．

診断目的の場合，成人ではT-スコアまたは%YAM，小児ではZ-スコアが一般に用いられるが，いずれにしても，測定の部位および機種ごとに健常者の基準値がないと，診断基準に沿った判定が難しい．

各種骨密度測定法の使い分け

わが国の原発性骨粗鬆症の診断基準では，骨密度は原則として腰椎正面と大腿骨近位部のDXAを用い，これらの測定が困難な場合には橈骨，第二中手骨，踵骨の骨密度を用いることが推奨されている[3]．閉経後や薬物治療後の骨量減少の検出感度は腰椎DXAが優れているが，大腿骨近位部骨折のリスクを見るのには大腿骨近位部DXAの方が有用である．さらに，腰椎DXAは高齢者において脊椎変形などによる誤差で用いにくい場合があり，可能であれば両部位の測定値から診断することが望ましい．

大腿骨近位部DXAでは頸部とトータルの2か所の骨密度がよく利用される．トータルは頸部，転子部，転子間部の3部位を併せたもので，他の部位より測定再現性が高い．骨折リスクとの関係では，頸部骨折の予測能には頸部骨密度が，転子部骨折の予測能には転子部骨密度が高い傾向を示す．

橈骨DXA，踵骨QUS，RAなどの末梢骨の骨密度測定は，骨折のリスク評価や骨粗鬆症のスクリーニングを主な目的として用いられる．なお，副甲状腺機能亢進症ではDXAによる橈骨遠位1/3部位の測定が皮質骨骨密度をよく反映し有用とされている．

DXAで得られる骨の構造指標

骨密度以外に，腰椎DXAでは海綿骨微細構造の指標（trabecular bone score：TBS）[4]，大腿骨近位部DXAでは骨ジオメトリー解析（hip structure analysis：HSA）[5]の指標を求めることができる．いずれもDXAのスキャンデータを専用のソフトで解析するのみで簡便に得られる．TBSは骨密度とは独立した骨折危険因子であることが示されており，骨密度低下と骨微細構造の劣化が乖離して進行するような病態での臨床利用が期待されている．HSA指標は日常臨床よりも臨床研究での解析ツールとしての利用が中心である．

文献

1) Cummings SR, et al.：Clinical use of bone densitometry：scientific review. *JAMA* 2002；**288**：1889-1897.
2) Shepherd JA, et al.：Executive Summary of the 2015 ISCD Position Development Conference on Advanced Measures From DXA and QCT：Fracture Prediction Beyond BMD. *J Clin Densitom* 2015；**18**：274-286.
3) 宗圓聰，他：原発性骨粗鬆症の診断基準（2012年度改訂版）. Osteoporosis Jpn 2013；**21**, 9-21.
4) Silva BC, et al.：Fracture Risk Prediction by Non-BMD DXA Measures：the 2015 ISCD Official Positions Part 2：Trabecular Bone Score. *J Clin Densitom* 2015；**18**：309-330.
5) Broy SB, et al.：Fracture Risk Prediction by Non-BMD DXA Measures：the 2015 ISCD Official Positions Part 1：Hip Geometry. *J Clin Densitom* 2015；**18**：287-308.

第2章　代謝性骨疾患　第1節　基本的臨床知識——A　検査

5 腸骨生検

新潟リハビリテーション病院，新潟骨の科学研究所　**山本智章**

> **▶▶ 臨床医のための Point ▶▶▶**
>
> 1. 骨形態計測法は骨組織の定量的な評価方法である．
> 2. ヒトでは腸骨生検から得られた骨組織を非脱灰標本にして解析する．
> 3. 骨標識を行うことで骨リモデリングの動態を示すパラメータが得られる．

はじめに

　骨組織の代謝は，破骨細胞による骨吸収と，それに連動した骨芽細胞群による骨形成の連続した活動である．骨形態計測法（bone histomorphometry）は代謝状態を直接的に評価する方法で，臨床的にはヒト腸骨が用いられている．骨量測定や骨代謝マーカーの登場によって腸骨生検の適応は限定されてきているが，骨リモデリングを直接的に定量評価することで得られる情報は多く，本項では本手法についての基本的な内容について概説する[1]．

腸骨生検方法

　ヒトにおける骨形態計測法においては，腸骨が採取されることが標準となっている．生検前に骨標識としてテトラサイクリン系の抗生物質（アクロマイシン®V，レダマイシン®）の投与を間隔をあけて2回実施する．アクロマイシン®Vでは250 mg×4回/日が一般的に用いられる．2日間投与の後14日間休止し，再び2日間投与，7日間の休薬の後に生検を行うことで2回の標識が完成する．この骨標識は骨形成にかかわる代謝動態を得るために必須である（図1）．

　腸骨採取用の専用トレフィンがあるが，中空のドリルで代用も可能である．海綿骨および皮質骨の両者を同時に観察できることから，腸骨を外板から内板まで貫いて海綿骨を破壊しないよう愛護的に採取することが望ましい（図2）．

　生検は仰臥位で行う．上前腸骨棘から背側に2 cm，腸骨稜から尾側に2 cmの部位で生検を行う．麻酔は皮膚，皮下組織，骨膜に局所麻酔を行い，できれば内板にまで浸潤させることが疼痛の軽減につながる．2 cmの皮切をおき，軟部を鈍的に展開し骨膜に達する．トレフィンを挿入し，ゆっくりと先端を進め外板から内板まで貫いたことを確認して組織を採取する．専用トレフィンではストッパーがついているが，合併症の予防のためトレフィンが深く入らないよう注意する．

　新潟骨の科学研究所では腸骨生検を容易にかつ安全に行うための新しいトレフィンを開発した．腸骨外板に外筒をしっかり固定するためのスパイクを作り，内筒の歯を細かく切れやすくして皮質骨を容易に貫通できるとともに，ラチェット式の手回しハンドルにしたため，持ち替えることなく短時間でスムーズに骨の採取が可能となる．この

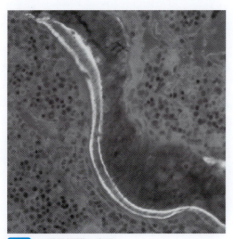

図1 二重骨標識の実際
（▶口絵カラー⑰参照）

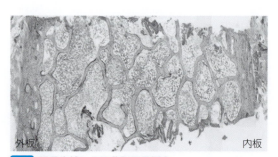

図2 腸骨生検による非脱灰骨標本
（▶口絵カラー⑱参照）

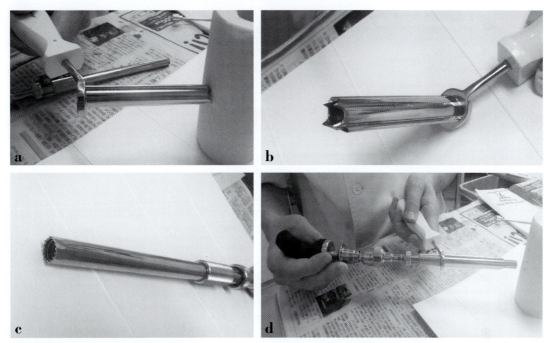

図3 腸骨生検器(新潟骨の科学研究所式)
a：大きな取っ手で片手で外筒が持ちやすい．
b：外筒にある4か所のスパイクにより外板への強固な固定が可能．
c：細かい内筒の歯と内面のスリットで，採取骨をしっかり保持．
d：ラチェット式に骨採取．ストッパーあり．

ことは骨組織の構造を壊すことなく質のよい標本が得られることにつながる．さらに安全面に配慮して，あらかじめ内筒の挿入深度を設定できる設計になっており，深い挿入による合併症を回避できる．(図3a〜d)．

標本作製と計測

摘出骨は70%エタノールにて固定され，bone stainなど目的に応じた様々な染色が施される．続いてプラスチック樹脂(methyl methacrylate)に包埋して薄切標本または研磨標本が作製される．病理組織検査のような脱灰はしないため，非脱灰標本で石灰化骨と類骨を区別して評価できる．前述の骨標識は石灰化の進行部位に沈着し，蛍光で発光するため2本の線として観察され，骨形成速度が算出可能となる[2]．計測は顕微鏡とパソコンが連動した計測システムにより一連のマニュアルに従って行われる．計測は熟練を要する部分もあり，検者間の誤差を可能な限り少なくするよう，目合わせも必要となる[3]．

パラメータとその意味

骨形態計測パラメータは，1988年にParfittらによって米国骨代謝学会で標準化され[4]，わが国では日本骨形態計測学会においてパラメータが和訳された[5]．特に重要なものは，骨標識から算出される，骨石灰化速度(mineral apposition rate：MAR)と骨形成速度(bone formation rate：BFR)で，さらに骨梁の骨単位壁幅(wall thickness：W.Th)を計測することで，W.ThとMARの関係から形成時間(formation period：FP)が算出され，時間的な指標が得られる．その結果，リモデリングのパラメータとして最も重要である骨単位活性化率(activation frequency：Ac.f)が算出される．

これらのパラメータは骨代謝疾患の診断や病態解明，薬剤投与の影響や効果について判定するうえで貴重な情報をもたらす．また，類骨の定量的評価は類骨幅(osteoid thickness：O.Th)や類骨量(osteoid volume：OV/BV)として表現されて骨軟化症の指標になり，透析患者における副甲状腺機能亢進症では線維組織が骨髄中に増大して特徴的な組織像を呈する[6](表1)．

骨形態計測の臨床的意義，役割

骨形態計測の最大の意義は，直接的に骨代謝動態を定量的に評価することであり，骨代謝疾患では腸骨生検による評価以外では正確な診断は困難である．

透析患者を含めCKD患者では骨代謝に大きな影響を受けるため骨代謝状態の正確な把握が重要

表1 骨形態計測基本指標

	名称	略号	用語	単位
構造指標	cortical width	Ct.Wi	皮質幅	mm
	cortical porosity	Ct.Po	皮質多孔率	$/mm^2$
	cancellous bone volume	BV/TV	骨量	%
	wall thickness	W.Th	骨単位壁幅	μm
	trabecular thickness	Tb.Th	骨梁幅	μm
	trabecular separation	Tb.Sp	骨梁間隙	μm
	trabecular number	Tb.N	骨梁数	/mm
	eroded surface	ES/BS	侵食面	%
	osteoid surface	OS/BS	類骨面	%
	osteoblast surface	Ob.S/BS	骨芽細胞面	%
	osteoclast surface	Oc.S/BS	破骨細胞面	%
	osteoid thickness	O.Th	類骨幅	μm
	osteoid volume	OV/BV	類骨量	%
動的指標	mineralizing surface	MS/BS	骨石灰化面	%
	mineral appositional rate	MAR	骨石灰化速度	μm/d
	activation frequency	Ac.f	骨単位活性化率	/d
	bone formation rate	BFR/BV	骨形成速度(骨基準)	%/y
	bone formation rate	BFR/BS	骨形成速度(面基準)	$μm^3/μm^2/d$
	formation period	FP	形成時間	day
	mineralization lag time	Mlt	骨石灰化遅延時間	day

であり,現在も腸骨生検による骨形態計測が比較的多く施行されている.2006年にはKidney Disease：Improving Global Outcomes(KDIGO)committeeからTMV(Turnover, Mineralization, Volume)分類に基づいた新しい分類が提唱されている[7].

おわりに

本項では腸骨生検に基づいた骨形態計測法についての方法とその意義について概説した.本法は骨代謝マーカーがない半世紀前に骨代謝を定量的に研究する手段として開発され,その意義が確立してきた古い歴史をもつ手法である.標本作製や計測において時間や労力,経験を要する方法であり,標本のクオリティや観察者の主観に左右されやすいことから,より客観的な評価体制が必要である.骨代謝状態の変化を伴う疾患の増加や新しい薬剤の登場によって,これまで以上に骨組織の詳細な情報が必要であり,その最終評価方法として骨形態計測法は大きな役割を果たすことが期待される.骨関節疾患にかかわる多くの研究者や臨床家に,本法の存在や意義を頭の片隅に入れていただくことを願う.

文献

1) Parfitt AM：The physiologic and clinical significance of bone histomorphometric data. In：Recker RR(ed), *Bone histomorphometry：techniques and interpretation*. Boca Raton, CRC Press, 1983；143-244.
2) Frost HM：Tetracycline-based histological analysis of bone remodeling. *Calcif Tiss Res* 1969；**3**：211-237.
3) Compston JE, et al.：Inter-observer and intra-observer variation in bone histomorphometry. *Calcif Tissue Int* 1986；**38**：67-70.
4) Parfitt M, et al.：Bone histomorphometry：standardization of nomenclature, symbols, and units. *J Bone Miner Res* 1987；**2**：595-610.
5) 乘松尋道,他：骨粗鬆症の組織学的形態計測法(Bone histomorphometry)における日本語用語の作成.日本骨形態計測学会雑誌 1993；**3**：1-6.
6) Sherrard DJ, et al.：The spectrum of bone disease in end-stage renal failure-an evolving disorder. *Kidney Int* 1993；**43**：436-442.
7) Moe S, et al.：Definition, evaluation, and classification of renal osteodystrophy：a position statement from Kidney Disease：Improving Grobal Outcomes(KDIGO). *Kidney Int* 2006；**69**：1945-1953.

第2章 代謝性骨疾患 第2節 疾患各論——A 骨粗鬆症

原発性骨粗鬆症の予防と治療ガイドライン2015年版

島根大学医学部内科学講座内科学第一 **山内美香，杉本利嗣**

▶▶ 臨床医のための Point ▶▶▶

1. 薬物治療開始基準では，骨粗鬆症と診断された場合に加えて，脆弱性骨折がなく骨密度がYAMの70%より大きく80%未満で，両親のいずれかに大腿骨近位部骨折の家族歴を有する場合か，FRAX®にて主要骨粗鬆症性骨折の10年間の絶対骨折確率が75歳未満で15%以上の場合には薬物治療を開始する．
2. 『原発性骨粗鬆症の予防と治療ガイドライン2015年版』では薬剤のエビデンスレベルに基づき「有効性の評価」として，骨密度増加効果および骨折抑制効果がA，B，Cの3段階で表されている．

はじめに

骨粗鬆症の予防と治療の目的は，骨粗鬆症性骨折を防止し，日常生活動作(ADL)や生活の質(QOL)を良好に保つことである．近年，骨密度増加効果と骨折防止効果が立証された様々な骨粗鬆症治療薬が使用可能となった．しかし，骨粗鬆症治療対象例のうち20〜30%にしか骨粗鬆症治療が行われておらず，この改善が喫緊の課題である．日常診療において骨粗鬆症の予防と治療が広く行われるための指針として『骨粗鬆症の予防と治療ガイドライン2006年版』が策定された．その後2011年の改訂を経て2015年に再改訂され，『原発性骨粗鬆症の診断基準2012年度改訂版』[1]などとの整合性が図られた．本項では『骨粗鬆症の予防と治療ガイドライン2015年版』[2]について，改訂のポイントを中心に概説する．

骨粗鬆症の予防

骨粗鬆症の一次予防のためには18歳までにできるだけ高い最大骨量(peak bone mass: PBM)を獲得することである．適度な体重維持，カルシウムやビタミンDなどの十分な摂取，強度のある運動を行うことが高いPBMの獲得につながる．中高年者に対してはやせを防止し適正体重を維持すること，喫煙，過度の飲酒を避けること，栄養指導，歩行を中心とした運動の日常的実施が推奨される．そして，骨粗鬆症の予備群である「骨量減少」を発見するためには骨粗鬆症検診による骨密度測定が重要である．骨量減少の定義についてはわが国では骨密度が−1.5SD未満，WHOは−1.0SD未満[3]と異なっていたが，『原発性骨粗鬆症の診断基準2012年度改訂版』では，対象を広げWHOの国際基準と同じ−1.0SD未満の場合を骨量減少と定義され，『骨粗鬆症の予防と治療ガイ

ドライン2015年版』でも整合性がとられている．

薬物治療開始基準

原発性骨粗鬆症の診断基準において，骨粗鬆症と診断された場合は薬物治療を開始する．骨粗鬆症治療の目的は，骨粗鬆症性骨折を防止し，ADLおよびQOLを維持，向上させることである．よって，骨粗鬆症と診断されていない場合でも，骨粗鬆症と同程度の骨折リスクを有する場合は，薬物治療の開始を検討することを目的とし，『骨粗鬆症の予防と治療ガイドライン2011年版』で原発性骨粗鬆症の薬物治療開始基準が別に策定された．そして2015年版では，2011年版以降に改訂された『原発性骨粗鬆症の診断基準2012年度改訂版』との整合性が図られた．つまり，脆弱性骨折のない場合，骨密度が若年成人平均(young adult mean：YAM)の70%未満が薬物治療開始となっていたが，診断基準では国際的なWHOの診断基準[3]と整合性を取るため70%以下となり，−2.5SD以下というSD表記も追記され，薬物治療開始基準も同様に変更された(図1)[2]．

骨粗鬆症の診断基準を満たさなくても，骨折リスクが高い患者には早期からの治療介入を行うことの必要性については，世界的なコンセンサスが得られている．骨折リスクがどの程度高い例を治療対象とするかは，各々の国における医療状況を鑑みて薬物治療開始基準が策定されている．WHOは臨床的危険因子として，年齢，性別，既存骨折，過度のアルコール摂取，現在の喫煙，大腿骨近位部骨折の家族歴，ステロイド服用，関節リウマチ，骨密度(測定可能な場合)を用いた骨折リスク評価ツール(fracture risk assessment tool：FRAX®)を作成した．骨折発生率と寿命に基づき10年間の大腿骨近位部と主要骨粗鬆症性(臨床的椎体，大腿骨近位部，前腕，上腕部)骨折の絶対

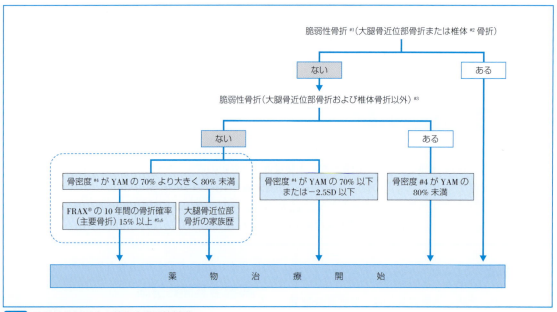

図1　原発性骨粗鬆症の薬物治療開始基準

#1：軽微な外力によって発生した非外傷性骨折．軽微な外力とは，立った姿勢からの転倒か，それ以下の外力をさす．
#2：形態椎体骨折のうち，3分の2は無症候性であることに留意するとともに，鑑別診断の観点からも脊椎X線像を確認することが望ましい．
#3：その他の脆弱性骨折：軽微な外力によって発生した非外傷性骨折で，骨折部位は肋骨，骨盤（恥骨，坐骨，仙骨を含む），上腕骨近位部，橈骨遠位端，下腿骨．
#4：骨密度は原則として腰椎または大腿骨近位部骨密度とする．また，複数部位で測定した場合にはより低い％値またはSD値を採用することとする．腰椎においてはL1～L4またはL2～L4を基準値とする．ただし，高齢者において，脊椎変形などのために腰椎骨密度の測定が困難な場合には大腿骨近位部骨密度とする．大腿骨近位部骨密度には頸部またはtotal hip（total proximal femur）を用いる．これらの測定が困難な場合は橈骨，第二中手骨の骨密度とするが，この場合は％のみ使用する．
#5：75歳未満で適用する．また，50歳代を中心とする世代においては，より低いカットオフ値を用いた場合でも，現行の診断基準に基づいて薬物治療が推奨される集団を部分的にしかカバーしないなどの限界も明らかになっている．
#6：この薬物治療開始基準は原発性骨粗鬆症に関するものであるため，FRAX®の項目のうち糖質コルチコイド，関節リウマチ，続発性骨粗鬆症にあてはまる者には適用されない．すなわち，これらの項目がすべて「なし」である症例に限って適用される．
〔骨粗鬆症の予防と治療ガイドライン作成委員会：骨粗鬆症の予防と治療ガイドライン2015年版，ライフサイエンス出版，2015. より引用改変〕
-----内：『原発性骨粗鬆症の診断基準2012年度改訂版』には該当しないが，診断基準を満たす例と同等の骨折リスクを有すると考えられることより，薬物治療開始の対象となる．

リスクを算出し，リスクが高い例には早期からの治療介入の必要性が提唱されている．わが国における薬物治療開始基準では，2011年版同様2015年版においても骨粗鬆症と診断された場合に加えて，脆弱性骨折がなく骨密度がYAMの70%より大きく80%未満で，両親のいずれかに大腿骨近位部骨折の家族歴を有する場合か，FRAX®にて主要骨粗鬆症性骨折の10年間の絶対骨折確率が15%以上の場合には薬物治療を開始する（図1点線で囲んだ部分）．FRAX®は国別に作成されており，日本人の骨折発生率データにもとづいた各個人の骨折リスクが算定される[4]．FRAX®で判定した場合，日本人では75歳以上においてはほとんどすべての女性がこのカットオフ値を上回ることから，FRAX®の適応は75歳未満とされている．

骨粗鬆症の治療

従来のガイドラインでは，薬剤の「推奨グレード」で評価されていたが，2015年版では薬剤のエビデンスレベルに基づき「有効性の評価」として，骨密度増加効果および骨折抑制効果がA，B，Cの3段階で表されている[2]．そして，2011年版以降に新たに承認された，イバンドロネート，テリパラチド酢酸塩（週1回製剤），デノスマブ，そして既存薬物の新たな剤形が加えられた．

治療効果を得るためには，各病態に基づいた薬剤選択が望まれる．カルシウム負バランス例にはカルシウム製剤，ビタミンD不足の場合には活性型ビタミンD_3製剤が好適となる．2018年に25水酸化ビタミンDの測定が骨粗鬆症においても保険承認され，ビタミンD充足状態の評価が可

能となった．

閉経後早期のエストロゲン欠乏による骨吸収亢進例では，SERMがよい選択となる．一方，大腿骨近位部骨折リスクが高く骨吸収亢進例には，ビスホスホネート（BP）製剤やデノスマブが第一選択となる．経口BP製剤投与後，骨吸収マーカーの低下がみられない場合や，骨密度の低下が持続する場合は，薬剤効果が得られていない可能性が高く，服薬状況の確認とともに，投与間隔の異なるBP製剤や静脈内投与のBP製剤，あるいはデノスマブなどへの変更を考慮する．

骨形成促進薬であるテリパラチドは，骨折リスクの高い例においてBP製剤を上回る椎体骨折抑制効果が立証されている．骨吸収抑制薬による治療中にも関わらず骨折を生じた例，高齢で複数の椎体骨折や大腿骨近位部骨折を生じた例，骨密度低下が著しい例などに勧められる．また，テリパラチドは投与期間が生涯のうち2年に限定されており，投与終了後には骨吸収抑制剤による逐次療法を要する．

骨粗鬆症治療薬の併用療法については，十分なエビデンスが得られていないが，わが国における医師主導型大規模臨床試験（JOINT-02）より，既存椎体骨折2個以上，あるいは椎体骨折変形Grade 3以上の重度の椎体骨折を有する症例では，アレンドロネート単独群に比しアレンドロネートと活性型ビタミンD_3製剤併用群で有意な椎体骨折抑制効果を認めることが示されている．

続発性骨粗鬆症

2015年版では，生活習慣病関連骨粗鬆症や治療関連骨粗鬆症を中心とした新たなエビデンスが加えられ，2011年版以降に改訂された『ステロイド性骨粗鬆症の管理と治療ガイドライン2014年改訂版』[5]が取り入れられた．

ロコモティブシンドロームと骨粗鬆症

超高齢社会となり要支援・要介護の認定要因として，転倒・骨折や関節疾患などの運動器障害によるものがますます多くなってきている．運動機能の低下や運動器疾患についての知識や対策を一般に普及させ，啓発することが重要であるとして，運動器障害を包括的にとらえたロコモティブシンドロームの概念が提唱された．その定義は「運動器の障害のために移動機能の低下をきたした状態」とされる．中高年者に多い運動器疾患は，変形性膝関節症，変形性脊椎症および脊柱管狭窄症，骨粗鬆症とそれに伴う脆弱性骨折，サルコペニアなどであり，これらが進行すると要介護状態になるリスクが高くなる．骨粗鬆症はロコモティブシンドロームの重要な構成疾患であり，2015年版では新たに取り上げられた．骨粗鬆症とロコモティブシンドロームの両方に予防対策をとることが重要である．

骨粗鬆症リエゾンサービス

多職種の連携による骨折予防を推進するコーディネーターの活動により再骨折率が低下し，医療費削減につながることが海外から報告されている．「骨粗鬆症リエゾンサービス（osteoporosis liaison service：OLS）」は日本骨粗鬆症学会が策定した骨粗鬆症の啓発・予防・診断・治療のための多職種連携システムである．2015年版では骨粗鬆症への対策として，病診連携や地域・社会との連携も重要であり，それを円滑に行うシステムとして一次予防も含めたOLSが取り上げられている．

おわりに

骨粗鬆症の予防と治療ガイドライン2015年版の改訂以降，新たな薬剤が承認されるとともに，近く新規薬剤の登場も期待されることや骨粗鬆症診療における骨代謝マーカーの適正使用ガイド2018年版の改訂，そして生活習慣病骨折リスクに関する診療ガイド，ステロイド性骨粗鬆症の管理と治療ガイドラインの改訂作業も進行していることなどもあり，骨粗鬆症の予防と治療ガイドラインの改訂作業が始まる予定となっている．

文献

1) Soen S, et al.：Diagnostic criteria for primary osteoporosis：year 2012 revision. J Bone Miner Metab 2013；31：247-257.
2) 骨粗鬆症の予防と治療ガイドライン作成委員会：骨粗鬆症の予防と治療ガイドライン2015年版，ライフサイエンス出版，2015.
3) WHO：Assessment of fracture risk and its application to screening for postmenopausal osteoporosis. WHO Technical Report Series, 1994.
4) FRAX®骨折リスク評価ツール（https://www.sheffield.ac.uk/FRAX/tool.aspx?lang=jp）
5) Suzuki Y, et al.：Guidelines on the management and treatment of glucocorticoid-induced osteoporosis of the Japanese Society for Bone and Mineral Research：2014 update. J Bone Miner Metab 2014；32：337-350.

2 疫 学

近畿大学医学部公衆衛生学　**伊木雅之**

> **臨床医のための Point**
>
> 1. 骨粗鬆症は有病者数1300万人と推計されるが，治療を受けているのは高く見積もっても女性40%，男性10%程度で，治療が進んでいない．
> 2. 大腿骨近位部骨折発生数は人口の高齢化に伴って増加している．年齢調整発生率は先進国では下降に転じているが，わが国では横這いである．
> 3. 大腿骨近位部骨折発生率は西高東低で，最大2倍の地域差がある．
> 4. 大腿骨近位部骨折，椎体骨折，下肢の骨折は生命予後を悪化させる．

はじめに

平成28年度国民生活基礎調査によれば，骨折・転倒は要介護となった原因の10.8%，要支援を含めると12.1%を占め，認知症，脳血管疾患，高齢による衰弱と並ぶ重大な原因である．超高齢社会が進行するわが国にとって骨粗鬆症による骨折は，高齢者の健康はもとより，介護者のQOLや医療福祉経済にとっても極めて重要な問題となっている．

骨粗鬆症の推定有病者数と患者数

Research on Osteoarthritis and Osteoporosis Against Disability（ROAD）研究[1]によれば，2005年の骨粗鬆症の有病者数は，腰椎，あるいは大腿骨近位部で，女性980万人，男性300万人とされ，全国の7地域から無作為抽出された女性を調査したJapanese Population-based Osteoporosis（JPOS）研究[2]

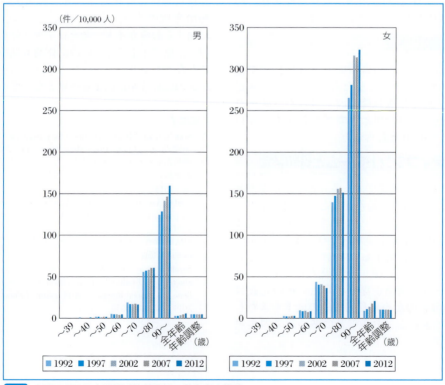

図1　全国における大腿骨近位部骨折の発生率の推移

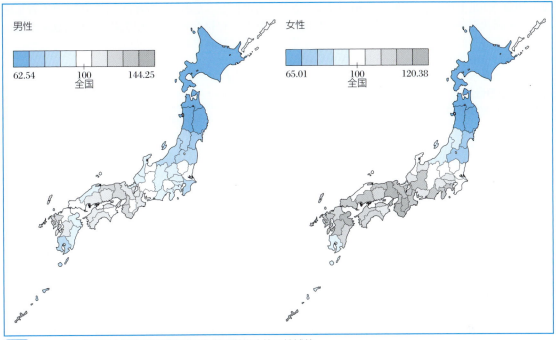

図2 2015年における大腿骨近位部骨折の年齢調整発生比の地域差

でも同程度であった．この数値は人口の高齢化と共に増加し，2030年以降は女性だけで1,200万人前後となると推計されている．

一方，全国から無作為抽出された医療機関を対象に3年に一度行われる患者調査によると，治療を受けている骨粗鬆症患者数の推計値は女性514千人，男性39千人で，女性推定有病者数の5.2%，男性では1.3%となる．ただし，患者調査では患者は1週間に1回医療機関を受診するとして推計しているので，8週間に1回とすれば患者数は8倍となり，女性で41.6%程度，男性では10.4%となるが，それでも治療が進んでいないことがわかる．

骨粗鬆症性骨折の発生状況

1 大腿骨近位部骨折

主要な骨粗鬆症性骨折としては，大腿骨近位部骨折，椎体骨折，橈骨遠位端骨折，上腕骨近位部骨折があるが，大腿骨近位部骨折は予後が悪いことからもっとも注目されている．過去6回の全国調査があり[3]，図1に直近5回の年齢別発生率を示した．高齢人口の増加により全年齢の発生率は明らかに上昇傾向にあり，2012年で人口1万人あたり男女それぞれ年6.1と21.3，発生数は37,600件と138,100件と推計され，1987年の初回調査時の3.3倍となっている．しかし，年齢調整発生率は男女ともほぼ横這い状態である．ただし，多くの先進国ですでに低下に転じており，我が国は遅れをとっている．

本骨折発生率には地域差があることが以前から指摘されていたが，筆者らは[4]厚生労働省の診療報酬請求書データベース（NDB）を用いて都道府県別年齢調整発生比を求めたところ，図2のように，明らかに西高東低で，最大2倍の開きがあった．この傾向の原因は明らかではないが，納豆の都道府県別年間平均購入額と−0.712の強い逆相関が認められたのは興味深い．

2 椎体骨折

広島の原爆コホートでは，椎体骨折（骨折様変形含む）有病率は70歳代女性で約30%，80歳代前半で40%，男性では60歳代約3%，70歳代で8%[5]，JPOSコホート研究では50歳代女性では約3%，60歳代15%，70歳代20%となった[6]．女性では70歳代で20〜30%が1つ以上の椎体骨折を持つと考えられる．

発生率は，広島で女性1,000人年当たり70歳代40，80歳代84，男性ではこの約1/2[7]，JPOSコホートでは60歳代女性16.3，70歳代36.3[8]，和歌山県の山間地では60歳代女性14，70歳代22.2，男性でそれぞれ5.1，10.8であった[9]．女性では60歳代で年1.5%，70歳代で3.5%，80歳代で8%，男性ではその1/2程度の発生率と考えられる．

広島，長崎の原爆コホートの胸部X線フィルムの解析では，胸椎椎体骨折発生率には明確な出生コホート効果が見られる[10]．即ち，1986年ま

での観察で，出生年が1880年から10年下るごとに各年齢階級別発生率はほぼ半減した．これは大腿骨近位部骨折の動向とはまったく異なり，重量物取り扱いや前傾姿勢など別のリスク要因の変化によることを示唆している．

3 その他の骨折

橈骨遠位端骨折は大腿骨近位部骨折と並ぶ発生率と言われるが，後者の発生率が加齢と共に指数関数的に上昇するのに対し，前者は女性では50歳代で上昇し，60歳代以降は微増，男性では加齢に伴う顕著な上昇は見られない[11]．男性での発生率は女性の1/3から1/6程度とされている[12]．

上腕骨近位部骨折は橈骨遠位端骨折の1/4程度の発生率で，男女とも加齢と共に上昇する[12]．

骨粗鬆症性骨折の生命予後

1 大腿骨近位部骨折の予後

JohnellとKanis[13]の1990年時点での推計によれば，大腿骨近位部骨折によって全世界で毎年75万人が超過死亡しているという．超過死亡は主に骨折後6か月に生じ，1年以降の生存曲線は非骨折者からの期待曲線とほぼ平行になる．骨折後1年の超過死亡割合は研究により8.4%から36%とばらつくが，近年の研究ほど低下している[14]．わが国では，同骨折後1年の死亡率が愛知県で15%程度，福井県下で5%との報告がある[15]．死亡を免れた場合でも，骨折前の身体機能まで回復しない患者が58%にのぼり[16]，重大な影響をもたらす骨折である．

2 その他の骨折の生命予後

FIT研究[17]によれば，臨床症状を呈して診断された椎体骨折の死亡リスクは骨折しない場合の8.6倍で，大腿骨近位部骨折の6.7倍を上回った．しかし，調査時のX線検査で診断された椎体骨折の死亡への影響はずっと小さく，1.2倍程度となる．

橈骨遠位端骨折では死亡リスクの上昇は認められなかったが，高齢男性の下肢の骨折では死亡リスクの上昇が報告されている．

おわりに

我が国の骨粗鬆症患者は約1,300万人，18万人が毎年大腿骨近位部骨折を起こし，内，2万7千人が超過死亡し，7万5千人に身体機能の低下が起こる極めて高頻度で重大な疾患である．これまでは同骨折の発生状況は5年に一度の全国医療機関調査でしか観察されなかったが，NDBが利用可能になったので，今後は全国の発生数を毎年把握し，有効な予防対策や患者の管理方法の改善に迅速に対応することが期待される．

文献

1) Yoshimura N, et al.：Prevalence of knee osteoarthritis, lumbar spondylosis, and osteoporosis in Japanese men and women：the research on osteoarthritis/osteoporosis against disability study. J Bone Miner Metab. 2009；27：620-628.
2) Iki M, et al.：Bone mineral density of the spine, hip and distal forearm in representative samples of the Japanese female population：Japanese Population-Based Osteoporosis (JPOS) Study. Osteoporos Int. 2001；12：529-537.
3) Orimo H, et al.：Hip fracture incidence in Japan：Estimates of new patients in 2012 and 25-year trends. Osteoporos Int. 2016；27：1777-1784.
4) 玉置淳子，他：National Data Baseを用いた骨粗鬆症診療の実態調査．第19回日本骨粗鬆症学会，大阪．
5) Ross PD, et al.：Vertebral fracture prevalence in women in Hiroshima compared to Caucasians or Japanese in the US. Int J Epidemiol. 1995；24：1171-1177.
6) Kadowaki E, et al.：Prevalent vertebral deformity independently increases incident vertebral fracture risk in middle-aged and elderly Japanese women：the Japanese Population-based Osteoporosis (JPOS) Cohort Study. Osteoporos Int. 2010；21：1513-1522.
7) Fujiwara S, et al.：Fracture prediction from bone mineral density in Japanese men and women. J Bone Miner Res. 2003；18：1547-1553.
8) Iki M：Epidemiology：Osteoprosis in Japan. Osteoporos 2011；9 (Supple. 4)：120-131.
9) Yoshimura N, et al.：Cumulative incidence and changes in the prevalence of vertebral fractures in a rural Japanese community：a 10-year follow-up of the Miyama cohort. Arch Osteoporos. 2006；1：43-49.
10) Fujiwara S, et al.：The incidence of thoracic vertebral fractures in a Japanese population, Hiroshima and Nagasaki, 1958-86. J Clin Epidemiol. 1991；44：1007-1014.
11) Hagino H：Features of limb fractures：a review of epidemiology from a Japanese perspective. J Bone Miner Metab. 2007；25：261-265.
12) Hagino H, et al.：Changing incidence of hip, distal radius, and proximal humerus fractures in Tottori Prefecture, Japan. Bone. 1999；24：265-270.
13) Johnell O, Kanis JA：An estimate of the worldwide prevalence, mortality and disability associated with hip fracture. Osteoporos Int. 2004；15：897-902.
14) Haleem S, et al.：Mortality following hip fracture：trends and geographical variations over the last 40 years. Injury. 2008；39：1157-1163.
15) Takayama S, et al.：Rate of mortality with hip fracture and its prognostic factors in an elderly Japnese population. Environ Health Prevent Med 2001；5：160-166.
16) Kyo T, et al.：Femoral neck fracture. Factors related to ambulation and prognosis. Clin Orthop Relat Res. 1993：215-222.
17) Cauley JA, et al.：Risk of mortality following clinical fractures. Osteoporos Int. 2000；11：556-561.

3 病態

虎の門病院内分泌センター　竹内靖博

> **≫ 臨床医のための Point ▶▶▶**
>
> 1. 骨粗鬆症の病態の基本は，閉経を含めた加齢によるエストロゲン欠乏と腸管カルシウム吸収障害による骨吸収の亢進である．
> 2. 骨粗鬆症における骨強度の低下には，骨吸収の亢進による骨密度低下と骨微細構造や材質の劣化による骨質の低下が関与している．

はじめに

　健常な骨格を維持していくためには，骨吸収と骨形成の繰り返しである骨代謝が必要である．骨粗鬆症で見られる骨代謝障害の原則は，骨吸収が骨形成を上回り，平衡状態から逸脱することである．また，それに伴い骨量が減少する状態が骨粗鬆症の病態の基本である（図1）．骨代謝平衡からの逸脱は相対的なものであり，骨吸収と骨形成の少なくとも一方が生理的な状態から逸脱した状態で，前者が後者を凌駕する場合はもちろんのこと，両者がともに生理的とみなされる範囲であっても，相対的に骨吸収が骨形成を上回る場合は骨量の減少が進行する．

　骨粗鬆症の定義は，骨量の減少と同義ではなく，骨強度が低下し骨折リスクが増大した全身性の代謝性骨疾患とされている．また，骨強度は骨量の指標となる骨密度（bone mineral density；BMD）と骨質（bone quality）で規定されるとみなされている．

1 原発性骨粗鬆症の病態

　原発性骨粗鬆症は，加齢とそれに伴う閉経などの性腺機能低下に基づいて骨粗鬆症の基本的な病態である骨吸収と骨形成の平衡状態が破綻して発症する疾患である[1]．とりわけ閉経に関連する短期間での卵巣機能消失は，急激なエストロゲン分泌の低下に起因する骨吸収の亢進をもたらす．その結果，骨梁の断裂を生じることで骨の内部構造が劣化することにより，とりわけ海綿骨を主体に骨強度の低下がもたらされる．そうした状態では骨が脆弱となり，軽微な外傷でも骨折しやすくなる．

　骨のカルシウム含有量はX線の透過度から測定でき，同時に撮影したX線画像上に投影され

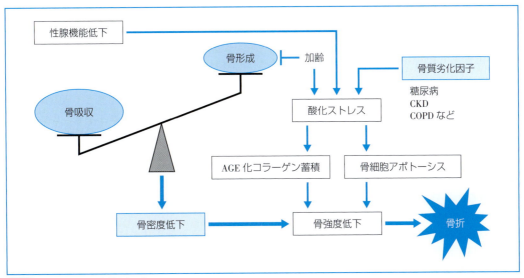

図1　骨粗鬆症の病態（概念図）

た骨の面積でその値を割ることによって，骨のサイズに合わせて調整される．その比を骨密度（BMD）と呼び，骨軟化症や骨髄腫などの特殊な骨疾患のない成人では，骨量の指標として用いられている．骨密度は部位によって一様ではなく，また性差も大きいため，同部位の若年成人平均値と比較した比率（%young adult mean, %YAM）や標準偏差（T-スコア）で標記する場合が多い．また，同年齢の平均値と比較した標準偏差（Z-スコア）として表されることもある．

骨量は成人となって間もなく最大となり，その最大骨量はカルシウム摂取量，思春期開始年齢，その後の性腺ホルモンの状況，身体活動，骨量を規定する様々な遺伝因子の相互作用など複数の要因によって決定される．骨量が最大になると，その後は周閉経期あるいは40歳代から減少傾向に転じる．この減少は骨吸収が骨形成を上回るという骨代謝平衡の破綻が生じることによると考えられている．

・エストロゲン欠乏

閉経などを原因とするエストロゲン欠乏は，RANKリガンド（RANKL）発現を促進することにより破骨細胞の形成と活性化をもたらして骨吸収を亢進させる[2]．加えて，加齢により骨芽細胞の増殖能，骨基質蛋白の合成能および骨芽細胞を標的とする成長因子への反応性の低下が生じる．結果として，40歳を過ぎるころから，とりわけ50歳以降に，骨量は経時的に減少していく．

エストロゲン欠乏は単球からのTNFαやIL-1の分泌と骨髄中のTリンパ球からのIL-17の分泌を増加させる．これらのサイトカインは骨髄間質細胞に作用すると，RANKLの発現を亢進させることにより破骨細胞の形成と活性化をもたらす．このような機序で骨吸収の活性化が生じると，それに引き続いて代償性に骨芽細胞が動員されて骨形成が行われる．しかしながら，TNFαは骨芽細胞の分化や形成を阻害する作用を併せ持っており，代償性の骨形成は不十分となる．また，エストロゲン欠乏は，活性酸素の増加による酸化ストレス増大をもたらす．酸化ストレスは，骨基質中に存在し，骨を構成する細胞としては最多の骨細胞のアポトーシスを誘導することで骨強度の低下をもたらす（図1）．

エストロゲン欠乏は女性のみならず男性においても骨粗鬆症の病態に密接に関与する．エストロゲン受容体やアロマターゼに機能異常のある男性の解析から，男性においても成長後の骨代謝においてエストロゲンが必要であることが明らかにされている[2]．また，男性を対象としたコホート研究から，血中エストロゲン低下と骨折リスク上昇との間に相関のあることが報告されている[2]．

・カルシウム吸収障害

性差と関係なく高齢者においては腸管からのカルシウム吸収効率の低下が認められる．その詳細な機序は不明であるが，加齢に伴うビタミンDの活性化障害や腸管のビタミンD抵抗性などの可能性が考えられている．カルシウム吸収効率低下は，血清カルシウム値の低下を防ぐために，代償性の副甲状腺ホルモン（PTH）分泌亢進を招く．PTHは骨芽細胞に対する作用を介して破骨細胞の形成と活性化を促進し，骨吸収を亢進させて骨から血中にカルシウムを動員する．その結果，骨量の減少と骨密度の低下がもたらされる．

2 周閉経期の骨代謝障害

周閉経期に至ると，女性における骨リモデリングは亢進してくる．そして，月経周期が3か月以上となり無月経に近い閉経周辺の後期になると，骨密度の低下速度が増してくる．その時期には，エストロゲン低値のために破骨細胞活性が上昇し，骨吸収が加速している．また，エストロゲンのない環境では破骨細胞のアポトーシスが抑制されるために，破骨細胞によって形成される海綿骨の吸収窩が深くなり，骨梁の断裂が生じて，相互の結合も乏しい粗なものとなる．こうした骨梁は，閉経前女性で見られる密度が高く相互の結合も密な骨梁と比べると，荷重に対して構造的に脆弱である．一方，皮質骨では，吸収窩が深くなるとお互いに癒合し多孔化が生じる．

エストロゲン欠乏では，酸化ストレスの亢進により骨細胞のアポトーシスが誘導されることにより，骨細胞ネットワークによる力学的強度の感知機構が障害されるため，骨の微細な損傷を検出して修復するための仕組みが障害される．閉経後しばらくは骨密度の低下速度は亢進した状態が続くが，数年すると低下速度は半分程度で安定してくる．しかしその頃には既に，骨の微細構造の損傷が蓄積しているため，骨は非常に脆弱になっている．まとめると，閉経後や閉経周辺期の後期の女性では，破骨細胞活性が亢進して吸収窩が大きくなり，骨芽細胞活性も上昇するものの破骨細胞に匹敵するほどではなく，また骨細胞による力学的な強度を感知するネットワークが障害される．

3 骨質の劣化からみた骨粗鬆症の病態

・構造的な劣化

骨粗鬆症の発生には相互に関連のある複数の因子が関与している．それらの因子の多くはエストロゲン分泌が低下することによって活性化される．エストロゲン量が減少すると，破骨細胞の形成と活性化が促進されるのみならず，破骨細胞のアポトーシスが抑制される．一方で，骨細胞のア

ポトーシスは亢進する(図1).結果として,吸収窩が深く大きくなり,骨梁の断裂をきたすことで,骨質の概念に含まれる微細構造の劣化が進行するために骨強度が低下する.

また,骨細胞が相対的に不足することで,力学的な強度を感知するネットワークが障害され,骨の微細損傷の修繕に支障を来すようになる.微細損傷が蓄積することも骨の材質特性からみた骨質の劣化であり,骨の脆弱性ひいては骨折につながる.

骨代謝は骨表面の少ない皮質骨よりも,それが多い海綿骨でより活発に進行する.四肢の骨は骨幹端にしか海綿骨を含まないが,脊椎や骨盤などの躯幹骨では骨全体に海綿骨が含まれるため,骨粗鬆症性の骨折は躯幹骨で起こりやすい.閉経後25〜35年のうちに,女性は皮質骨量が35%減少し,海綿骨量に至っては50%も減少する.

・材質的な劣化

エストロゲン欠乏と加齢はいずれも酸化ストレス増大をもたらす.酸化ストレスの原因となる活性酸素種の増加は,糖化蛋白の酸化反応を促進することで終末糖化産物(advanced glycation endproducts:AGEs)の産生と蓄積をもたらす.骨にはAGE化したI型コラーゲンなどの基質蛋白が蓄積する(図1).AGE化コラーゲンでは力学的強度の低下を認めるため,AGEsの蓄積による材質特性の劣化は骨強度の低下に関与すると考えられている[3].酸化ストレスの増大は,糖尿病,慢性腎臓病(CKD)あるいは慢性閉塞性肺疾患(COPD)においても認められる.これらの疾患は長期に及ぶため,骨に蓄積するAGEsの増加につながるものと考えられている(図1).このような現象は,生活習慣病による骨質の劣化あるいは骨折リスクの上昇として,骨粗鬆症の診断と治療における問題となっている[4].

文献

1) 骨粗鬆症の予防と治療ガイドライン作成委員会 編集:骨粗鬆症の予防と治療ガイドライン2015年版,ライフサイエンス出版,東京.2015.
2) Vanderschueren D, et al.:Sex steroid actions in male bone. *Endocr Rev.* 2014;**35**:906-960.
3) Saito M, Marumo K.:Collagen cross-links as a determinant of bone quality: a possible explanation for bone fragility in aging, osteoporosis, and diabetes mellitus. *Osteoporos Int.* 2010;**21**:195-214.
4) 日本骨粗鬆症学会,生活習慣病における骨折リスク評価委員会(編):生活習慣病骨折リスクに関する診療ガイド.ライフサイエンス出版,2011.

第2章 代謝性骨疾患 第2節 疾患各論──A 骨粗鬆症

原発性骨粗鬆症の診断

健康院クリニック **細井孝之**

> **▶▶ 臨床医のための Point ▶▶▶**
>
> 1. 骨粗鬆症の診断は骨についての評価と鑑別診断からなる.
> 2. 椎体骨折または大腿骨近位部骨折を有する場合は骨密度測定値の結果を問わず,骨粗鬆症と診断する.
> 3. 脆弱性骨折がまだない場合は,骨密度測定値が若年成人平均値の70%以下または−2.5SD以下で診断する.

原発性骨粗鬆症の診断基準

わが国における骨粗鬆症の診断は,骨量の評価と鑑別診断の2つの柱からなる[1]. 骨量の評価は骨塩定量装置またはX線写真で行うことが可能であるが,前者の結果が優先される. また,脆弱性骨折の有無を確かめることは重要であり,問診(医療面接)によって情報を得ることに加えて,X線写真による椎体骨折の診断が必要である. 高齢者では若年者に比して椎体骨折をすでに有している可能性が高いのみならず,変形性脊椎症や脊椎すべり症など,ほかの疾患を併発していることが多いためである. これらの疾患による臨床症状の鑑別診断にもX線写真が欠かせない. さらに脊椎の状態を正確に把握することは正確な骨量測定にも必要である. つまり,最も標準的な測定である腰椎のAP方向でのdual-energy X-ray absorptiometry(DXA)による測定は,この部分に圧迫骨折や変形性変化がすでに存在する場合は参考値にとどめるか,むしろ測定すべきではない. このような場合は大腿骨近位部のDXAによる測定値を使用すべきである. 前腕部のDXA,第2中手骨の改良型microdensitometry(MD)法(CXDやDIP法)による末梢骨の測定は,測定部位の骨折によるデータの変動はない. 現在わが国で用いられている診断基準は,日本骨代謝学会による「原発性骨粗鬆症の診断基準2012年度改訂版」である(表1)[1]. 骨量測定値の判定においては,若年者(20～44歳)の平均値(YAM)を基準として,脆弱性骨折がない場合は70%以下で診断する. 椎体骨折または大腿骨近位部骨折の既往がある場合は骨量測定の結果を問わず診断する. 一方,その他の部位の脆弱性骨折がある場合は80%未満で骨粗鬆症と診断する. なお,脆弱性骨折がない場合は,骨密度−2.5SDより大きく−1.0SD未満を「骨量減少」と診断する. ここでいう「脆弱性骨折」とは,骨量減少が存在する状態で軽微な外力がきっかけで生じた骨折を指す.

なお,大腿骨近位部をDXAで測定し,「total hip(トータル)」と「femoral neck(頚部)」のYAMに対する%が異なる場合は,低いほうの値を採

表1 原発性骨粗鬆症の診断基準(2012年度改訂版)

低骨量をきたす骨粗鬆症以外の疾患または続発性骨粗鬆症を認めず,骨評価の結果が下記の条件を満たす場合,原発性骨粗鬆症と診断する.
Ⅰ. 脆弱性骨折[注1]あり
  1. 椎体骨折[注2]または大腿骨近位部骨折あり
  2. その他の脆弱性骨折[注3]があり,骨密度[注4]がYAMの80%未満
Ⅱ. 脆弱性骨折なし
  骨密度[注4]がYAMの70%以下または−2.5SD以下

YAM:若年成人平均値(腰椎では20～44歳,大腿骨近位部では20～29歳)
注1)軽微な外力によって発生した非外傷性骨折. 軽微な外力とは,立った姿勢からの転倒か,それ以下の外力をさす.
注2)形態椎体骨折のうち,2/3は無症候性であることに留意するとともに,鑑別診断の観点からも脊椎X線像を確認することが望ましい.
注3)その他の脆弱性骨折:軽微な外力によって発生した非外傷性骨折で,骨折部位は肋骨,骨盤(恥骨,坐骨,仙骨を含む),上腕骨近位部,橈骨遠位端,下腿骨.
注4)骨密度は原則として腰椎または大腿骨近位部骨密度とする. また,複数部位で測定した場合にはより低い%値またはSD値を採用することとする. 腰椎においてはL1～L4またはL2～L4を基準値とする. ただし,高齢者において,脊椎変形などのために腰椎骨密度の測定が困難な場合には大腿骨近位部骨密度とする. 大腿骨近位部骨密度には頸部またはtotal hip(total proximal femur)を用いる. これらの測定が困難な場合は橈骨,第二中手骨の骨密度とするが,この場合は%のみ使用する.
付記
 骨量減少(骨減少)[low bone mass(osteopenia)]:骨密度が−2.5SDより大きく−1.0SD未満の場合を骨量減少とする.
〔原発性骨粗鬆症診断基準改訂検討委員会:原発性骨粗鬆症の診断基準(2012年度改訂版). Osteoporosis Jpn 2013;**21**:11 より〕

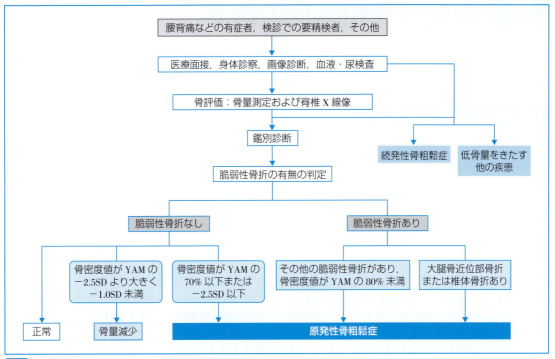

図1 原発性骨粗鬆症の診断手順
〔骨粗鬆症の予防と治療ガイドライン作成委員会：骨粗鬆症の予防と治療ガイドライン 2015 年版．ライフサイエンス出版，2015．より〕

用する．

なお，現在の診断基準は骨粗鬆症のうち「原発性」に対するものであり，さらに年齢層ごとに設定されたものではない．年齢が高まるにつれて同一の骨量を有していても骨折発生率が高くなることが知られている．骨折予防を目的とする骨粗鬆症の治療方針決定においては，前述の診断基準に加えて，ほかの骨折危険因子を考慮することが勧められている．

現時点での診断手順を図1[2]に示す．

脆弱性骨折の意義

すでに骨粗鬆症性骨折を有していることがもつさらなる骨折に対するリスクは大きなものであり，「骨粗鬆症の予防と治療ガイドライン 2011 年版」[3]の作成過程でも議論が深められた．脆弱性骨折の部位を問わない場合，それらを有する場合の新規骨折の相対リスクは2倍程度である．一方，椎体骨折がすでに存在する場合の新規椎体骨折の相対リスクは，骨量測定値による補正を行ったうえでも3～4倍程度，大腿骨近位部骨折の相対リスクは3～5倍程度となり，骨折部位を問わない場合に比べてリスクの上昇が大きい．このように脆弱性骨折が大腿骨近位部骨折の場合でも同様なリスクの上昇が認められる．このような背景

のもと 2012 年版の診断基準が作成された．

薬物治療の開始にあたっても，閉経後女性および 50 歳以降の男性においていずれも 50 歳以降に大腿骨近位部または椎体に脆弱性骨折があった場合には，骨量測定の結果を問わず薬物治療を検討することが 2011 年版ガイドラインでは提案された．さらに，大腿骨近位部骨折および椎体骨折以外の脆弱性骨折（前腕骨遠位端骨折，上腕骨近位部骨折，骨盤骨折，下腿骨折，または肋骨骨折）があった場合には，そのことのみでの判断ではなく，骨密度が YAM の 80％ 未満であるときに薬物治療を検討することになった．このように薬物治療開始基準における脆弱性骨折の取り扱いの考え方が，診断基準においても踏襲され，2015 年版のガイドラインにも反映された[2]．

文献

1) 原発性骨粗鬆症診断基準改訂検討委員会：原発性骨粗鬆症の診断基準（2012 年度改訂版）．Osteoporosis Jpn 2013；21：9-21.
2) 骨粗鬆症の予防と治療ガイドライン作成委員会：骨粗鬆症の予防と治療ガイドライン 2015 年版．ライフサイエンス出版，2015.
3) 骨粗鬆症の予防と治療ガイドライン作成委員会：骨粗鬆症の予防と治療ガイドライン 2011 年版．ライフサイエンス出版，2011.

5 続発性骨粗鬆症の診断

虎の門病院内分泌センター　竹内靖博

》》 臨床医のための Point ▶▶▶

1. 骨密度低下や易骨折性をきたす疾患や原因は原発性骨粗鬆症以外にも多数存在する．
2. 骨粗鬆症の治療開始前に続発性骨粗鬆症の可能性を十分に検討する．
3. 多発性骨髄腫などの骨粗鬆症類縁疾患の可能性も考慮する．

はじめに

骨折というイベントの視点から観ると，その要因は実に多種多彩である．骨折の最大の身体的要因は骨粗鬆症であるが，その原因は閉経や加齢のみとは限らず，様々な背景因子や基礎疾患が原因となっていることも稀ではない．基礎疾患や背景因子に基づく骨粗鬆症を続発性骨粗鬆症もしくは骨粗鬆症類縁疾患として捉え，日常診療におけるその診断のポイントについて概説する．

1 骨密度低下の原因は多彩である

骨粗鬆症は高血圧などと同様のコモン・デイジーズである．高血圧が本態性高血圧と二次性高血圧に分類されるのと同様に，骨粗鬆症も原発性骨粗鬆症と続発性骨粗鬆症とに分類される．続発性骨粗鬆症では，その原因疾患の精査・加療に専門的医療が必要となる場合が多い．さらに，一見，骨粗鬆症のようにみえて実はまったく病態の異なる疾患である場合もある．したがって，眼前の患者に認められる骨粗鬆症と思われる症候に関して，そもそも骨粗鬆症と診断して良いかどうかを今一度確認する姿勢が大切である．そして，骨粗鬆症であると判断したら，その原因となる基礎疾患の有無をしっかりと評価する必要がある．

2 続発性骨粗鬆症の可能性はないか？

骨粗鬆症が疑われる患者を原発性骨粗鬆症と診断することは，実はそれ程容易ではない．日本骨代謝学会の提唱している診断基準では，既存脆弱性骨折の有無と骨密度の低下に基づいて骨粗鬆症を診断することになっている．しかしながら現行の診断基準に則ると，「骨粗鬆症であれば骨密度は低い」と「骨密度が低ければ骨粗鬆症である」という二つの命題は必ずしも正しいとは限らない．すなわち，骨粗鬆症は除外診断が重要であり，骨粗鬆症が疑われて実際に骨密度が低く，さらに表1と表2に示すような骨密度が低下する他の疾患や原因が除外されて，初めて原発性骨粗鬆症と診断される．また，骨粗鬆症性骨折を生じや

表1　続発性骨粗鬆症の原因

原発性骨粗鬆症と類似の骨代謝異常をもたらす原因は多彩である．これらの原因については，病歴聴取や診察ならびにスクリーニング検査などを駆使して，慎重に検討することが重要である．

1) 内分泌性
   Cushing症候群，原発性副甲状腺機能亢進症，甲状腺機能亢進症，性腺機能低下症，高プロラクチン血症
2) 栄養性
   胃切除後，アルコール多飲（依存症），神経因性食思不振症，吸収不良症候群，壊血病（ビタミンC欠乏症），ビタミンA過剰症
3) 薬物
   ステロイド（グルココルチコイド），抗けいれん薬，ワルファリン，ゴナドトロピン放出ホルモンおよびその拮抗薬，アロマターゼ阻害薬，悪性腫瘍に対する化学療法およびホルモン療法，チアゾリジン，SSRI，プロトンポンプ阻害薬，メソトレキサート，ヘパリンなど
4) 不動性
   長期臥床，麻痺，廃用性症候群，微少重力環境
5) 先天性
   骨形成不全症，マルファン症候群
6) その他
   1型糖尿病，関節リウマチ，慢性腎疾患，重症肝障害（原発性胆汁性肝硬変症など）

表2 骨粗鬆症類縁疾患

骨粗鬆症と同様に脆弱性骨折や骨密度低下をもたらす疾患の代表例を列挙する．脆弱性骨折や低骨密度の患者を診る場合には，これらの疾患も念頭に置くことが大切である．
1) 骨軟化症
2) 多発性骨髄腫
3) 悪性腫瘍の骨転移
4) 骨Paget病
5) 線維性骨異形成症
6) 強直性脊椎炎

すい部位は比較的限られており，椎体と大腿骨近位部の脆弱性骨折の存在は，骨密度と独立した原発性骨粗鬆症の診断根拠とされている．しかしながら，この場合も，続発性骨粗鬆症の可能性は常に検討する必要がある．

さらに，そもそも骨代謝からみて骨粗鬆症とはいえない疾患により骨密度が低下することも稀ではない．このような疾患の代表は様々な原因による骨軟化症であり，多発性骨髄腫や転移性骨腫瘍などの悪性疾患も考慮すべきである（表2）．

狭義の続発性骨粗鬆症をもたらす原因（表1）としては，ステロイドやワルファリンなどの薬剤，Cushing症候群をはじめとする内分泌疾患，関節リウマチや1型糖尿病などの検討が大切である．栄養学的な視点からは，アルコール多飲者や胃切除後患者などが骨粗鬆症の高リスク者とされている．さらに最近では，悪性腫瘍に対する化学療法や内分泌療法に関連する骨粗鬆症が注目されており，乳癌や前立腺癌の患者を筆頭に，積極的な骨粗鬆症治療が勧められている．続発性骨粗鬆症は原発性と異なり性差に乏しく，男性でも女性と同様に問題となる．

3 内分泌疾患

骨密度低下をきたす内分泌疾患には，原発性副甲状腺機能亢進症，甲状腺機能亢進症（Basedow病など），Cushing症候群，サブクリニカルクッシング症候群，高プロラクチン血症および性腺機能低下症が挙げられる（表1）．

内分泌疾患は，その可能性が想起されないと診断が困難である．甲状腺機能亢進症やCushing症候群などは，その症状や身体所見が特徴的であるため，若年者ではその存在を疑うことは困難でない．しかしながら，高齢者では疾患特徴的な症状や身体所見に乏しいことが多く，診断は必ずしも容易ではない．女性における性腺機能低下症は無月経や閉経として認められるため，その存在は容易に把握できるが，中高齢男性の性腺機能低下症は，問診や身体所見からは評価が困難であること

が多い．最もその存在が気付かれにくい内分泌疾患は原発性副甲状腺機能亢進症である．現在では，本疾患に特徴的な骨病変を呈する患者はほぼ皆無であり，原発性副甲状腺機能亢進症の過半数は無症候性である．

骨密度低下から骨粗鬆症が疑われた場合に，内分泌疾患の関与を想起するきっかけとなる項目を疾患別に以下に挙げる．
1) 甲状腺機能亢進症：心房細動の合併，体重減少，血清コレステロールや中性脂肪の低下，高ALP血症
2) （サブクリニカル）Cushing症候群：糖尿病および高血圧症の合併，メタボリック症候群，肥満，白血球増加（好中球増加，好酸球減少）
3) 男性性腺機能低下症：体毛柔軟化あるいは減少，筋萎縮・筋力低下
4) 原発性副甲状腺機能亢進症：尿路結石症，高カルシウム血症

原発性骨粗鬆症を含む多くの骨粗鬆症では，皮質骨よりも海綿骨の骨密度が早期に低下する．一方，甲状腺機能亢進症や原発性副甲状腺機能亢進症では皮質骨の骨密度低下が優位となるので注意が必要である．皮質骨優位の橈骨遠位1/3部位の骨密度の低下が海綿骨優位の腰椎よりも著しい場合には，甲状腺や副甲状腺疾患が疑われる．

メタボリック症候群や2型糖尿病では多くの場合に肥満が背景に存在することから，骨密度低下の危険因子とはみなされていない．一方，Cushing徴候を呈さない軽度の高コルチゾール血症を呈するサブクリニカルCushing症候群では，肥満にメタボリック症候群や糖尿病のみならず骨粗鬆症を合併することが多い[1]．したがって，肥満傾向の骨粗鬆症患者を診たときには，このような疾患の可能性も念頭に置くことが大切である．

欧米と異なり，日本では性腺機能低下症に伴う性機能不全が内科や整形外科の医療現場で問題とされることは少ない．したがって，中高年男性における骨粗鬆症をみた場合には，とにかく性腺機能低下症の可能性を疑ってみることが大切である．

4 糖尿病

1型糖尿病が重要な続発性骨粗鬆症の原因であることに異論はない．一方，2型糖尿病では，その骨折危険度が特に高齢者では高いことは確かであるものの，骨密度低下が軽度であるため注意が必要である．すなわち，2型糖尿病では，骨粗鬆症に至る以前の骨量減少段階から骨折リスクが上昇しており，早期からの積極的な配慮が望まれる．

5 薬剤による骨粗鬆症

日常的に処方される多くの薬剤が骨代謝に悪影響を及ぼすことが知られており，いくつかの薬剤

は疫学的にも骨粗鬆症や骨折との関連が示唆されている．

・合成ステロイド薬

プレドニゾロン換算で開始後3か月間の平均内服量が5 mg/日を超えると骨折危険度が高まるとされている[2]．非経口投与では骨粗鬆症や骨折の危険度は低いとされているが，吸入ステロイド薬では，その1日吸入量と骨折危険度との間に相関が認められている．経口ステロイド薬で注意が必要なのは，花粉症やアレルギー性疾患でしばしば用いられるセレスタミン®である．この薬剤は抗ヒスタミン薬と合成ステロイドの合剤であるが，ステロイド含有薬であることが認識されずに，漫然と長期間使用されていることがある．

・ワルファリン

ワルファリンは以前から骨粗鬆症の原因となる薬剤として認識されている．最近では心房細動患者におけるワルファリン内服が特に男性において骨折危険度を高める可能性が報告されている．

・抗うつ薬

骨折に関する前向き研究のために設定された高齢女性のコホートにおいて，中枢神経に作用する薬剤の使用と骨折との関連を検討した研究では，抗うつ薬内服女性では対照群に比べて大腿骨近位部骨折リスクが高い(ハザード比1.65；95% 信頼区間，1.05〜2.57)ことが明らかにされている[3]．一方で，ベンゾジアゼピン系薬剤では大腿骨近位部骨折を含む非椎体骨折の頻度の上昇は認められていない．

最近はうつ病の治療にSSRIが頻用されているが，SSRIの使用は，50歳以上の患者においては臨床的な骨折頻度を約2倍に上昇させることが明らかにされている．SSRIの使用は骨密度の低下や転倒頻度とも関連しており，複合的に骨折頻度を高めるものと推測される．

・抗けいれん薬

多くの抗けいれん薬はCYP3A4などの代謝酵素を誘導することによりビタミンDの代謝促進による不活化をもたらすとされている．その長期の使用によりビタミンD作用不全による骨軟化症を生じる可能性のあることが以前より知られている．たとえ潜在的なビタミンD作用不全であっても，骨密度低下や骨折危険度の上昇がもたらされることに配慮する必要がある．

・プロトンポンプ阻害薬

プロトンポンプ阻害薬は逆流性食道炎の治療のため高齢者に長期間投与されることが増えている．本薬剤は胃内のpHを上昇させることにより，カルシウムの吸収を妨げる可能性が示唆されている．また，疫学的調査により，プロトンポンプ阻害薬を内服する高齢者では骨折危険度が高いことが報告されている．

・チアゾリジン薬

経口糖尿病薬のうちで，他剤と比べてチアゾリジン薬では骨折危険度が上昇する[4]．この傾向は特に女性で顕著である．チアゾリジン薬により骨密度が低下することも報告されている．

6 悪性腫瘍と骨粗鬆症

悪性腫瘍患者では疾患そのものが骨に影響をもたらす場合のみならず，原疾患に対する治療が骨を障害することにも配慮が必要である．

悪性腫瘍による骨病変として，骨粗鬆症との関連で最も重要なものは多発性骨髄腫である．多発性骨髄腫では腫瘍細胞による骨吸収促進と骨形成の抑制により骨密度の低下と病的骨折がもたらされる．病的骨折をきっかけに骨粗鬆症の精査をする場合は，特に骨転移や多発性骨髄腫の可能性を念頭に置く必要がある．

多くの悪性腫瘍において化学療法などの内科的手段による治療が進歩しており，患者の生命予後やQOLの改善がみられている．しかしながら，前立腺癌に対する男性ホルモン抑制治療や乳癌に対するアロマターゼ阻害薬によるエストロゲン抑制治療は，骨粗鬆症をもたらし骨折危険度を高める．また，化学療法の大半は，生殖期にある女性の卵巣機能に障害をもたらすことから，化学療法後の若年女性では早期閉経による骨粗鬆症の問題に配慮する．

7 その他の原因

骨粗鬆症をもたらす様々な原因の中には，長期臥床(寝たきり状態)，アルコール多飲，胃切除あるいは胃バイパス手術，神経性食思不振症(摂食障害による著しいい痩)さらには軽症の骨形成不全症などが含まれる．

8 続発性骨粗鬆症を見落とさないためには

続発性骨粗鬆症の基礎疾患や原因を見落とさないためには，原因となる薬剤や病態を整理しておき，問診で十分にその有無を確認することが大切である．

・薬剤

薬剤については患者自身がよく把握していないことも多いため，「おくすり手帳」などを活用する．また，精神科の薬剤やアレルギー関連の薬剤は自発的に申告されないことも多いので，情報を得るには配慮が必要である．

・既往歴

既往歴としては，前述した内容に加え，女性では早期閉経の有無も確認する必要がある．また，骨折歴の聴取は骨折危険度を評価するために不可欠である．

表3 続発性骨粗鬆症スクリーニングのための検査項目

骨粗鬆症の原因疾患の存在を疑うきっかけとして重要な一般検査を列挙する．

I. 血液検査
　1）血算
　　正球性貧血　→　多発性骨髄腫
　　小球性低色素性貧血　→　吸収不良症候群，摂食障害など
　　白血球増加　→　Cushing症候群，ステロイド内服（顆粒球増加・好酸球とリンパ球減少）
　2）生化学
　　高Ca血症　→　原発性副甲状腺機能亢進症
　　低Ca血症　→　ビタミンD欠乏症
　　低リン血症　→　骨軟化症，ビタミンD欠乏症
　　高ALP血症　→　原発性副甲状腺機能亢進症，甲状腺機能亢進症，骨軟化症，骨Paget病
　　肝機能異常　→　肝硬変などの重症肝疾患
　　低コレステロール血症　→　甲状腺機能亢進症
　　高血糖　→　糖尿病，ステロイド内服
　3）血清
　　CRP高値　→　関節リウマチおよびその他の慢性炎症性疾患
II. 尿検査
　1）一般尿検査
　　尿糖　→　糖尿病
　　尿蛋白　→　多発性骨髄腫（患者によっては陰性）
　2）生化学
　　高Ca尿症　→　原発性副甲状腺機能亢進症など

・**身体所見**

　身体所見では前述した疾患に関連するものに注意を払うことに加えて，身長の低下とその程度を知ることが大切である．

・**一般検査**

　血液検査（白血球数と分画，貧血の評価）と血液生化学（アルブミン，クレアチニン，カルシウム，リン，ALP）に注目する（表3）．白血球数とその分画異常はCushing症候群を診断するきっかけになる．原因不詳の正球性貧血を認める場合は多発性骨髄腫の可能性を考慮する．大球性貧血ではアルコール多飲の可能性がある．高カルシウム血症は原発性副甲状腺機能亢進症を疑うきっかけとして，また，低リン血症と基準値上限の1.5倍以上の高ALP血症は骨軟化症を疑うきっかけとして重要である．クレアチニンは腎機能の評価に用い，腎不全による骨疾患を除外する．軽度の高カルシウム血症と高リン血症に高ALP血症を伴う場合は，甲状腺機能亢進症の可能性も検討するべきである．甲状腺疾患は頻度が高く，高齢者では症状が表れにくいことから，血中TSHと遊離T4をスクリーニング検査に加えるという考え方もある．尿検査では糖尿と蛋白尿の有無を確認する．できれば尿生化でカルシウム/クレアチニン比を評価し，高カルシウム尿症をもたらす疾患をスクリーニングしたい．男性で性腺機能低下症を疑った場合は，血清LH（黄体化ホルモン）とテストステロンに加えてプロラクチンを測定する．女性で，子宮摘出術などにより閉経時期の推定が困難な場合は，血清FSH（卵胞刺激ホルモン）とエストラジオールを測定し，閉経の有無を確認する．

まとめ

　骨粗鬆症あるいは低骨密度は症候であり，原発性骨粗鬆症と確実に診断される患者以外では，それぞれに骨代謝に影響を及ぼす原因が潜んでいると考える姿勢が大切である．

文献

1) Chiodini I, et al.：MECHANISMS IN ENDOCRINOLOGY: Endogenous subclinical hypercortisolism and bone: a clinical review. *Eur J Endocrinol*. 2016；**175**：R265-R282.
2) Suzuki Y, et al.：Guidelines on the management and treatment of glucocorticoid-induced osteoporosis of the Japanese Society for Bone and Mineral Research: 2014 update. *J Bone Miner Metab*. 2014；**32**：337-350.
3) Ensrud KE, et al.：Study of Osteoporotic Fractures Research Group: Central nervous system active medications and risk for fractures in older women. *Arch Intern Med*. 2003；**163**：949-957.
4) Schwartz AV, et al.：Effects of TZD Use and Discontinuation on Fracture Rates in ACCORD Bone Study. *J Clin Endocrinol Metab*. 2015；**100**：4059-4066.

第2章 代謝性骨疾患 第2節 疾患各論──A 骨粗鬆症

6 薬剤性骨粗鬆症および薬剤と骨折のリスク

東京大学医学部附属病院腎臓・内分泌内科　**木下祐加**

> **》》 臨床医のための Point ▶▶▶**
>
> 1. 薬剤性骨粗鬆症は，続発性骨粗鬆症の中で頻度が高く，臨床的に重要である．
> 2. 乳癌や前立腺癌に対する性ホルモン低下療法は，担癌患者の骨折リスクを高める．
> 3. 抗けいれん薬は，ビタミンD作用障害および続発性副甲状腺機能亢進症を介して，てんかん患者の骨折リスクを高める．
> 4. 経口血糖降下薬のチアゾリジン薬は，骨形成を阻害し，2型糖尿病患者の骨折リスクを高める．
> 5. 患者の「おくすり手帳」を活用して，骨折リスクを上昇させる内服薬の有無を把握する．

はじめに

骨粗鬆症は，閉経や加齢に伴う原発性骨粗鬆症と，併存疾患や薬剤などにより引き起こされる続発性骨粗鬆症に大別される．薬剤性骨粗鬆症は，続発性骨粗鬆症の原因の中で頻度が高く，臨床的に重要である．ここでは骨粗鬆症および骨折のリスクを上昇させることが報告されている代表的な薬剤を取り上げ(表1)，その機序と対策について概説する．なお，糖質コルチコイド治療に伴うステロイド性骨粗鬆症については該当頁をご参照いただきたい．

悪性腫瘍に対する性ホルモン低下療法

女性では主に乳癌，男性では前立腺癌の患者に対して，性ホルモン低下療法が行われる．腫瘍の骨転移や，腫瘍から分泌される骨吸収促進因子に伴う骨脆弱性に加えて，性ホルモン低下療法に伴う骨代謝異常が，担癌患者の骨折リスクを高めると考えられる．

1 前立腺癌に対するアンドロゲン抑制療法

・概要

前立腺癌に対する性ホルモン低下療法は，アンドロゲン抑制療法(Androgen deprivation therapy：ADT)と呼ばれている．ADTには，テストステロン産生抑制を目的とした両側精巣摘除およびLHRH作動薬に加えて，アンドロゲン受容体拮抗薬がある．ADTは，前立腺癌の初期治療あるいは術後補助治療として用いられ，治療期間は最短で2～3年，長い場合は数十年に及ぶこともある．骨量はADT開始後から急速に低下し，同時に骨折リスクも高まる．

・機序

ADTは前立腺癌患者の血清テストステロン値だけでなく，血清エストラジオール値も低下させる．血清エストラジオール値が成人男性の骨代謝回転や骨量と関連することが知られており[1]，前立腺癌患者ではADTによるエストロゲン作用の低下が易骨折性と関連すると考えられる．また，テストステロン作用の低下も，サルコペニアによる易転倒性や骨形成低下を介して，間接的に骨折リスクを高めると考えられる．

・治療

前立腺癌患者において，ビスホスホネート(BP)製剤とデノスマブによる骨量増加と骨折リスク改善が報告されている[2]．

2 乳癌に対するエストロゲン抑制療法

・概要

乳癌患者に対する内分泌療法は，エストロゲン受容体(ER)陽性の乳癌細胞の増殖抑制を目的とするものである．閉経前患者ではER阻害薬であるタモキシフェンとLHRH作動薬の併用が，閉経後患者ではアロマターゼ阻害薬(AI)が用いられることが多い．AI治療開始後は，一般的な閉経後女性のおよそ2～4倍の速度で骨量が減少し，5年間の骨折発症率は10%に及ぶことが報告されている[3]．

・機序

AIは，副腎から分泌される男性ホルモンの一

表1　続発性骨粗鬆症のリスクが報告されている薬剤

グルココルチコイド(ステロイド)
悪性腫瘍に対する性ホルモン低下療法(アンドロゲン・エストロゲン抑制療法)
抗けいれん薬
経口糖尿病治療薬(チアゾリジン)
その他(SSRI，ループ利尿薬，PPI)

種であるデヒドロエピアンドロステロン（DHEA）のエストロゲンへの転化を抑制し，閉経後女性の血中エストロゲン濃度をさらに低下させる．

・治療

AI治療中の閉経後女性において，BP製剤およびデノスマブによる骨量増加と骨折リスクの低下が報告されている．

抗けいれん薬

・概要

てんかん患者において，骨量減少と骨折リスク上昇が報告されている．

・機序

発作に関連した骨折に加え，抗けいれん薬による骨代謝異常が，てんかん患者の骨折リスク上昇に寄与していると考えられている．抗けいれん薬による骨代謝異常の主な機序は，ビタミンD作用障害によるくる病/骨軟化症あるいは続発性副甲状腺機能亢進症である[4]．ビタミンD摂取不足や日照不足に加えて，シトクロムP450を誘導する抗けいれん薬（フェノバルビタール，カルバマゼピン，フェニトインなど）によるビタミンD代謝促進が，てんかん患者におけるビタミンD作用障害の主な原因と考えられている．

・治療

抗けいれん薬による治療中は，定期的に血清25水酸化ビタミンD［25(OH)D］濃度を確認する．ビタミンD欠乏・不足がある場合には天然型ビタミンDサプリメントの摂取を勧める．抗けいれん薬内服中の患者では，一般的な推奨量を超える天然型ビタミンDや活性型ビタミンD_3製剤が骨代謝の改善に必要とされる場合がある．

経口血糖降下薬

・概要

糖尿病患者は1型，2型のいずれにおいても，非糖尿病患者と比べて骨折リスクが高いことが知られている．また，経口血糖降下薬であるチアゾリジン薬に伴う骨量減少および骨折リスク上昇が報告されている．

・機序

チアゾリジン薬は，核内受容体および転写因子であるPeroxisome Proliferator-Activated Receptor γ（PPARγ）を活性化させることにより，2型糖尿病患者のインスリン抵抗性を改善する薬剤である．チアゾリジン薬によるPPARγの活性化に伴い，骨芽細胞分化が抑制され，骨形成が阻害される．

・対策

チアゾリジン薬による骨折発症のリスクとして，女性，高齢，骨折の既往，長期投与が報告されている[5]．したがって，閉経後女性や転倒リスクが高い症例では，チアゾリジン薬の適応を慎重に判断する必要がある．なお，骨代謝への影響が懸念されたナトリウム共役型グルコース輸送体2型（SGLT2）阻害薬は，メタアナリシスでは骨折リスク上昇との関連は認められなかった．一方，SGLT2阻害薬による筋肉量減少が骨量低下や骨質劣化につながる可能性があることから，高齢者では骨代謝への影響に注意する．

その他の治療薬

上記以外に，メタアナリシスによって骨折リスク上昇が示されている薬剤として，抗うつ薬である選択的セロトニン再取りこみ阻害薬（SSRI），ループ利尿薬，そして制酸薬であるプロトンポンプ阻害薬（PPI）がある．ループ利尿薬は尿中カルシウム排泄を亢進させるため，続発性副甲状腺機能亢進症による骨障害をきたす可能性がある．SSRIやPPIによる骨折リスク上昇の機序は明らかではない．その他，評価が定まっていないが骨代謝への影響が懸念される薬剤として，抗凝固薬（ヘパリン，ワルファリン），メトトレキサート，カルシニューリン阻害薬などがある．

おわりに

骨折リスク因子となる薬剤は多岐に渡る．複数の医療機関に通院している患者では，「おくすり手帳」などを活用して，骨折リスクを上昇させる内服薬の有無を把握する必要がある．年齢や転倒リスクを含めて各々の患者の骨折リスクを評価し，最適な予防策および治療を選択する．

文献

1) Gennari L, et al.：Longitudinal association between sex hormone levels, bone loss, and bone turnover in elderly men. *J Clin Endocrinol Metab*. 2003；**88**：5327-5333.

2) Cianferotti L, et al.：The prevention of fragility fractures in patients with non-metastatic prostate cancer: a position statement by the international osteoporosis foundation. *Oncotarget*. 2017；**8**：75646-75663.

3) Hadji P, et al.：Management of Aromatase Inhibitor-Associated Bone Loss（AIBL）in postmenopausal women with hormone sensitive breast cancer：Joint position statement of the IOF, CABS, ECTS, IEG, ESCEO IMS, and SIOG. *J Bone Oncol*. 2017；**7**：1-12.

4) Fitzpatrick LA：Pathophysiology of bone loss in patients receiving anticonvulsant therapy. *Epilepsy Behav*. 2004；**5**(Suppl 2)：S3-15.

5) Lecka-Czernik B：Bone loss in diabetes：use of antidiabetic thiazolidinediones and secondary osteoporosis. *Curr Osteoporos Rep*. 2010；**8**：178-184.

第2章 代謝性骨疾患 第2節 疾患各論――A 骨粗鬆症

7 骨折リスクとしての生活習慣病

島根大学医学部内科学講座内科学第一　**金沢一平**

> ≫ **臨床医のための Point** ▶▶▶
>
> 1. 骨折リスクを高める生活習慣病として確立されている疾患は，糖尿病，CKD，COPD である．
> 2. 生活習慣病では，骨質劣化が重要な病態である．
> 3. 糖尿病，CKD，COPD を有する例では，積極的な骨折リスクの評価を行い，薬物治療の適応を考慮することが推奨される．

はじめに

生活習慣病と骨代謝には密接な関連性があることが明らかとなってきている(図1)．現在までに，糖尿病，慢性腎臓病(CKD)，慢性閉塞性肺疾患(COPD)では骨折リスクが上昇することが示されており[1-4]，続発性骨粗鬆症として認識されるようになった．生活習慣病では，骨密度の値から想定されるよりも骨折リスクが上昇していることから，骨質劣化が重要な病態と考えられている．酸化ストレス，終末糖化産物(advanced glycation end products：AGEs)，ホモシステイン，慢性炎症などが共通する関連因子として報告されている[5]．

2型糖尿病

いくつかのメタ解析にて，2型糖尿病は大腿骨近位部骨折，椎体骨折の有意なリスクとなることが示された[1,2]．日本人においても，2型糖尿病では既存椎体骨折のリスクが男性で4.7倍，女性で1.9倍有意に高いことが報告されている．

2型糖尿病では肥満患者が多く，性，年齢を一致させた対照群に比較し，腰椎，大腿骨骨密度のいずれも高値となることが示されている[1]．縦断的検討において，同じ骨密度であれば非糖尿病群

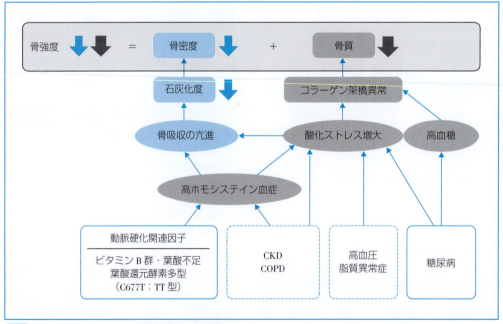

図1　生活習慣病と骨密度/骨質異常のメカニズム
〔日本骨粗鬆症学会生活習慣病における骨折リスク評価委員会：第一章 総論 4．生活習慣病における骨折劣化機序と骨脆弱性亢進．生活習慣病骨折リスクに関する診療ガイド．ライフサイエンス出版，2011；16-20 より〕

よりも糖尿病群で骨折リスクは有意に高いことも明らかになっている．したがって，2型糖尿病では骨密度以外の要素，つまり骨質の劣化が存在し，骨密度測定のみでは骨折リスクを評価しにくい（過小評価する）可能性がある．

糖尿病による骨質劣化の病態には，材質特性，構造特性，骨リモデリングが関与する．コラーゲン分子間にはリジルオキシダーゼにより生理的架橋が形成されることにより骨強度が維持される．それとは別に，時間依存的かつ酵素非依存的（非生理的）にAGEs架橋が形成される．高血糖に加え酸化ストレス亢進状態ではコラーゲン線維間のAGEs架橋の増加をきたし，骨量の低下がなくても骨強度が低下することが糖尿病動物モデルで示されている．

高解像度末梢骨定量的CTや海綿骨スコア（TBS）を用いた検討により，糖尿病では皮質骨多孔性，海綿骨不均一性などの構造特性の異常があることが示されている．

骨はリモデリングにより新しい骨へと置き換わることにより骨強度が維持される．糖尿病では非糖尿病に比較して骨代謝回転が低下しており，特に骨形成優位な低下が認められる．糖尿病にみられるリモデリング障害，骨形成低下は，材質の劣化した骨の蓄積を助長し，骨微細構造の異常にも関与すると考えられる．

血糖コントロール不良患者では骨折リスクが高いことが明らかとなっている．一方，低血糖も骨折リスクを上昇することが報告されている．したがって，糖尿病による骨折リスクに対して，低血糖リスクを避けた安全な長期的血糖管理が有用と考えられるが，まだエビデンスはないのが現状である．

骨折リスク上昇と関連する治療薬としてインスリン，チアゾリジン（閉経後），SGLT2阻害薬などが報告されている．また，骨折リスクには転倒などの骨外因子も重要である．糖尿病では神経障害や網膜症，末梢動脈疾患，サルコペニアなどの合併により転倒リスクが高まる．したがって，これらの薬剤使用や合併症を有する患者では入念な骨折リスクの評価が重要である．

慢性腎臓病（CKD）

CKDの重症度分類は推算糸球体濾過量（estimated glomerular filtration rate：eGFR）で規定される．末期腎不全や透析患者では骨折リスクが高いことはよく知られているが，CKDステージ3（eGFR 60 mL/分/1.73 m^{2}以下）程度の腎機能低下においても骨粗鬆症および大腿骨近位部骨折リスクが増大することが明らかになっている[3]．さらに，CKDステージ2（eGFR 60～89 mL/分/1.73 m^2）レベルでも，腎機能低下により椎体骨折リスクが増大することが報告されている．つまり，続発性副甲状腺機能亢進症をきたさない程度の早期の腎機能障害でも，骨脆弱性が存在することが明らかになってきている．

腎機能障害では早期からAGEsや炎症マーカー，ホモシステインの上昇を認めることから，骨折リスクが高まる要因としてこれらが影響している可能性ある．CKDは糖尿病とならび酸化ストレスが増大する疾患と考えられており，糖尿病罹患率の上昇とともにCKDの原因疾患としての糖尿病の重要性が増してきている．したがって，糖尿病とCKDを併存する患者で酸化ストレスが著明に増大する可能性があり，骨量減少がない者においても骨質劣化による骨折リスク上昇を念頭に診療にあたる必要がある．

慢性閉塞性肺疾患（COPD）

COPDはタバコ煙を主とする有害物質を長期に吸入暴露することで生じる肺の慢性炎症性疾患である．COPDは呼吸器のみならず全身の炎症を伴い，骨粗鬆症などを含めた肺以外の症状がCOPDの重症度にも影響を及ぼすことから全身疾患としてとらえられている．

疫学研究では，COPD患者では骨粗鬆症性骨折のリスクが1.6倍に上昇していることが報告されている[4]．調査対象の背景にもよるが24～79％のCOPD患者が椎体骨折を有すると報告されており，特に腰椎よりも胸椎骨折の頻度が多いとされている．したがって，COPDは椎体骨折リスクを上昇させ，椎体骨折（特に胸椎）は呼吸機能をさらに増悪させることによりQOL低下の大きな原因となると考えられる．

COPD患者では健常者に比較して骨密度が低下していることが明らかになっている．しかし，COPD患者の骨折リスクは骨密度で補正しても有意に高いことから，骨質劣化も重要な病態と考えられている．COPDにおける骨折リスクには骨微細構造異常，骨リモデリング低下が関与していることが報告されている．

COPDにおける骨折関連因子として低体重，低酸素血症，慢性炎症，喫煙，吸入および全身ステロイド薬治療，ビタミンD欠乏・不足などがある．

おわりに

生活習慣病が骨折リスクを高めることが明らかになった．しかしながら，生活習慣病診療において骨粗鬆症のスクリーニングが十分に行われてい

るとはいえないのが現状である．特に糖尿病，CKD，COPDにおいては，積極的な骨折リスク評価を行い，骨質劣化の存在を念頭に薬物治療介入の適応を検討する必要がある．

文献

1) Vestergaard P：Discrepancies in bone mineral density and fracture risk in patients with type 1 and type 2 diabetes-a meta-analysis. *Osteoporos Int* 2007；**18**：427-444.
2) Wang J, *et al.*：Increased risk of vertebral fracture in patients with diabetes：a meta-analysis of cohort studies. *Int Orthop* 2016；**40**：1299-1307.
3) Fried LF, *et al.*：Association of kidney function with incident hip fracture in older adults. *J Am Soc Nephrol* 2007；**18**：282-286.
4) De Vries F, *et al.*：Severity of obstructive airway disease and risk of osteoporotic fracture. *Eur Respir J* 2005；**25**：879-884.
5) 日本骨粗鬆症学会生活習慣病における骨折リスク評価委員会：生活習慣病骨折リスクに関する診療ガイド．ライフサイエンス出版，2011．

第2章 代謝性骨疾患 第2節 疾患各論——A 骨粗鬆症

8 FRAX®

安田女子大学薬学部薬学科 **藤原佐枝子**

> **▶▶ 臨床医のための Point ▶▶▶**
>
> ① FRAX®は，骨密度と臨床危険因子によって，10年間の骨折確率(%)を算出するツールである．
> ② 『骨粗鬆症の予防と治療ガイドライン2015年版』に，FRAX®は薬物療法の開始基準に入っている．
> ③ FRAX®の強み，限界を理解して使うことで，効果的に骨折高リスク者が判別できる．

はじめに

骨密度は重要な骨折リスク規定因子だが，骨密度のみでは骨折高リスク者を効率的に判別できない．そこで，骨密度と臨床危険因子，あるいは臨床危険因子のみで，個人の骨折絶対リスクを評価する骨折リスク評価ツール [Fracture Risk Assessment Tool (FRAX®)] が作成された．FRAX®から算出される骨折絶対リスクは，骨粗鬆症薬物治療開始の指標として，各国のガイドラインに組み入れられている．

骨折リスク評価ツール (FRAX®) の概要

骨折リスク評価ツール FRAX®（http://www.shef.ac.uk/FRAX/）は，大腿骨頸部骨密度と臨床危険因子，骨密度がない場合には臨床危険因子のみで主要骨粗鬆症性骨折（大腿骨近位部，橈骨遠位端，上腕骨近位部，臨床椎体）および大腿骨近位部骨折の10年間の骨折確率(%)を算出するツールである（図1）．臨床危険因子は，年齢，性，身長，体重，既存骨折，親の大腿骨近位部骨折歴，喫煙，飲酒，糖質ステロイド使用，関節リウマチ，続発性骨粗鬆症の有無である．国別のツールは，各国の骨折発生率，平均余命で調整されている．

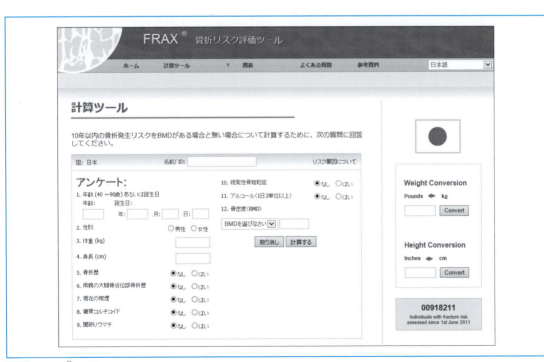

図1 FRAX®の画面
〔https://www.sheffield.ac.uk/FRAX/tool.aspx?lang=jp より引用〕

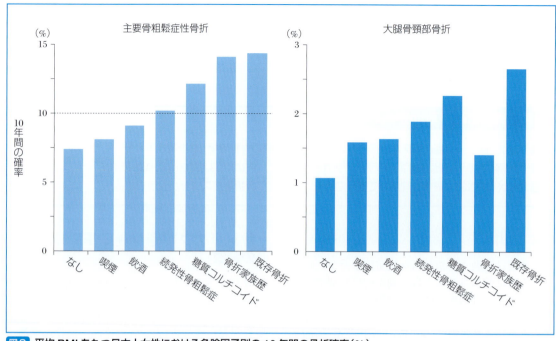

図2 平均BMIをもつ日本人女性における危険因子別の10年間の骨折確率(%)
〔Fujiwara S, et al.: Development of application of a Japanese model of the WHO fracture risk assessment tool(FRAX). Osteoporos Int 2008；19：429-435 より〕

日本版FRAX®は，日本人の骨折発生率，平均余命で調整され作成された．FRAX®を用いて，平均的BMIの日本人65歳女性の10年間の骨折確率を，危険因子別に示す(図2)[1]．主要骨粗鬆症骨折リスクが最も高いのは既存骨折ありで，大腿骨近位部骨折家族歴あり，糖質ステロイド服用が続く．

FRAXの予測力を上げるために，DXAで算出できる海綿骨スコア(Trabecular bone score)で補正したFRAX(https://www.sheffield.ac.uk/TBS/?lang=jp)も作成されている．

薬物治療開始基準におけるFRAX®の活用

わが国では『骨粗鬆症の予防と治療ガイドライン2015年版』[2]の薬物治療開始基準に，骨密度が若年骨密度平均値(YAM)の70%より大きく80%未満かつFRAX®による主要骨粗鬆症性骨折確率15%以上が加わっている．ただし，この基準は，原発性骨粗鬆症で75歳未満を対象とする．

臨床診療におけるFRAX®の解釈

1 危険因子の量と骨折リスク

FRAX®の危険因子のなかで，既存骨折，喫煙，飲酒など「有無」を入力する危険因子に関しては，平均的な量のリスクが算出される．多発椎体骨折のある人，飲酒量が多い人，糖質ステロイド使用量が平均よりも多い人は，FRAX®で求められた骨折確率より実際の骨折リスクは高くなる[3]．

2 FRAX®に入れられていない危険因子

転倒は，骨折の重要な原因となるが，FRAX®の危険因子には含まれていない．しかし，よく転倒する人の骨折リスクは，FRAX®で求められた骨折確率より高くなる．

FRAX®では大腿骨頸部骨密度が使われているが，腰椎骨密度と大腿骨頸部骨密度に乖離があった場合は補正が必要となる．たとえば，大腿骨頸部骨密度より腰椎骨密度が1標準偏差(SD)低下している場合は，実際の骨折リスクはFRAX®値の1.12倍高くなる．

3 2型糖尿病患者における注意点

FRAX®の危険因子としての続発性骨粗鬆症には2型糖尿病は入っていない．しかし，2型糖尿病のある人は主要骨粗鬆症骨折発生率はFRAX値の1.18倍，大腿骨近位部骨折は1.85倍高く，罹病期間が長いほどその倍率が大きくなることが報告された[4]．2型糖尿病患者では，FRAX®の骨折確率は，過小評価されているので注意が必要である．

4 すでに治療されている人への適応

FRAX®は，40歳以上で骨粗鬆症薬物治療を受

けていない人に使うことが原則である．すでに骨粗鬆症治療を開始している人については，ビスホスホネートで長期間（少なくとも5年以上）きちんと薬物治療を続けている人を除いて，治療を受けている人や，受けていた人の骨折リスクの評価には使うことができると報告された[5]．

おわりに

FRAX®は骨折リスク評価のゴールドスタンダードではないが，臨床危険因子を取り入れたリスク評価の新しい試みで，その妥当性は国際的に多くの集団で評価されている．わが国でもその妥当性の評価がなされ，原発性骨粗鬆症治療開始基準にも取り入れられた．FRAX®を用いて潜在的な骨折高リスク者を見つけ出し，骨粗鬆症治療を開始することで，骨折発生の低減が期待される．

文献

1) Fujiwara S, *et al.*：Development of application of a Japanese model of the WHO fracture risk assessment tool（l FRAX）. *Osteoporos Int* 2008；**19**：429-435.
2) 骨粗鬆症の予防と治療ガイドライン作成委員会編：V 骨粗鬆症の治療．骨粗鬆症の予防と治療ガイドライン 2015年版．ライフサイエンス出版，2015；62-63.
3) Kanis JA, *et al.*：Interpretation and use of FRAX in clinical practice. *Osteoporos Int* 2011；**22**：2395-2411.
4) Leslie WD, *et al.*：Comparison of methods for improving fracture risk assessment in Diabetes: The Manitoba BMD Registry. *J Bone Miner Res* 2018；**33**：1923-1930.
5) Leslie WD, *et al.*：Does osteoporosis therapy invalidate FRAX for fracture prediction? *J Bone Miner Res* 2012；**27**：1243-1251.

第2章 代謝性骨疾患　第2節　疾患各論——A　骨粗鬆症

9 薬物療法①：活性型ビタミンD_3

徳島大学大学院医歯薬学研究部生体機能解析学分野，徳島大学病院内分泌代謝内科　**遠藤逸朗**

> **▶▶ 臨床医のための Point ▶▶▶**
>
> 1. 骨粗鬆症治療における活性型ビタミンD_3製剤の役割は骨・カルシウム代謝調節薬，骨折予防薬，ビタミンD補充薬として位置づけられる．
> 2. 骨粗鬆症に適応を有する活性型ビタミンD_3製剤には，カルシトリオールおよびそのプロドラッグであるアルファカルシドール，そして新規ビタミンD_3誘導体のエルデカルシトールがある．
> 3. 活性型ビタミンD_3製剤投与中は，高カルシウム血症および高カルシウム尿症に注意する必要がある．

作用機序

ビタミンDは主として腸管からのカルシウム吸収増加作用および副甲状腺ホルモン分泌抑制などの骨・カルシウム代謝調節作用を有し，これらの作用を介して骨折抑制効果を発揮するが，一部は骨への直接作用も存在するものと考えられている．わが国では，腎において1α位の水酸化を必要としない活性型ビタミンD_3製剤が骨粗鬆症やくる病・骨軟化症に対して臨床応用が可能である．これらの薬剤は，骨粗鬆症を対象とした複数の臨床試験において骨密度の上昇効果や骨折抑制効果が示されている．また，ビタミンD欠乏症（deficiency）やビタミンD不足症（insufficiency）では骨折リスクが上昇することが知られているが，本邦ではこれらの病態が高頻度に存在することが報告されている．一方，現在の骨粗鬆症治療薬のファーストラインである経口ビスホスホネート製剤は，ビタミンDの非充足状態においては十分な骨密度増加効果および骨折抑制効果を発揮できないことが知られている．以上のことから，骨粗鬆症治療における活性型ビタミンD_3製剤の役割は，骨・カルシウム代謝調節薬，骨折予防薬，ビタミンD補充薬として位置づけられる．

1 ビタミンD投与による骨効果

わが国での成績を含む世界25の臨床試験成績のメタ解析[1]によると，閉経後骨粗鬆症患者における天然型あるいは活性型ビタミンD_3投与は椎体骨折のリスクを有意に抑制し，非椎体骨折も抑制する傾向が示されている．さらに，前腕骨遠位部の骨密度についても，活性型ビタミンD_3投与量が0.5μg/日以上で有意な増加効果があることが示されている．また，その他のメタ解析においても，ビタミンD・カルシウム併用投与群で脊椎，大腿骨頸部，および全身の骨密度の有意上昇や，天然型ビタミンD単独でも高用量補充では有意な骨折防止効果が見られることなどが明らかとなっている[2]．さらに，動物実験でも活性型ビタミンD_3投与により海綿骨微細構造の改善や生理的架橋の増加など，骨質改善効果がもたらされるとの知見も集積されつつある．

2 活性型ビタミンDの転倒抑制効果

65歳以上の高齢者では1年間で30％，80歳以上では40〜50％に転倒がみられ，高齢者の骨折の大部分は転倒に関連して起こることが知られている．60歳以上を対象とした転倒防止効果のメタ解析[3]では，ビタミンD投与は転倒の危険性を22％減少させている．また，ビタミンD充足の指標である血清25(OH)D濃度の低下は骨格筋量や身体能力および活動性の低下と有意な関連性を示すことが報告されている．さらにビタミンD非充足では速筋であるtype II 線維の萎縮が認められ，ビタミンD補充により同線維の数とサイズが上昇することが示されている．実際，ビタミンDは骨密度改善量以上の骨折防止効果を示すことが以前から指摘されているが，このような骨格筋作用を介した転倒防止効果が骨折防止につながる可能性があると考えられる．

適応および投与法

骨粗鬆症に適応を有する活性型ビタミンD_3製剤は，カルシトリオール［商品名：ロカルトロール®　1α,25(OH)$_2$$D_3$］およびそのプロドラッグであるアルファカルシドール［商品名：ワンアルファ®，アルファロール®，1α(OH)D_3］，そして新規ビタミンD誘導体のエルデカルシトール［商品名：エディロール®，1α,25-dihydroxy-2β-(3-hydroxypropyloxy) vitamin D_3］である．カルシトリオールはアルファカルシドールのほぼ半量で同等の効果を示すと考えられている．また，カルシトリオールは少量を一日複数回

分服しないと1,25(OH)₂D血中濃度を維持できないのに対して，アルファカルシドールでは1日1回投与で1,25(OH)₂D濃度の急峻なピークを示さず一定濃度を保てることから，高カルシウム血症が起こりにくいとされている．わが国のデータを含むメタ解析では，アルファカルシドールで0.5〜1μgを投与した場合にハードエンドポイントである骨折抑制効果が得られている．この結果に基づき，アルファカルシドールでは0.5〜1μg/日を1日1回，カルシトリオールではこの半量を一日量として2回投与する．また，近年では骨吸収抑制薬と活性型ビタミンD₃の併用用法による骨折抑制効果の知見も蓄積されつつある．わが国における閉経後骨粗鬆症を対象とした検討で，アレンドロネート5mg連日投与単独群およびこれにアルファカルシドール1μg/日を併用した群との比較では，投与前の骨折リスクが高い患者においてアルファカルシドール併用群の新規椎体抑制効果が良好であった[4]．さらに欧米における結果では，男性骨粗鬆症やステロイド骨粗鬆症に対してもアルファカルシドールおよびカルシトリオールをアレンドロネートと併用することにより，良好な骨密度上昇効果や骨折抑止効果が得られることが報告されている．

エルデカルシトールは，従来の活性型ビタミンD₃製剤よりも強い破骨細胞機能抑制を介し，より強力な骨保護効果を発揮すると考えられている[5]．エルデカルシトールの骨効果は血清25(OH)D濃度に関わらず発現することが示されており，アルファカルシドールを上回る骨密度増加効果および新規椎体骨折，WHOで規定された骨粗鬆症性骨折全体(椎体，前腕骨遠位部，上腕骨，肋骨，鎖骨・肩甲骨・胸骨，骨盤骨，脛骨・腓骨，大腿骨近位部およびその他の大腿骨)および骨粗鬆症性非椎体骨折(上記より椎体骨折をのぞく)を抑制することが報告されている．さらに，エルデカルシトールは，重症骨粗鬆症例において優れた新規椎体骨折抑制効果を示すこと，ビスホスホネートなどに追加投与することで，骨格筋力や筋力に依存する動的バランスを改善することが示されている．エルデカルシトールは転倒と関連して発症することが多い前腕骨骨折を強力に抑制することも明らかになっており，アルファカルシドールを上回る転倒抑制効果を有する可能性がある．エルデカルシトールは，骨粗鬆症患者に対して1日1回0.75μgを連日経口投与する．

有害事象と対策

治療中の注意点としては，活性型ビタミンD₃の副作用として高カルシウム血症，高カルシウム尿症がまれではないことである．このことから，基本的に活性型ビタミンD₃製剤とカルシウム製剤の併用は推奨されていない．また，高齢者では脱水や非ステロイド系消炎鎮痛剤などの内服による腎障害から高カルシウム血症をきたしやすく，定期的に腎機能検査や血清カルシウム濃度を測定するなどの配慮が必要である．いずれの薬剤も高カルシウム血症がみられた場合には減量，中止とともに補液などの適切な処置を行う．ただし，エルデカルシトールは，0.5μg/日では骨折抑制効果は確立されていないため，経過観察の上で適宜0.75μg製剤への増量が望ましい．0.75μg製剤への増量により再び高カルシウム血症が繰り返されるようであれば，他剤への変更を検討する必要がある．

さらに，活性型ビタミンD₃製剤は尿中カルシウム排泄も促進するため尿路結石のリスク低減に配慮する必要がある．具体的には，随時に尿中カルシウム(uCa, mg/dL)/尿中クレアチニン(uCr, mg/dL)をスポットで測定して，アルファカルシドールおよびロカルトロールではこの比が0.3を超えないように，エルデカルシトールでは，さらに血清クレアチニン(sCr, mg/dL)を測定し，0.3mg/dL GF[uCa(mg/dLGF)=uCa(mg/dL) x sCr(mg/dL)/uCr(mg/dL)]を超えないように投与量の調節や飲水指示をする必要がある．とくに，ステロイド投与中や長期臥床など，尿中カルシウム排泄増加が想定される病態に対しては注意が必要である．

文献

1) Papadimitropoulos E, et al.: Meta-analyses of therapies for postmenopausal osteoporosis. VIII : Meta-analysis of the efficacy of vitamin D treatment in preventing osteoporosis in postmenopausal women. Endocr Rev. 2002 ; 23 : 560-569.
2) Bischoff-Ferrari HA, et al.: Prevention of nonvertebral fractures with oral vitamin D and dose dependency : a meta-analysis of randomized controlled trials. Arch Intern Med. 2009 ; 169 : 551-561.
3) Bischoff-Ferrari HA, et al.: Effect of Vitamin D on falls : a meta-analysis. JAMA. 2004 ; 291 : 1999-2006.
4) Orimo H, et al.: Effects of alendronate plus alfacalcidol in osteoporosis patients with a high risk of fracture : the Japanese Osteoporosis Intervention Trial (JOINT) - 02. Curr Med Res Opin. 2011 ; 27 : 1273-1284.
5) Matsumoto T, Endo I : Eldecalcitol for the treatment of osteoporosis. Drugs Today (Barc). 2012 ; 48 : 189-196.

第 2 章　代謝性骨疾患　第 2 節　疾患各論――A　骨粗鬆症

10　薬物療法②：SERM

山王メディカルセンター・女性医療センター　**太田博明**

臨床医のための Point ▶▶▶

1. 骨粗鬆症の予防と治療ガイドライン 2015 年版では SERM を初期治療の第一選択に推奨している.
2. 骨折防止効果に骨質劣化改善作用の存在をはじめて示した薬剤は SERM である.
3. 骨量減少例における新規椎体骨折効果を示した薬剤はラロキシフェンだけである.
4. バゼドキシフェンの骨密度増加効果は非高齢者から後期高齢者以上にわたり, 年齢とは無関係である.
5. バゼドキシフェンは FRAX®による再解析で, あらゆる骨折に対して, 骨折リスクが高くなるほど骨折抑制効果が高いことが示されている.

はじめに

　骨粗鬆症の最終治療目標は骨折の防止にある. 一方, 骨量低下部位は年齢によって異なるとともに人によっても異なる. そのため, 骨折部位も年齢や病期によって異なることは周知のことであるが, 個人差もある. 前腕骨と椎体および大腿骨近位部骨折は 3 大骨折といわれ, ADL・QOL の維持と生命予後の観点から, 椎体と大腿骨近位部骨折の防止が最も重要である. 椎体骨折は 65 歳くらいから, また大腿骨近位部骨折は 70 代から増加し, 80 代が最多を占める[1]. 一方で, 椎体骨折の発生はその後の大腿骨近位部骨折の独立した危険因子となる[2]ことが判明している. 骨折の連鎖を防ぐためには, より早期で発生する椎体骨折を予防することが重要である.

　閉経後骨粗鬆症は長期投与の必要性があり, この点を考慮すると SERM（選択的エストロゲン受容体調節薬）とエルデカルシトールをはじめとする活性型ビタミン D 誘導体薬の投与がまず考慮される. 閉経後早期での骨吸収亢進に対しては長期間の投与を考えると SERM を第一選択とすべきであろう. しかし, 負のカルシウムバランスが骨吸収亢進に関与している症例ではカルシウムバランスの正常化を考えて, 活性型ビタミン D 誘導体のエルデカルシトールを考慮するのがよいと思われる.

　一方, 加齢とともに長期にわたる骨吸収亢進と大腿骨近位部骨折リスクを有する症例では, エビデンスに基づきビスホスホネート（BP）製剤やデノスマブの投与を考慮する. また, 骨形成低下が主因で, 低回転型骨粗鬆症を呈している症例では骨形成促進薬であるテリパラチドが理論的に望ましい. ただし, テリパラチドは他剤に対し高価で, 2 年間と投与期間が限定されるので, 多発していたり, 高度の骨折を認める重症型の椎体骨折例に対する投与が望ましいと思われる.

ラロキシフェンの特徴

　SERM 製剤に共通のこととして, ラロキシフェン（RLX）の特徴は, 骨密度の増加は BP 製剤には及ばないが, 骨折抑制効果がほぼ同等である点があげられる. 骨吸収抑制薬による腰椎骨密度増加率と椎体骨折抑制効果との関連を検討した研究では, アレンドロネート（ALN）が RLX よりも骨密度は約 3 倍増加するが, 椎体骨折の抑制率は変わらない[3]という結果が得られている. さらに, RLX の非椎体骨折抑制効果は ALN よりも 40% 以上低いといわれている. しかし, 処方データベースによる各種薬剤の非椎体骨折抑制効果の比較において, 少なくとも実臨床では, BP 製剤と何ら遜色がない[4]ことが示されている.

　RLX の骨折抑制効果の特徴として, 骨密度の増加作用とともに骨質劣化を抑制することが想定されている. それを示唆するデータとして, RLX はエストロゲン様作用とともに抗酸化作用があり, ホモシステイン低下作用もヒト臨床例で確認[5]されている. これらにより, ホモシステイン代謝を改善し, リジルオキシダーゼ活性の改善から, 骨基質のコラーゲン分子間にある架橋を改善して骨質劣化を防止することが示唆されている.

　骨質劣化改善作用を有するためか, BP 製剤にはない骨折抑制効果として, 既存骨折（－）の骨粗鬆症に対して新規椎体骨折抑制効果[6]を示す. さらに, Multiple Outcomes of Raloxifene Evaluation（MORE）試験 3 年のデータから, 骨量減少例（大腿骨 T スコア：－1 ～ －2.5SD）において新規椎体の形態骨折, 臨床骨折ともに有意な抑制効果[7]のエビデ

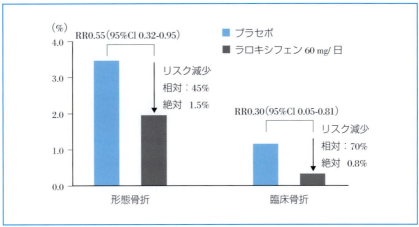

図1 骨量減少例*に対するラロキシフェンの新規椎体骨折発生抑制効果 MORE 試験-3年

＊：骨量減少例は，既存椎体骨折既存がない患者で，NHANES III データベースを参照し大腿骨 T スコアが－1～－2.5SD と定義される．

ラロキシフェンは骨量減少例に対する椎体骨折抑制効果のエビデンスを有する唯一の薬剤である．

[Kanis JA, et al.: Effect of raloxifene on the risk of new vertebral fracture in postmenopausal women with osteopenia or osteoporosis: a reanalysis of the Multiple Outcomes of Raloxifene Evaluation trial. *Bone* 2003；33：293-300 より改変]

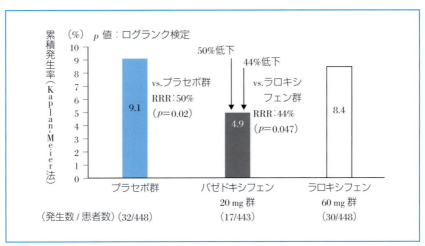

図2 バゼドキシフェン3年間投与による非椎体骨折予防効果（海外大規模第 III 相臨床試験，post-hoc 解析）

骨折高リスク群：大腿骨頸部骨密度 T スコアが－3SD 以下，または投与前に1か所以上の中等度または高度の椎体骨折，もしくは軽度の複数椎体骨折が認められた患者 1,772 例（全症例の 23.7% に相当）．

[Silverman SL, et al.: Efficacy of bazedoxifene in reducing new vertebral fracture risk in postmenopausal women with osteoporosis: results from a 3-year, randomized, placebo-, and active-controlled clinical trial. *J Bone Miner Res* 2008；**23**：1923-1934 より改変]

ンスを有する唯一の薬剤である（図1）．

　RLX における静脈血栓塞栓症（venous thromboembolism：VTE）の発現については，わが国における特定使用調査成績[8]を MORE 試験同様，VTE の発現報告を 1,000 人当たりの年間数で表すと，1.0/1,000 人・年となり，これは MORE 試験［プラセボ（PL）群：1.7/1,000 人・年，RLX 群 3.5/1,000 人・年］の RLX 群と比較して低く，PL 群よりも低いことが示されている．

バゼドキシフェンの特徴

　海外第 III 相臨床試験において，バゼドキシフェン（bazedoxifene：BZA）投与により，PL と比較して新規椎体骨折の有意な低下（相対リスク低下率 42%）が RLX と同様に認められた[9]．この結果は 7 年間の継続投与においても維持され[10]，SERM

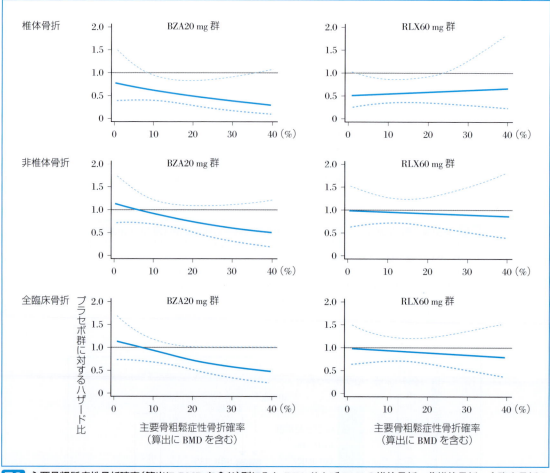

図3 主要骨粗鬆症性骨折確率(算出にBMDを含む)別にみたBZAおよびRLXの椎体骨折,非椎体骨折,全臨床骨折のハザード比

FRAX®による主要骨粗鬆症性骨折確率(算出にBMDを含む)ごとのBZA20 mgおよびRLX60 mgのプラセボに対する椎体骨折,非椎体骨折,全臨床骨折のハザード比を図示した.実線はハザード比を,破線は95%信頼区間を示す.
〔Kaufman JM, et al.: The Effects of Bazedoxifene and Raloxifene on Vertebral, Nonvertebral, and All Clinical Fractures As a Function of Baseline Fracture Risk Assessed by FRAX. IOF-ECCEO 2012: Poster 495 より〕

製剤としては7年間という持続的効果がはじめて確認されている.

非椎体骨折に関しては海外第III相試験における全体の集団で,BZAとPL間の有意差は認められなかった.しかし,骨折リスクの高いサブグループ(大腿骨頸部骨密度のTスコアが−3SD以下,または投与前に1か所以上の中等度または高度の椎体骨折もしくは複数の軽度の椎体骨折が認められた1,772例)の追加解析において,PLあるいはRLXと比較して,BZA投与では非椎体骨折を有意に($p = 0.02$, $p = 0.047$)低下させ,その相対リスク低下率は50%および44%であった[9](図2).

FRAX®で算出された骨折確率に関し,どの程度の骨折確率でどのくらいの骨折抑制効果が期待できるのかは,骨粗鬆症治療のEBMとして重要である.海外第III相臨床試験のFRAX®による再解析[11]では,主要骨粗鬆症性骨折確率ごとの椎体骨折および全臨床骨折,非椎体骨折のハザード比をプロットした結果,椎体骨折では主要骨粗鬆症性骨折確率6.9%以上,全臨床骨折では10%以上,非椎体骨折では20%以上を有する患者では,BZAの投与により,有意な骨折抑制効果が得られた.

またBZAとRLXのFRAX®再解析について以下の報告[12]がなされた.椎体骨折,非椎体骨折,全臨床骨折の各ハザード比について,BZA20 mg群は主要骨粗鬆症性骨折確率が高くなるほどハザード比が低下する傾向がみられたが,RLX60 mg群では,BZAでみられた傾向を含め,一定の

傾向は認められなかった(図3).このことは,BZAはあらゆる骨折について骨折リスクの高いほど,骨折抑制効果が高いということを示唆する.

さらに海外第III相臨床試験[9]から,24か月における骨密度変化率について年齢別サブグループ解析[13]が行われた.BZAの腰椎・大腿骨骨密度増加効果は非高齢者,前期高齢者,後期高齢者以上の3群間で変わりはないことから,年齢に関係ないことが判明している.

おわりに

日本骨粗鬆症学会 A-TOP 研究会の JOINT-04 研究［わが国で最も使用されている骨吸収抑制剤ミノドロン酸(minodronate：MIN)vs RLX][14]では両群で 4,000 例近い症例を 2 年間観察し,2017 年以降公表されつつある.この研究には平均年齢 75(60〜97)歳,47% に既存椎体骨折を有するわが国の骨粗鬆症診療に即した両薬剤の使い分け情報が得られることが期待される.その概略は,MIN は RLX に比べて腰椎・大腿骨骨密度を約 2 倍増加させたが,骨折抑制効果には両者の差は認められていない.RLX は MIN に比べて LDL-C を有意に減少させ,RLX はもとより MIN にも顎骨壊死・非定型骨折の発生は認められなかった.また有害事象が理由で脱落した症例は両群で差はなかった.以上のごとく,両薬剤の有効性と安全性に関して想定を超える多数の情報が得られつつあり,論文化が待たれるところである.

一方,わが国の高齢化は著しく,生命寿命も延長しているが,それに伴い長生きリスクともいうべき運動器の anti-aging 対策が求められている.骨粗鬆症治療についてもゴールの設定が議論されているが,治療介入基準の設定も考慮されるべきである.最近椎体骨折を発症した場合や 70 歳以上といった骨折リスクが高い例においては,より高いゴール(T スコア -2.0 を超す)設定[15]の必要性が示唆されている.骨粗鬆症の予防と治療ガイドライン 2015 年版の『治療薬剤選択の考え方』の中で,閉経後早期での骨吸収亢進に対しては長期間にわたって投薬を継続することを考えると SERM を第一選択とすると記載がある.骨粗鬆症は,臨床症状の出現や現在の診断基準で異常を認めない発症前期において,発症を防止するか,遅延させようとする先制医療的な新しい医療の方向性を考慮し検討する必要がある.遅きに失しない介入と治療継続率が求められる中,利便性と継続性に優れ,各年代に使用可能な SERM 製剤を初期治療の第一選択薬として使用することにより,人生晩年での Legacy Effect を期待したい.

文献

1) Ohta H, et al.：Decreased rate of hip fracture and consequent reduction in estimated medical costs in Japan. *J Bone Miner Metab*. 2017；**35**：351-353.
2) Fujiwara S, et al.：Risk factors for hip fracture in a Japanese cohort. *J Bone Miner Res*. 1997；**12**：998-1004.
3) Cummings SR, et al.：Improvement in spine bone density and reduction in risk of vertebral fractures during treatment with antiresorptive drugs. *Am J Med* 2002；**112**：281-289.
4) Cadarette SM, et al.：Relative effectiveness of osteoporosis drugsfor preventing nonvertebral fracture. *Ann Intern Med* 2008；**148**：637-646.
5) Walsh BW, et al.：The effects of hormone replacement therapy and raloxifene on C-reactive protein and homocysteine in healthy postmenopausal women：a randomized, controlled trial. *J Clin Endocrinol Metab* 2000；**85**：214-218.
6) Goldstein SR, et al.：Raloxifene use in clinical practice：effi cacy and safety. *Menopause* 2009；**16**：413-421.
7) Kanis JA, et al.：Effect of raloxifene on the risk of new vertebral fracture in postmenopausal women with osteopenia or osteoporosis：a reanalysis of the Multiple Outcomes of Raloxifene Evaluation trial. *Bone* 2003；**33**：293-300.
8) 山中 聡, 他：ラロキシフェン塩酸塩製造販売後調査における安全性(最終報告). *Osteoporosis Jpn* 2009；**17**(Suppl 1)：192.
9) Silverman SL, et al.：Efficacy of bazedoxifene in reducing new vertebral f racture r i sk in pos tmenopausal women wi th osteoporosis：results from a 3-year, randomized, placebo-, and active-controlled clinical trial. *J Bone Miner Res* 2008；**23**：1923-1934.
10) Palacios S, et al.：A 7-year randomized, placebo-controlled trial assessing the long-term efficacy and safety of bazedoxifene in postmenopausal women with osteoporosis: effects on bone density and fracture. *Menopause* 2015；**22**：806-813.
11) Kanis JA, et al.：Bazedoxifene reduces vertebral and clinical fractures in postmenopausal women at high risk assessed with FRAX. *Bone* 2009；**44**：1049-1054.
12) Kaufman JM, et al.：The Effects of Bazedoxifene and Raloxifene on Vertebral, Nonvertebral, and All Clinical Fractures As a Function of Baseline Fracture Risk Assessed by FRAX. IOFECCEO 2012：Poster 495.
13) バゼドキシフェン申請資料概要. ビビアント錠 20 mg に関する資料. https://www.pmda.go.jp/drugs/2010/P201000044/index.html
14) Uemura Y, et al.：Study design of multi-center, open-label randomized controlled, head-to-head trial comparing minodronic acid and raloxifene：Japanese Osteoporosis Intervention Trial (JOINT)-04. *J Bone Miner Metab*. 2018. In press.
15) Cummings SR, et al.：Goal-Directed Treatment for Osteoporosis：A Progress Report From the ASBMR-NOF Working Group on Goal-Directed Treatment for Osteoporosis. *J Bone Miner Res*. 2017；**32**：3-10.

第2章 代謝性骨疾患 第2節 疾患各論——A 骨粗鬆症

11 薬物療法③：ビスホスホネート

産業医科大学医学部第一内科学講座　岡田洋右

> **臨床医のための Point ▶▶▶**
>
> 1. ビスホスホネート製剤は，破骨細胞に直接作用し，骨吸収を強力に抑制する薬剤である．
> 2. 本剤は，骨折予防効果が明らかなグローバルスタンダード治療薬である．
> 3. 本剤は，リスクとベネフィットを考慮して投与開始・継続を検討するべきである．

作用機序

　ビスホスホネート(BP)は，破骨細胞機能を障害し骨吸収を抑制する薬剤である．BPは，体内で代謝されず，血中半減期は非常に短く，ハイドロキシアパタイトと親和性が高く，骨半減期が非常に長いことが特徴である．BPは，ピロリン酸のP-O-Pの基本骨格に類似したP-C-P構造を有し，P-C-P骨格の炭素原子に付加する側鎖を変えることにより，石灰化抑制作用はほとんど同じまま骨吸収活性を抑制する．破骨細胞は，骨基質に選択的に沈着したBPを貪食すると，ATPアナログ産生，またはコレステロール産生メバロン酸経路の阻害によるファルネシルピロリン酸やゲラニルゲラニルピロリン酸の産生不全を介して，低分子量G蛋白のプレニル化が障害され，アポトーシスに陥る(図1)．その結果として，骨吸収機能が抑制され骨密度増加をもたらす．

適応と禁忌

　BPは原発性・続発性骨粗鬆症症例に対するグローバルスタンダード治療薬であり，わが国で骨粗鬆症治療薬として認可されているBPは経口薬および(点滴)静注製剤がある(表1)．経口製剤はエチドロネート(ダイドロネル®)，アレンドロネート(フォサマック®，ボナロン®)，リセドロネート(アクトネル®，ベネット®)，ミノドロン酸(ボノテオ®，リカルボン®)，イバンドロネー

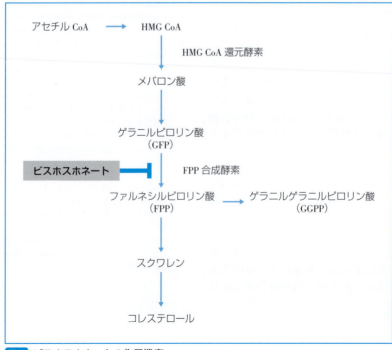

図1 ビスホスホネートの作用機序

表1 ビスホスホネート製剤一覧

・内服編

	一般名	製品名
1カ月に1回	イバンドロン酸水和物	ボンビバ®錠 100 mg
1カ月に1回	リセドロン酸ナトリウム水和物	アクトネル®錠 75 mg
1カ月に1回	リセドロン酸ナトリウム水和物	ベネット®錠 75 mg
4週に1回	ミノドロン酸水和物	ボノテオ®錠 50 mg
4週に1回	ミノドロン酸水和物	リカルボン®錠 50 mg
1週に1回	アレンドロン酸ナトリウム水和物	フォサマック®錠 35 mg
1週に1回	アレンドロン酸ナトリウム水和物	ボナロン®経口ゼリー 35 mg
1週に1回	アレンドロン酸ナトリウム水和物	ボナロン®錠 35 mg
1週に1回	リセドロン酸ナトリウム水和物	アクトネル®錠 17.5 mg
1週に1回	リセドロン酸ナトリウム水和物	ベネット®錠 17.5 mg
1日1回	アレンドロン酸ナトリウム水和物	フォサマック®錠 5
1日1回	アレンドロン酸ナトリウム水和物	ボナロン®錠 5 mg
1日1回	ミノドロン酸水和物	ボノテオ®錠 1 mg
1日1回	ミノドロン酸水和物	リカルボン®錠 1 mg
1日1回	リセドロン酸ナトリウム水和物	アクトネル®錠 2.5 mg
1日1回	リセドロン酸ナトリウム水和物	ベネット®錠 2.5 mg
1日1回 周期的間欠投与	エチドロン酸二ナトリウム	ダイドネル®錠 200

・注射編

	一般名	製品名
1年に1回	ゾレドロン酸水和物	リクラスト®点滴静注液 5 mg
1か月に1回	イバンドロン酸水和物	ボンビバ®静注 1 mg シリンジ
4週に1回	アレンドロン酸ナトリウム水和物	ボナロン®点滴静注バッグ 900 μg

ト(ボンビバ®)である．(点滴)静注製剤は，4週に1回点滴静注投与のボナロン®，1か月に1回静注投与のボンビバ®，1年に1回点滴静注投与のゾレドロネート(リクラスト®)がある．ただ，BPの骨吸収抑制能は側鎖の違いによるものであり，エチドロネートと比べ，第二，第三世代BPは 1,000〜1万倍その能力が高いことが知られており[1]，通常の骨粗鬆症治療薬としては第二，第三世代BPが用いられている．

BPは，その薬剤特性や投与法，有害事象とも関係するが，食道通過遅延障害，30分以上の立位・座位が困難な者，低カルシウム血症，高度な腎機能障害や妊婦等の症例(アレンドロネートを除く)には禁忌であり，注意が必要である．

投与法と効果判定

BPの十分な治療効果を得るためには患者の継続服用が重要である．ところが実際の臨床現場では，高血圧や脂質異常症のようなほかの代謝性疾患と違い，血圧やコレステロール値といった客観的に患者が目で見えるもので評価・説明することが困難なために，患者自身が治療効果を実感できないという問題がある．加えて，BPのその特異的な用法も継続服用への障害となっている．BPは，腸管からの吸収効率が1%以下と極めて低く，内服後1時間以内に食事を摂取するとさらにその吸収率は低下する．特に，Ca，アルミニウム，鉄などの金属は，BPと結合し吸収を阻害するために十分な水とともに服用することも重要である．水以外の飲食物は服用後30分以上経ってから摂取することと，水道水は問題ないが，Caの多いミネラルウォーターで服用するとBPの吸収が阻害されるために避けることを徹底することが必要である．

BPの治療効果判定には，治療前に椎体骨折の有無を単純X線で評価し，骨代謝マーカー，腰椎・大腿骨頸部骨密度をモニタリングすることが必要である．現在，骨粗鬆症と診断された患者においては，骨吸収マーカーとしてI型コラーゲン架橋N-テロペプチド(NTX)，I型コラーゲン架橋C-テロペプチド(CTX)，酒石酸抵抗性酸性ホスファターゼ(TRACP-5b)の治療開始時と開始後6

か月以内の測定が，保険診療で認められている．また，骨形成マーカーとして骨型アルカリホスファターゼ（BAP）とI型プロコラーゲン-N-プロペプチド（P1NP），骨マトリックス関連マーカーとして低カルボキシル化オステオカルシン（ucOC）が測定できる．

有害事象と対策

BPの副作用として頻度の高い食道潰瘍や食道炎を防ぐためにも，十分な水分摂取とともに，内服後30分間は臥位を避ける必要がある．このような煩雑さやわずらわしさの回数を極力減らし，消化管への接触も少なくするとともにアドヒアランスの向上も期待し，現在は週1回，4週1回経口BPや注射製剤の使用頻度が増加している．

もう一つ念頭におかなければならない有害事象として，ビスホスホネート関連顎骨壊死（bisphosphonate related osteonecrosis of the jaw：BRONJ）がある．2016年版ポジショニングペーパー[2]では，①BP治療を受けている骨粗鬆症患者におけるONJ発生率は0.001％から0.01％で，一般集団のONJ発生率0.001％とほぼ同様か，ごくわずかに高い程度であり，逆にBPの有用性に関してはBRONJ発生のリスクよりも骨折予防のベネフィットが勝っている．②BP休薬については，EBMの観点からは歯科治療前のBP休薬を支持する根拠に欠けること，BP休薬により骨密度低下および骨折発生が増加すること，BPを予防的に休薬してもONJ発生の減少は認められていないことが記載されている．現時点では，BP休薬は必要ではなく，BP休薬によって抜歯が遅れると骨折もONJもむしろ増加する可能性があると考えられる．

また，最近ではBP製剤長期投与症例で，非定型的な大腿骨骨折リスクが上昇することが報告されており，BP治療開始後3～5年で骨折リスクを評価して，高リスク群では継続，中等度リスク群では休薬，低リスク群では中止を検討することも提案されている．

文献

1) Fleisch H：*Bisphosphonates in Bone Disease*.：*From the Laboratory to the Patients*. 4th ed, Academic Press, Sandiego, 2000；40.
2) 骨吸収抑制薬関連顎骨壊死の病態と管理：顎骨壊死検討委員会ポジションペーパー 2016.

12 薬物療法④：抗 RANKL 抗体

帝京大学ちば総合医療センター第三内科　井上大輔

臨床医のための Point

1. 破骨細胞の分化・機能を抑制する抗 RANKL 中和抗体であるデノスマブは，骨吸収を強力に抑制する．
2. デノスマブの 6 か月毎の皮下注射は，椎体，非椎体，大腿骨近位部骨折の全てを抑制するエビデンスを有する．
3. 蓄積効果はなく少なくとも 10 年間まで安全に使用可能であり，骨密度も増加し続ける．
4. 投与の中断や遅れにより骨折リスクが高まることに注意が必要である．

はじめに

RANKL（receptor activator of nuclear factor-κB ligand）は TNF ファミリーに属する II 型の 1 回膜貫通型蛋白で，破骨細胞の分化・融合・機能・生存に必須の役割を果たすサイトカインである．デノスマブは完全ヒト型抗ヒト RANKL 抗体（IgG2）で，中和抗体として RANKL 作用を阻害することにより破骨細胞性骨吸収を強力に抑制する．6 か月に 1 回 60 mg の皮下注（プラリア®）が骨粗鬆症に対して，高用量のランマーク®は多発性骨髄腫や骨転移癌に対する治療薬として用いられる．最近，骨粗鬆症用量で「関節リウマチの骨びらんの進行抑制」の適応も認められている．本項では骨粗鬆症治療薬としてのデノスマブについて概説する．

デノスマブの薬理特性

デノスマブは TNFα，TNFβ，CD40 ligand，および osteoprotegerin が結合する TRAIL に対して交差結合活性を示さず，RANKL に高い親和性（Kd=3 pM）で特異的に結合してその作用を阻害する．デノスマブ 1.0 mg/kg の単回投与試験[1]では，骨吸収マーカー尿中 NTX は迅速かつ高度（80% 以上）に抑制され，6 か月にわたりデノスマブの血中濃度および骨吸収抑制効果は維持された．また，デノスマブ自体の代謝は腎機能の影響を受けない．

第 3 相治験におけるデノスマブの骨折抑制効果

第 3 相治験である FREEDOM 試験[2]では，腰椎または大腿骨近位部の骨密度 T スコアが -4.0 以上 -2.5 未満で 60〜90 歳の閉経後女性 7,868 人を対象とし，デノスマブ 60 mg またはプラセボを 6 か月毎に 36 か月間皮下注射で投与した．その結果，1 次エンドポイントである新規椎体骨折の発生は 68% 抑制（RR=0.32，95%CI：0.26〜0.41）された．また 2 次エンドポイントである非椎体および大腿骨近位部（図 1）の骨折は各々 20% 減少（HR=0.80，95%CI：0.67〜0.95），40% 減少（HR=0.60，95%CI：0.37〜0.97）し，有意な抑制効果が得られた．

長期的効果

10 年までの投与データが報告されており[3]，プラトーのない骨密度増加が持続し 10 年間で骨密度は腰椎で 21.7%，大腿骨近位部で 9.2% 増加した．この間，一貫した骨折率低下がみられた．ビスホスホネートと異なり骨密度が増加し続ける背景にはリモデリングに依存しない「モデリング」による骨形成が関与しているものと考えられている．骨生検による組織学的検討においても[4]，10 年間の投与によって骨代謝抑制，石灰化度上昇などの想定される所見以外には大きな異常や骨強度の低下を示唆する所見は得られなかった．

副作用と安全性

少数の骨吸収抑制薬関連顎骨壊死（antiresorptive-related osteonecrosis of the jaw：ARONJ）および非定型大腿骨骨幹部骨折が報告されているが，骨粗鬆症用量での頻度は経口ビスホスホネートを大きく上回ることはない．長期的検討でも悪性腫瘍や感染症の増加はみられていない．

強力に骨吸収を抑制するため低カルシウム血症を生じることがある．ビタミン D 欠乏でリスクが高いため，通常は天然型ビタミン D_3／カルシウム／マグネシウム配合錠であるデノタス®を併用する．これまで報告されている重症低カルシウム血症のほとんどは腎機能低下例である．腎機能低下が進行するとビタミン D の活性化が障害さ

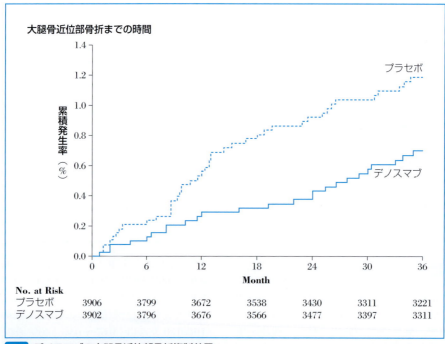

図1 デノスマブの大腿骨近位部骨折抑制効果
大腿骨近位部骨折についての Kaplan-Meyer 曲線を示す．プラセボに比べて デノスマブは3年間の試験期間における累積発生率を40％減少させた．
〔Cummings SR, et al.：Denosumab for prevention of fractures in postmenopausal women with osteoporosis. *N Engl J Med*. 2009；**361**：756-765. より〕

れるため，その場合はデノタス®ではなく活性型ビタミン D_3 製剤の併用を考慮する．

治療中止後のリバウンドと骨折リスクの増加

骨密度減少症の閉経後女性を対象にした2年間の DEFEND 試験の後，2年間の延長試験でデノスマブ中止後の骨代謝の変化が検討された[5]．その結果，骨吸収マーカーの sCTX はデノスマブ投与群では80％以上抑制されていたが，中止半年後には前値を超えて overshoot し，中止2年後にベースラインレベルに復した．骨密度も腰椎，大腿骨近位部ともに2年間かけて増加した骨密度は中止後1年で失われ，ベースラインまで低下した．最近報告されたデノスマブ中止後の骨折リスクの解析結果[6]によると，デノスマブ中止後1年以内に椎体骨折リスクはプラセボ群と同レベルにまで戻ってしまい，多発椎体骨折のリスクはさらに上昇していた．少数ではあるもののデノスマブ中止後の重症多発椎体骨折例が日本を含む世界各国で報告されている．したがってデノスマブは安易に中止してはならず，ドロップアウトの可能性が高いと想定される超高齢者などでは注意が必要

である．また，デノスマブは歯科処置時にも中止すべきではない．何らかの理由でデノスマブを中止する場合，ビスホスホネートへの移行で骨密度はある程度維持されるが，中止後の骨折リスクの上昇を抑制できるか否かはまだ充分検討されていない．

グルココルチコイド(GC)誘発性骨粗鬆症(GIOP)に対する効果

GC誘発性骨粗鬆症(glucocorticoid-induced osteoporosis：GIOP)に対する治療としては，現行の国内ガイドライン[7]ではアレンドロネート，リセドロネートが第一選択とされている．最近，グルココルチコイド(glucocorticoid：GC)投与中の505人およびGC新規投与例290人を対象にデノスマブおよびリセドロネートを2年間投与した head-to-head 非劣性試験成績が報告された[8]．その結果，GIOPの標準治療薬であるリセドロネートに対してデノスマブの非劣性が証明され，さらに腰椎骨密度については有意に高い増加効果が示された．感染症を含めて副作用の発生率は同等であった．この結果より，デノスマブは GIOP に対する第一選択薬の一つとなり得るものと考えられる．

おわりに

　デノスマブは，大腿骨近位部骨折抑制効果を含めた高い有効性と安全性，6か月に1回の皮下注という簡便さから，ビスホスホネートと並び骨粗鬆症治療に中心的な役割を担っていく薬剤と思われる．本項では割愛したが骨形成薬投与後の後療法としての高い有効性が報告されており，逐次療法におけるエビデンスの蓄積も注目される．

文献

1) Bekker PJ, et al.：A single-dose placebo-controlled study of AMG 162, a fully human monoclonal antibody to RANKL, in postmenopausal women. *J Bone Miner Res*. 2004；**19**：1059-1066.
2) Cummings SR, et al.：Denosumab for prevention of fractures in postmenopausal women with osteoporosis. *N Engl J Med*. 2009；**361**：756-765.
3) Bone HG, et al.：10 years of denosumab treatment in postmenopausal women with osteoporosis: results from the phase 3 randomised FREEDOM trial and open-label extension. *Lancet Diabetes Endocrinol*. 2017；**5**：513-523.
4) Dempster DW, et al.：Effects of Long-Term Denosumab on Bone Histomorphometry and Mineralization in Women With Postmenopausal Osteoporosis. *J Clin Endocrinol Metab*. 2018；**103**：2498-2509.
5) Bone HG, et al.：Effects of denosumab treatment and discontinuation on bone mineral density and bone turnover markers in postmenopausal women with low bone mass. *J Clin Endocrinol Metab*. 2011；**96**：972-980.
6) Cummings SR, et al.：Vertebral Fractures After Discontinuation of Denosumab：A Post Hoc Analysis of the Randomized Placebo-Controlled FREEDOM Trial and Its Extension. *J Bone Miner Res*. 2018；**33**：190-198.
7) Suzuki Y, et al.：Guidelines on the management and treatment of glucocorticoid-induced osteoporosis of the Japanese Society for Bone and Mineral Research：2014 update. *J Bone Miner Metab*. 2014；**32**：337-350.
8) Saag KG, et al.：Denosumab versus risedronate in glucocorticoid-induced osteoporosis: a multicentre, randomised, double-blind, active-controlled, double-dummy, non-inferiority study. *The Lancet Diabetes & Endocrinology*. 2018；**6**：445-454.

第2章 代謝性骨疾患 第2節 疾患各論——A 骨粗鬆症

13 薬物療法⑤：テリパラチド

島根大学医学部内科学講座内科学第一　**金沢一平**

≫ 臨床医のための Point ▶▶▶

1. テリパラチドは骨形成を促進することにより骨量を増加させ，椎体・非椎体骨折を抑制する．
2. テリパラチドは皮下注射製剤であり，投与期間は2年までと制限されている．
3. テリパラチドによる治療後には骨吸収抑制薬などによる逐次療法が必要である．
4. 骨折リスクが高い骨粗鬆症患者がよい適応である．

構造

副甲状腺ホルモン（PTH）は84個のアミノ酸からなるポリペプチドであり，生物活性はおもにN端34個のアミノ酸に存在する．わが国で承認されているヒトPTH(1-34)であるテリパラチド（TPTD）のうち，連日皮下注射製剤はリコンビナント，一方週1回皮下注射製剤は化学合成されたものである．

作用

原発性副甲状腺機能亢進症では，慢性的なPTH過剰分泌による骨吸収亢進に伴い，骨量減少をきたすことから，PTHは生理的には骨吸収ホルモンとして認識されてきた．しかし，PTHを間欠的に投与することにより，骨形成が促進されるという薬理学的作用が見出され，PTHには，作用時間に依存して骨量増加作用と骨量減少作用の相反する二面性があることが明らかとなっている．

PTH間欠投与による骨形成促進のメカニズムとして，前骨芽細胞数の増加，抗アポトーシス作用，骨細胞から分泌される骨芽細胞分化抑制蛋白であるスクレロスチンの発現抑制作用などの機序が報告されている．骨芽細胞へのPTHの持続的な刺激では，破骨細胞分化誘導因子であるRANKLの発現が増強され，抑制因子であるオステオプロテジェリン（OPG）発現は低下することにより骨吸収が亢進する．一方，間欠投与ではRANKL/OPG比には著明な変化は認められない．

投与方法

わが国では，連日皮下注射製剤（1日1回20μg）と週1回皮下注射製剤（週1回56.5μg）の2種類のTPTDが使用可能である．連日製剤は自己注射が可能であるが，注射手技の教育が必要となる．

効果

TPTD連日皮下注射は，既存椎体骨折を有する閉経後女性における海外での大規模臨床試験において，腰椎骨密度は9.7％増加し，大腿骨頸部骨密度は2.8％増加した．さらに，新規椎体骨折発生頻度は65％減少し，非椎体骨折発症も53％の減少効果が認められている[1]．この骨密度増加ならびに骨折防止効果はビスホスホネート（BP）を明らかに上回る．TPTDの効果は年齢，性別，投与前骨密度，骨代謝回転状態，骨折既往の有無にかかわらず認められる．さらに，BP製剤であるアレンドロネート（ALN）との直接効果比較試験では，18か月後のTPTD連日皮下注射の腰椎骨密度の上昇率はアレンドロネートに比して約2倍の増加が認められた[2]．したがって，TPTDはBPに比較して，短期間で十分な効果が得られる強力な薬剤であるといえる．わが国での臨床試験においても，TPTDの骨密度増加効果は欧米人と比較してほぼ同等から若干上回ることが確認されている．

一方，TPTD週1回皮下注射製剤はわが国独自に開発が進められた薬剤である．したがって，欧米でのエビデンスはない．Fujitaらによる多施設無作為化二重盲検試験の結果では，TPTD週1回投与は用量依存的に48週後の腰椎骨密度を増加させ，56.5μg投与群では8.1％増加した[3]．TPTD週1回皮下注射の新規椎体骨折防止効果をエンドポイントとした国内第Ⅲ相臨床試験（プラセボ対照二重盲検試験）[4]では，72週後の新規椎体骨折発生率はプラセボ群が14.5％であったのに対してTPTD群では3.1％であり，相対リスク減少率は80％であった．さらに，24週ごとに区切った新規椎体骨折の発生率は，プラセボ群ではいずれの区間においても約5％であったのに対して，TPTD群では2.3％，0.9％と徐々に減少し，試験終了前の24週間では1例も発症が認められな

かった.

連日皮下注射製剤と週1回皮下注射製剤には骨吸収に対する影響に著明な差異がある．TPTD連日投与では，1か月後には骨形成マーカーは上昇し，少なくとも12か月までは維持される．一方，骨吸収マーカーは投与3か月後から徐々に上昇し，投与期間中維持される[5]．したがって，TPTD連日投与では骨吸収に先行して骨形成の上昇が認められ，骨形成促進優位の骨代謝回転により，正常な骨質を保ちつつ新生骨の形成を誘導する．一方，週1回製剤では，対照群に比較して，骨形成マーカーは投与開始後4週間で有意に上昇するのに対し，骨吸収マーカーは投与前値より低下する[4]．したがって，TPTD週1回製剤は連日投与と異なり，骨吸収を促進しない．

骨粗鬆症患者では骨質劣化(骨微細構造や材質特性の劣化)による骨強度の低下をきたすが，PTH間欠投与では骨密度の上昇のみならず，骨質の改善効果もあることが報告されている．しかしTPTD連日製剤では皮質骨多孔化が出現することが報告されており，骨質への影響についてはさらなる検討が必要である．

併用・逐次療法

TPTDは投与期間が限定されていることからも，骨吸収抑制薬などとの併用療法や逐次療法の有用性についての検討が重要である．

TPTDと骨吸収抑制薬との併用療法の優位性を示す報告は少ないが，ゾレドロン酸やデノスマブとの併用により単独以上の骨密度増加効果を示したとの報告がある．したがって，骨吸収抑制薬との併用療法が有効である可能性はあるが，現時点ではわが国でのエビデンスはなく，保険診療上の問題があり今後の課題である．

これまでにBPあるいはSERMなどの骨吸収抑制薬を使用していた患者においてもTPTDの逐次療法は有効であることが報告されている．したがって，骨吸収抑制薬で効果不十分例において，TPTDへの変更は有用である．

次に，TPTD使用後の逐次療法についてであるが，TPTD投与中には顕著に骨密度が増加する一方で，治療終了後には骨密度は低下することが明らかとなっている．TPTD終了後にBP製剤，デノスマブへ切り替えた場合には，骨密度はさらに上昇することが報告されており，またSERMに切り替えた場合でもTPTDの効果は維持される．一方，BP製剤からTPTDへ切り替えた場合に，腰椎骨密度は継続的に上昇するが，大腿骨骨密度は一時的に低下することが報告されている．また，デノスマブからの切り替えでは腰椎，大腿骨骨密度は一時的に，橈骨骨密度は継続的に低下する．したがって，可能であればTPTDを先行投与し，骨吸収抑制薬による逐次療法を行うことが推奨される．

安全性

ラットでの癌原性試験において高用量かつ長期投与で骨肉腫の発生が報告されたが，TPTD連日あるいは週1回投与ともに，少なくとも2年以内の使用では骨肉腫の発生頻度は増えないことが確認されている．ただし，骨腫瘍のある患者では禁忌である．また，一過性の血清Ca値と尿酸値の上昇が認められることがあるが，これらに関連する有害事象は認められていない．週1回製剤については，投与直後から数時間後にかけて，一過性の血圧低下をきたすことがある．

おわりに

TPTDは骨形成促進作用をもつ骨粗鬆症治療薬であり，強い骨量増強効果を発揮する．しかし，注射薬であること，経済面や使用期間が限られていることを鑑みると，骨折リスクが極めて高い患者において第一選択となりうる薬剤である．また，従来の骨粗鬆症治療薬では効果が不十分である症例や，男性骨粗鬆症やステロイド性骨粗鬆症，糖尿病に伴う骨粗鬆症のような骨形成低下型の骨粗鬆症に対しても有用である可能性がある．

文献

1) Neer RM, et al.：Effect of parathyroid hormone(1-34)on fractures and bone mineral density in postmenopausal women with osteoporosis. New Engl J Med 2001；**344**：1434-1441.
2) McClung MR, et al.：Opposite bone remodeling effects of teriparatide and alendronate in increasing bone mass. Arch Intern Med 2005；**165**：1762-1768.
3) Fujita T, et al.：Effect of intermittent weekly dose of human parathyroid hormone(1-34)on osteoporosis：a randomized double-masked prospective study using three dose levels. Osteoporos Int 1999；**9**：296-306.
4) Nakamura T, et al.：Randomized Teriparatide[human parathyroid hormone(PTH)1-34]once-weekly efficacy research(TOWER)trial for examining the reduction in new vertebral fractures in subjects with primary osteoporosis and high fracture risk. J Clin Endocrinol Metab 2012；**97**：3097-3106.
5) Miyauchi A, et al.：Effects of teriparatide on bone mineral density and bone turnover markers in Japanese subjects with osteoporosis at high risk of fracture in a 24-month clinical study: 12-month, randomized, placebo-controlled double-blind and 12-month open-label phases. Bone 2010；**47**：493-502.

第2章 代謝性骨疾患 第2節 疾患各論——A 骨粗鬆症

14 新しい骨粗鬆症治療薬：抗スクレロスチン抗体とPTHrP誘導体

慶友整形外科病院骨関節疾患センター　岩本　潤

≫ 臨床医のためのPoint ▶▶▶

1. ロモソズマブ（抗スクレロスチン抗体）は210 mgを月1回皮下投与する薬剤であり，一過性の著明な骨形成促進と持続的骨吸収抑制がみられる．
2. アバロパラチド（PTHrP誘導体）は80 µgを連日皮下投与する薬剤であり，テリパラチド連日製剤と比較して，骨吸収を増加させず，骨形成をより選択的に促進する．
3. 両薬剤とも，骨密度増加・骨折抑制効果が高く，また効果の発現も早いため，骨折リスクの高い骨粗鬆症患者によい適用と考えられる．
4. 使用期間が限られているため，骨吸収抑制薬との逐次療法が行われる．

はじめに

　新しい骨粗鬆症治療薬として，ロモソズマブ（抗スクレロスチン抗体）とアバロパラチド（PTHrP誘導体）が挙げられる．ロモソズマブは，骨芽細胞の静止細胞を活性化する一方，骨細胞における破骨細胞メディエーター（OPG，RANKLなど）の発現の比率を変化させて骨吸収を抑制する．ロモソズマブは210 mgを月1回皮下投与する薬剤であり，一過性の著明な骨形成促進と持続的骨吸収抑制がみられる．アバロパラチドは，PTH受容体タイプ1（PTH1R）に結合して骨形成を促進する（テリパラチド〈TPTD〉とは結合性に違いがある）．アバロパラチドは80 µgを連日皮下投与する薬剤であり，テリパラチド連日製剤と比較して，骨吸収を増加させず，骨形成をより選択的に促進する．本項では，骨粗鬆症に対するロモソズマブとアバロパラチドの第Ⅲ相臨床試験の成績について概説する．

ロモソズマブ

1 骨代謝マーカーの変化と骨密度増加・骨折抑制効果

・FRAME[1]

　7,180名の閉経後骨粗鬆症女性に対して，ロモソズマブまたはプラセボを12か月間投与後，デノスマブ（60 mgを6か月に1回皮下投与）を12か月間投与された．ロモソズマブ投与によりPINPは一過性に増加した後（2週にピークに達した），9か月にはベースライン値まで戻ったの

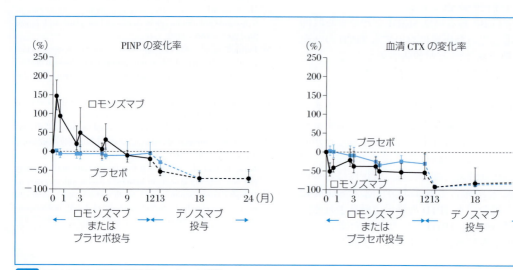

図1　FRAMEにおける骨代謝マーカーの変化

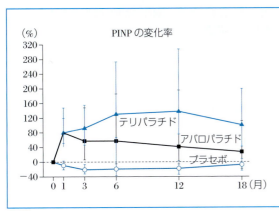
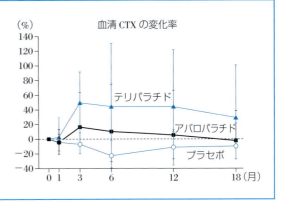

図2 ACTIVEにおける骨代謝マーカーの変化

対し，血清CTXは12か月間持続して減少していた（図1）．ロモソズマブ12か月投与は，プラセボ投与に比べて，骨密度を腰椎では13.3%，全大腿骨近位部では6.9%，大腿骨頸部では5.9%増加させた．また，新規椎体骨折を73%，臨床骨折を36%減少させたものの，非椎体骨折の有意な抑制効果は認められなかった（プラセボ群に割り付けられたラテンアメリカからの参加者の非椎体骨折発生率が低かったため）．ロモソズマブからデノスマブに切り替えると，PINPと血清CTXは減少し，3部位の骨密度は増加し，新規椎体骨折の抑制効果は維持された（リスク低下率75%）．

・ARCH[2]

4,093名の脆弱性骨折を有する閉経後骨粗鬆症女性に対して，ロモソズマブまたはアレンドロネート（70 mgを週1回経口投与）を12か月間投与後，アレンドロネートを36か月間投与された．ロモソズマブ12か月投与は，アレンドロネート投与に比べて，骨密度を腰椎では8.7%，全大腿骨近位部では3.4%増加させた．ロモソズマブからアレンドロネートに切り替えると，PINPと血清CTXは減少し，2部位の骨密度はやや増加した．24か月時点で，ロモソズマブ→アレンドロネート投与は，アレンドロネート→アレンドロネート投与に比べて，新規椎体骨折を48%，臨床骨折を27%，非椎体骨折を19%，大腿骨近位部骨折を38%減少させた．

・STRUCTURE[3]

436名のアレンドロネート治療を受けている閉経後骨粗鬆症女性に対して，ロモソズマブまたはテリパラチド（20μgを連日皮下投与）を12か月間投与された．テリパラチド投与により，PINPと血清CTXは12か月間持続して増加していた．ロモソズマブ投与によりPINPは一過性に増加した後（2週にピークに達した），12か月にはベースライン値まで戻ったのに対し，血清CTXも一過性に減少した後，3か月間にはベースライン値まで戻った．ロモソズマブ12か月投与は，テリパラチド投与に比べて，全大腿骨近位部骨密度を3.2%増加させた（2.6% vs. -0.6%）．また，腰椎と大腿骨頸部骨密度も増加させた．

・BRIDGE[4]

245名の骨粗鬆症男性に対して，ロモソズマブまたはプラセボを12か月間投与された．ロモソズマブ投与によりPINPは一過性に増加した後（1か月にピークに達した），6か月にはベースライン値まで戻ったのに対し，血清CTXは12か月間持続して減少していた．ロモソズマブ12か月投与は，プラセボ投与に比べて，骨密度を腰椎では10.9%，全大腿骨近位部では3.0%，大腿骨頸部では2.4%増加させた．

2 有害事象[1-4]

過敏症，注射部位反応，低カルシウム血症などに留意する必要がある．また，ロモソズマブに対する結合抗体や中和抗体がみられたが，有効性や安全性には影響はなかった．FRAMEでは，顎骨壊死が2名（1名はデノスマブ投与後），非定型大腿骨骨折が1名にみられた．ARCHではアレンドロネートに対して，BRIDGEではプラセボに対して，心血管イベントの発生率が高かった（それぞれ2.5% vs 1.9%，4.9% vs 2.5%）．ARCHでは，その一因として，対照薬のアレンドロネートに心血管イベントの抑制効果が認められることや両群の参加者背景に相違があったことなどが推測されている．BRIDGEでは，その原因は現時点では不明である．

アバロパラチド

1 骨代謝マーカーの変化と骨密度増加・骨折抑制効果

・ACTIVE[5]

2,463名の脆弱性骨折を有する閉経後骨粗鬆症

女性に対して，アバロパラチド，プラセボまたはテリパラチド（20μgを連日皮下投与）を18か月間投与された．テリパラチドおよびアバロパラチド投与は，プラセボ投与に比べてPINPと血清CTXを増加させた（図2）．しかし，アバロパラチド投与では，PINPの増加は1か月の時点でテリパラチドと同等であったが3か月には軽度減少して維持され，血清CTXの増加もテリパラチドに比べて小さかった（図2）．アバロパラチド18か月投与は，プラセボ投与に比べて，骨密度を腰椎では10.37%，全大腿骨近位部では4.25%，大腿骨頚部では4.01%増加させた．これらの骨密度増加率は，テリパラチドに比べて（それぞれ9.86%，3.36%，3.09%）大きかった．テリパラチド18か月投与は，プラセボ投与に比べて，新規椎体骨折を80%減少させるのみであったが，アバロパラチド18か月投与は，プラセボ投与に比べて，新規椎体骨折を86%，非椎体骨折を43%，主要骨粗鬆症性骨折を70%，臨床骨折を43%減少させた．

・ACTIVExtend[6]

18か月間のACTIVEに参加したアバロパラチド群558名とプラセボ群581名に対して，1か月の試験準備の後，24か月間アレンドロネート（70mgを週1回経口投与）を投与された．アバロパラチドからアレンドロネートに切り替えると，PINPと血清CTXは減少し，腰椎，全大腿骨近位部，大腿骨頚部の骨密度は増加した．43か月時点で，アバロパラチド→アレンドロネート投与は，プラセボ→アレンドロネート投与に比べて，新規椎体，非椎体，臨床，主要骨粗鬆症骨折をそれぞれ84%，39%，34%，50%減少させた．

2 有害事象[5]

嘔気，眩暈，頭痛，動悸などに留意する必要がある．ちなみに，高カルシウム血症の発生率は，テリパラチドより低かった（3.4% vs 6.4%）．

おわりに

骨粗鬆症に対するロモソズマブとアバロパラチドの第III相臨床試験の成績について概説した．両薬剤とも，骨密度増加・骨折抑制効果が高く，また効果の発現も早いため，骨折リスクの高い骨粗鬆症患者によい適用と考えられる．使用期間が限られているため，骨吸収抑制薬との逐次療法が行われる．

文献

1) Cosman F, et al.：Romosozumab treatment for postmenopausal osteoporosis. *N Engl J Med* 2016；**375**：1532-1543.
2) Langdahl BL, et al.：Romosozumab（sclerostin monoclonal antibody）versus teriparatide in postmenopausal women with osteoporosis transitioning from oral bisphosphonate therapy：a randomised, open-label, phase 3 trial. *Lancet* 2017；**390**：1585-1594.
3) Saag KG, et al.：Romosozumab or alendronate for fracture prevention in women with osteoporosis. *N Engl J Med* 2017；**377**：1417-1427.
4) Lewiecki EM, et al.：A phase 3 randomized placebo-controlled trial to evaluate efficacy and safety of romosozumab in men with osteoporosis. *J Clin Endocrinol Metab* 2018；**103**：3183-3193.
5) Miller PD, et al.：Effect of abaloparatide vs placebo on new vertebral fractures in postmenopausal women with osteoporosis：A randomized clinical trial. *JAMA* 2016；**316**：722-733.
6) Bone HG, et al.：ACTIVExtend：24 months of alendronate after 18 months of abaloparatide or placebo for postmenopausal osteoporosis. *J Clin Endocrinol Metab* 2018；**103**：2949-2957.

15 外科療法

産業医科大学医学部整形外科　酒井昭典

> **》》臨床医のための Point 》》》**
>
> 1. 大腿骨近位部骨折は全身状態が許す限り早く手術を行い，早く離床させる．
> 2. 転位した大腿骨頸部骨折は人工骨頭置換術あるいは人工股関節全置換術を行い，転位のない大腿骨頸部骨折と大腿骨転子部骨折は骨接合術を行う．
> 3. 遅発性神経麻痺の原因となる椎体骨折後偽関節症例に対して椎体形成術を行う．

大腿骨近位部骨折

1 手術適応

骨折の部位や年齢を問わず，術前検査で麻酔・手術が可能であれば，できるだけ早く（当日あるいは数日以内に）手術を行い，除痛し，早く離床させる．受傷前が歩行可能で全身状態がよければ100歳以上でも手術適応がある．一方，受傷前が寝たきりの場合は，一般的に手術適応はない．車椅子レベルの場合は，除痛と早期離床のために手術を行うことが多い．

2 手術法

関節包内骨折である大腿骨頸部骨折（いわゆる内側骨折）と関節包外骨折である大腿骨転子部骨折（いわゆる外側骨折）に分類する（図1）．

・大腿骨頸部骨折

非転位型は骨接合術を行う．2〜3本の海綿骨スクリューあるいはハンソンピンで固定する．転位型は骨頭への血行が障害されて，偽関節や大腿骨頭壊死を起こすリスクがあるため人工骨頭置換術を行う．臼蓋形成不全や股関節症性変化があって，活動性が高い場合は，人工骨頭置換術ではなく人工股関節全置換術を行う．年齢が比較的若い場合（60歳未満）は，転位型であってもまず骨接合術を行う．

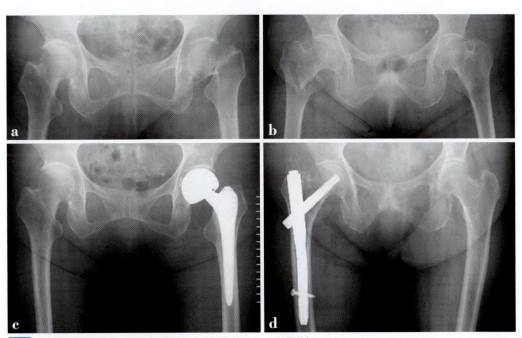

図1 大腿骨近位部骨折の単純X線像（a, bは術前，c, dは術後）
a, c：大腿骨頸部骨折，人工骨頭置換術を行った．
b, d：大腿骨転子部骨折，ガンマネイルを用いて骨接合術を行った．

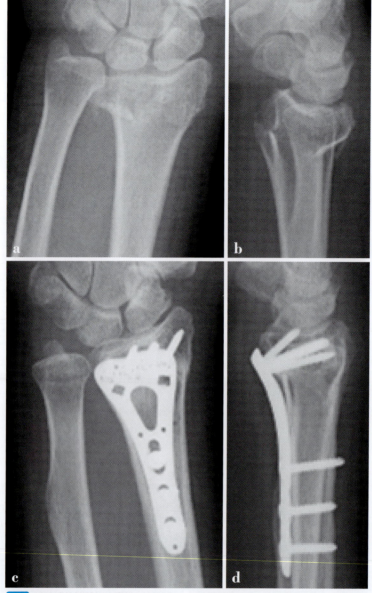

図2 橈骨遠位端骨折の単純X線像（a, cは正面像, b, dは側面像）
a, b：術前. 遠位骨片は背側に転位している. Colles 骨折である.
c, d：術後. 掌側ロッキングプレートを用いて骨接合術を行った.

・大腿骨転子部骨折

骨折部の血行が良好であるため骨接合術を行う. 骨折の形態により安定型と不安定型に分類する. 安定型は骨接合術を行う. 不安定型は骨接合術を第一選択とするが, 整復・固定が容易でなく早期荷重が困難なことが予測される場合は, 人工骨頭置換術を行う. 骨接合術には, ガンマネイル (short femoral nail) あるいは compression hip screw (CHS) に代表される sliding screw を用いる.

3 手術成績・予後

大腿骨近位部骨折を受傷した日本人高齢者1,169人を前向きに調査した結果[1]によれば, 92%は手術を受け, 骨折後の死亡率は1年で11%, 2年で19%であった. 骨折後1年の時点で, 受傷前と同じレベルまで歩行能力が回復した者の割合は67%であった. 予後不良因子は, 高齢, 受傷前の歩行能力が低いこと, 認知症, 心疾患などである.

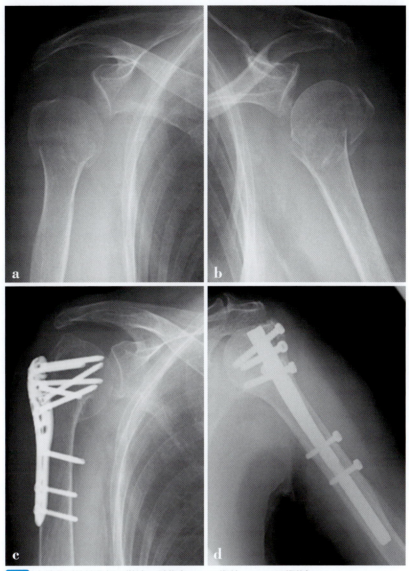

図3 上腕骨近位端骨折の単純X線像（a, bは術前, c, dは術後）
a, c：2-part骨折．ロッキングプレートを用いて骨接合術を行った．
b, d：3-part骨折．髄内釘を用いて骨接合術を行った．

橈骨遠位端骨折

1 手術適応

転位のある骨折で，徒手整復を行ってもギプスなどの外固定では整復位を保持することができない骨折を手術適応とする．関節内骨折では，2 mm以上の関節面のstep-offは残存すると関節症を生じるため，手術適応とする．近年，掌側ロッキングプレートの開発により手術成績が向上したことから，手術適応は拡大傾向にある．

2 手術法

手術は骨接合術を行う．骨折型，骨粗鬆症の有無，開放創の有無などにより最も適した固定材料を選択する．

・掌側ロッキングプレート（図2）
　粉砕骨折や関節内骨折に幅広く用いられる．術後の外固定が不要である．

・マイクロネイル（髄内釘）
　対応可能な骨折型は限定される．

・キルシュナー鋼線
　経皮的鋼線固定は低侵襲で，材料が安価であるが，術後の外固定が必要で，骨粗鬆症患者では整復位保持力が劣る[2]．

・創外固定

開放骨折や軟部組織の挫滅を伴う症例に用いる。

3 手術成績・予後

現在，掌側ロッキングプレートを用いた骨接合術により良好で安定した治療成績が得られている。90%以上は，術後6か月以内に受傷前の上肢機能まで回復する[3]。

上腕骨近位端骨折

1 手術適応

上腕骨近位骨片を，骨頭部と解剖頸部，大結節部，小結節部，骨幹部と外科頸部の4つに分けて手術適応を考える。1 cmあるいは45°以上の転位があれば別の骨片（part）とする。2-part（骨片の数が2個）の不安定な外科頸骨折，1 cm以上転位した2-partの大結節骨折，3-part骨折，4-part骨折は手術適応である。

2 手術法

・2-part 外科頸骨折

髄内釘を用いた骨接合術を行う。三角筋粗面からの彎曲させたキルシュナー鋼線を骨頭に向けて挿入する方法もある。筋肉を貫かず，後療法を妨げない利点がある。プレート固定は骨折部を展開することが欠点である（図3）。骨粗鬆症のある高齢者では，プレートの固定力が不十分になる。

・2-part 大結節骨折

海綿骨スクリューや引き寄せ締結によって固定する。

・3-part 骨折

外科頸と大結節に骨折のあるタイプが多い。外科頸骨折を髄内釘で固定し，大結節を髄内釘の横止めスクリューあるいは引き寄せ締結により固定する（図3）。

・4-part 骨折

術後に上腕骨頭壊死になることがあるので，高齢者では人工骨頭置換術を行う。

3 手術成績・予後

80%以上で良好な成績が得られている。3-part，4-partと骨片数が多いと成績は低下する。術後に肩関節拘縮を生じることがあるので，できるだけ強固に内固定し，早期から肩関節可動域訓練を開始する。

椎体骨折

1 手術適応

従来，急性期の保存療法後に，偽関節による腰背部痛，遅発性神経麻痺，重度変形によるQOL障害などが出現した場合を手術適応としてきた。しかし，高齢者では急性期の安静臥床により様々な合併症を生じることから，近年，急性から亜急性期に手術を行うことによって除痛し，早く離床させるべきであるという考え方が出てきた。

2 手術法

椎体骨折後の除痛と早期離床を目的とした近年の手術法について概説する。

・椎体形成術

当初，椎体の血管腫に対して，poly(methyl methacrylate) (PMMA)を充填することによりはじめられた椎体形成術は，1990年代から骨粗鬆症性圧迫骨折に応用されるようになった。低侵襲

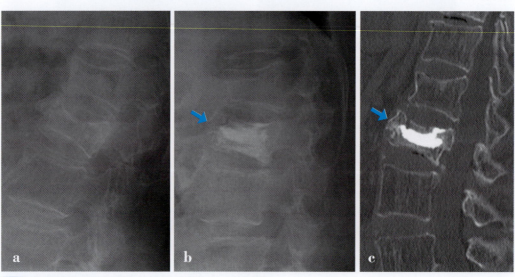

図4 椎体骨折の単純X線像とCT（aは術前，b，cは術後）
a：第2腰椎の陳旧性圧迫骨折。
b，c：BKP(➡)を行った。

で，除痛効果とADLの向上効果が得られることから米国を中心に広まった．PMMA以外の充填物でも同様の効果が得られること，さらに，最近では充填物を用いない椎体穿刺が椎体形成と同様に除痛効果をもっていることが報告されている[4]．

・kyphoplasty

後彎矯正的な椎体形成術である．丈夫なバルーンを椎体内で膨らませ椎体の高さをある程度回復し，海綿骨を潰してできたスペースに骨セメントを充填する方法（balloon kyphoplasty：BKP）が行われている（図4）．わが国では，2011年1月，8週間の保存療法が無効な原発性骨粗鬆症性椎体骨折において，トレーニングを受けた医師が行うBKPに対して保険適用が認められた．

3 手術成績・予後

BKPの術後2年の臨床成績は良好な疼痛緩和効果と安全性を示した[5]．さらに長期的な患者の機能的・生命的予後が今後検証されていく予定である．隣接椎体の圧潰進行が防止できるか否かも検証が必要である．

文献

1) Kitamura S, et al.：Functional outcome after hip fracture in Japan. *Clin Orthop Relat Res* 1998；**348**：29-36.
2) Oshige T, et al.：A comparative study of clinical and radiological outcomes of dorsally angulated, unstable distal radius fractures in elderly patients：intrafocal pinning versus volar locking plating. *J Hand Surg Am* 2007；**32**：1385-1392.
3) Zenke Y, et al.：The effect of an associated ulnar styloid fracture on the outcome after fixation of a fracture of the distal radius. *J Bone Joint Surg Br* 2009；**91**：102-107.
4) Yokoyama K, et al.：Comparative study of percutaneous vertebral body perforation and vertebroplasty for the treatment of painful vertebral compression fractures. *AJNR Am J Neuroradiol* 2012；**33**：685-689.
5) 戸川大輔：原発性骨粗鬆症性圧迫骨折に対するBalloon Kyphoplasty—日本の臨床試験成績．*J Spine Res* 2011；**2**：1485-1493.

第2章 代謝性骨疾患 第2節 疾患各論——A 骨粗鬆症

16 食事療法

女子栄養大学栄養生理学研究室 **上西一弘**

> **>> 臨床医のための Point >>>**
>
> 1. バランスのとれた食事を心がける．適切なエネルギー，蛋白質などの摂取が基本である．
> 2. Ca，ビタミンD，ビタミンKなど骨の健康に重要な栄養素の摂取を心がける．
> 3. B群ビタミン，ビタミンCなど骨質にかかわるビタミンの摂取も重要である．

はじめに

骨粗鬆症の栄養指導の基本は，エネルギーおよび蛋白質をはじめとする各種の栄養素を必要量摂取したうえで，Caやビタミン D，ビタミン K など骨粗鬆症の予防，治療に必要な栄養素を十分に摂取することである．Caだけをサプリメントなどで多量に摂取しても，その効果は必ずしも良好であるとは限らない．エネルギーおよび各種の栄養素の必要量については，厚生労働省から「日本人の食事摂取基準」[1]が発表されており，現在は2015年版が使用されている．また，骨粗鬆症の食事療法に関しては，「骨粗鬆症の予防と治療ガイドライン2015年版」[2]が発表されている．「骨粗鬆症の予防と治療ガイドライン」にも記載されているが，近年はCaやビタミン D，ビタミン K 以外に，骨の質という観点からB群ビタミン（ビタミン B_6，B_{12}，葉酸），ビタミンCなどの必要性も確認されている．

バランスのとれた食事——日本人の食事摂取基準2015年版——

日本人の食事摂取基準は「健康な個人または集団を対象として，国民の健康の保持・増進，生活習慣病の予防を目的とし，エネルギーおよび各栄養素の摂取量の基準を示すもの」である．

基本的にはこの食事摂取基準に基づいた食事が推奨されるが，この基準を一般の人が利用することは難しい．一般的には，「バランスのとれた食事」という指導が行われることが多いが，この「バランス」についてもわかりにくい．栄養学的には，エネルギーが適切で，必要な栄養素が適量含まれている食事がバランスのよい食事ということになる．手軽にこのバランスを評価するには，1回の食事，あるいは1日の食事で，できるだけ多くの種類の食品を摂取しているかに気をつけることが重要である．具体的には，単品よりも主食，主菜，副菜，汁物などのある定食スタイルが推奨される．麺類や丼ものなどの単品の場合には，できるだけ多くの種類の具が入っているものが勧められる．また，できるだけ副菜を加えるようにするとよい．たとえば牛丼の場合には，サラダを追加して，牛乳，ヨーグルト，野菜ジュースなどをプラスすると，バランスはよくなる．わかりやすい，具体的な指導が有効である．

骨粗鬆症に特に重要な栄養素：CaとビタミンD，ビタミンK——骨粗鬆症の予防と治療ガイドライン2015年版——

「骨粗鬆症の予防と治療ガイドライン」は，2015年に改訂された[2]．今回も骨粗鬆症の治療のなかで食事指導について触れられている．Caについては1日 700〜800 mg の摂取が勧められている．Caは牛乳・乳製品，骨まで食べることができる小魚類，大豆・大豆製品，緑黄色野菜などに多く含まれている．ビタミンDについては，日本人でも高齢者を中心に不足状態にある人が多いことから，食事摂取基準よりも高い値が推奨されている．日本人ではビタミンDの主要な供給源は魚である．特にサケ，サンマ，ウナギの

表1 Ca，ビタミンD，ビタミンK 摂取目標量

栄養素	摂取目標量	推奨グレード
Ca	食品から 700〜800 mg（サプリメント，Ca 製剤を使用する場合には注意が必要である）	グレードB
ビタミンD	400〜800 IU（10〜20 μg）	グレードB
ビタミンK	250〜300 μg	グレードB

推奨グレードの説明：グレードAは行うよう強く勧められる，グレードBは行うよう勧められる，グレードCは行うよう勧められるだけの根拠が明確ではない，Dは行わないよう勧められる．

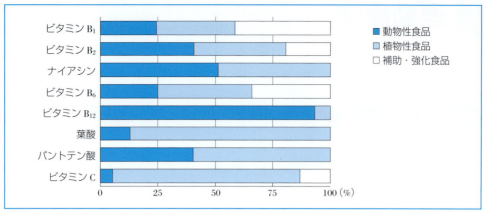

図1 食品群別の水溶性ビタミン摂取割合（平成18年度国民健康・栄養調査報告）
〔石田裕美：栄養と骨（3）水溶性ビタミンを多く含む食品と骨（II）．*Clinical Calcium* 2009；**19**：1200-1204 より〕

かば焼きなどに多く含まれている．ビタミンKについても，骨の健康を考えた値が示されている．ビタミンKは納豆に特異的に含まれており，それ以外では緑の葉物野菜に含まれている．表1に骨粗鬆症治療のためのCa，ビタミンD，ビタミンK摂取目標量を示した．

1 Caサプリメント使用時の注意

近年，Ca摂取と心血管疾患の関係について，サプリメントやCa製剤の使用により，心血管疾患のリスクが高まる可能性があるという報告がなされている．ただし，同量のCaを食品から摂取した場合には，リスクの上昇はないとされている．おそらく，一度に多量に摂取することや，消化管からの吸収速度の問題などによるものと考えられる．また，これらの報告は海外のものであり，Ca摂取量の少ないわが国での検証は行われていない．しかし，現時点ではサプリメントやCa製剤を使用する場合には，一度に多量を摂取しないようにする．活性型ビタミンD_3を併用している場合には高カルシウム血症に注意する，などの心がけが必要であろう．

2 骨質を考えた食事療法─ビタミンB群，ビタミンC─

近年，ビタミンB_6，B_{12}，葉酸が，特に骨質との関連が大きいということが報告され，様々な検討が行われている[3]．これらのB群ビタミンの不足により，血中のホモシステイン濃度が高値となる．高ホモシステイン血症が心疾患や動脈硬化の発症と関連していることは古くから知られていたが，ホモシステインが骨コラーゲンの架橋異常を誘導し，骨密度や骨吸収の亢進とは独立した機序で骨の脆弱化を誘導することから，近年では骨密度とは独立した骨折リスクとなることが報告されている[4]．

したがって，骨粗鬆症の予防・治療と心疾患や動脈硬化の予防・治療のためにビタミンB群およびビタミンCの積極的な摂取が勧められる．図1は私たちがどのような食品から水溶性ビタミンを摂取しているかを示したものである．葉酸とビタミンCはおもに植物性食品から，ビタミンB_{12}はおもに動物性食品から摂取されていることがわかる[5]．

このように，動物性食品，植物性食品をバランスよく摂取することが大切といえる．ビタミンB_6を多く含む食品は，レバー，牛肉，魚類など，B_{12}を多く含む食品は貝類とレバーである．葉酸は葉物の野菜とレバーに多く含まれている．レバーはこれらのビタミンの供給源として有用であることがわかる．

まとめ

骨粗鬆症の食事療法の基本は，バランスよく食べることである．主食となる穀類をベースに，肉類，魚介類，卵類，野菜類，豆類，果実類などの摂取を心がける．そのうえで，CaやビタミンD，ビタミンK，B群ビタミン，ビタミンCの摂取を行うとよい．

文献

1) 厚生労働省「日本人の食事摂取基準」策定検討会報告書：日本人の食事摂取基準2015年版．第一出版，2014.
2) 骨粗鬆症の予防と治療ガイドライン作成委員会：骨粗鬆症の予防と治療ガイドライン2015年版．ライフサイエンス出版，2015.
3) McLean RR, *et al*.：B vitamins, homocysteine, and bone disease：epidemiology and pathophysiology. *Curr Osteoporos Rep* 2007；**5**：112-119.
4) Shiraki M, *et al*.：Urinary pentosidine and plasma homocysteine levels at baseline predict future fractures in osteoporosis patients under bisphosphonate treatment. *J Bone Miner Metab* 2011；**29**：62-70.
5) 石田裕美：栄養と骨（3）水溶性ビタミンを多く含む食品と骨（II）．*Clinical Calcium* 2009；**19**：1200-1204.

第2章 代謝性骨疾患 第2節 疾患各論——A 骨粗鬆症

17 運動療法

伊奈病院整形外科 **石橋英明**

> **》》臨床医のための Point 》》》**
>
> 1. 運動は骨密度増加や転倒予防に有効で，骨折防止につながる．
> 2. ウォーキングやジョギング，下肢筋力訓練などの荷重運動，ジャンプなどの衝撃運動は骨密度の増加効果がある．
> 3. 多因子運動は転倒予防効果があり，具体的には開眼片脚起立，スクワット，ヒールレイズなどのロコモーショントレーニングが簡便で有効である．

骨粗鬆症に対する運動療法の考え方

日常診療において骨粗鬆症患者に運動を勧める目的は，骨強度の増加，転倒予防，運動機能やADL（日常生活動作）の維持・改善である．骨粗鬆症診療の目的は脆弱性骨折の予防であり，中高年期の骨折予防の主目的はADLの維持や介護予防であるため，運動はこれらのすべての目的に合致する．骨粗鬆症は運動療法の診療報酬が算定できる疾患ではないが，骨粗鬆症患者に対して薬物療法，栄養についての指導とともに，運動の意義，具体的な内容について診察室で説明できることは重要である．

骨密度に対する運動の効果

荷重，筋収縮，運動などによる力学的負荷によって骨形成が促進されることは，Wolffの法則として知られている．『骨粗鬆症の予防と治療のガイドライン2015年版』によると，運動介入の有効性に関するランダム化試験のメタアナリシスにおいて，有酸素荷重運動，ウォーキング，下肢筋力訓練，荷重運動や筋力訓練を含む複合運動によって腰椎や大腿骨近位部の骨密度が増加する．骨強度を高めるためには衝撃運動が有効とされており，衝撃運動，非衝撃運動ともに1～2%の腰椎骨量の増加効果がある．閉経後女性に対しては，ウォーキング，ジョギング，階段昇降などの有酸素運動も腰椎骨量を増加する．さらに閉経前女性に対しては，衝撃運動を含むスポーツ，中～高強度の運動，ジャンプなどが有効である．たとえば閉経前女性を対象としてジャンプ運動による16週間の介入を行ったところ，大腿骨近位部の骨密度が有意に増加したとされている．

転倒予防に対する運動の効果

転倒予防介入のコクラン・システマティックレビュー[1]では，「グループでの多因子運動」および「ホームエクササイズでの自己多因子運動」の両者とも約70%に転倒リスクを有意に下げた．多因子運動の内容は筋力トレーニング，バランストレーニング，ウォーキング，エアロビクスなどで，運動種による差はなく，集団運動も，ホームエクササイズも同等の転倒予防効果があった．したがって診察室では，まず運動習慣をつけること，有酸素運動や筋力トレーニング，バランス訓練などを含んだ多因子運動を自己運動として指導することが重要である．

診察室で説明・指導すること以外に，リハビリテーションの診療報酬が選定できる運動器疾患や骨折が合併している場合は，運動器リハビリテーションが処方できる．また，転倒しやすさが想定され，実際に片脚起立時間が15秒未満，あるいは3 m Timed up-and-go testで11秒以上といった運動機能低下がある場合には運動器不安定症の診断で，運動器リハビリテーションが処方できる．

具体的な運動の方法

診療の現場で活用できる，すなわち簡単に説明，指導できる具体的な運動としては，有酸素運動，多因子運動としてのロコモーショントレーニング，簡単な衝撃運動として踵落とし，ジャンプがある．ほかに椎体骨折予防の効果が示されている背筋運動も重要である．以下に具体的な方法を示す．

1 ウォーキング

ウォーキングは最も簡便な有酸素運動の代表である．中等度の強度，すなわち速歩を含めたウォーキングは，下肢筋力や骨強度を高めるとと

もに，高血圧症，糖尿病，脂質異常症にも推奨されている．少し汗ばみ，息が上がる程度の速歩を全体の時間の半分程度含めたウォーキングを20分から40分程度，週2回以上行う．

2 ロコモーショントレーニング

運動器疾患や運動機能低下によって歩行や階段昇降などの移動する機能が低下した状態を意味するロコモティブシンドロームの予防，改善のために推奨されている運動がロコモーショントレーニングである．下肢筋力やバランスを鍛える多因子運動として，転倒予防にも有効と考えられる．以下に各運動の方法を示す．

・開眼片脚起立

開眼で片脚で立つという簡単な運動で，左右1分間ずつ1日3回行う．この運動による介入試験では，介入群では転倒率が対照群の約3分の2であった[2]．片脚起立が1分間続けられない場合は，机や手すりに手や指をついて行う．高齢者の場合は転倒に特に注意する．

・スクワット

スクワットは膝の屈伸運動であるが，説明の際は，腰を後ろに引いて上体を前傾しながら膝を曲げ，再び立ち上がると言うとよい．膝は90度程度まで屈曲し，つま先より前に出ないようにする．手はバランスを取るために前方に出しても良いし，本人がしやすい位置でかまわない．この方法は，大腿四頭筋だけでなく，大殿筋やハムストリングにもトレーニング効果が高い．腰を下ろす動作に5～6秒，上げる動作に5～6秒かける．これを5回から10回行い，1日3セットを目標とする．

歩行や立位が不安定な患者の場合は，椅子からの立ち座りでスクワットと同等の効果がある．

・ヒールレイズ（カーフレイズ）

立位で踵の上げ下げを行うことで下腿三頭筋を強化する運動である．歩行の安定性や転倒予防も期待できる．ゆっくりと20回，1日3セット行う．負荷が軽いと感じるときは，片脚でのヒールレイズや，ダンベルなどを持って行うと負荷を高められる．

ロコモーショントレーニングについては，ロコモチャレンジ！推進協議会のホームページ（https://locomo-joa.jp/）に画像や動画を含めた解説が掲載されており，骨粗鬆症財団のホームページ（http://www.jpof.or.jp/）からは患者配布用の資料がダウンロードできる．

3 背筋運動

負荷をかけた背筋運動は，腰椎の骨密度低下を抑制し，椎体骨折の発生を減らす[3]．背筋を鍛えることで，腰痛が改善する場合も多い．腹臥位になって両手を腰においた状態で，背筋の力で上体を反らし，5秒間維持する．10回から20回行う．この時，頚を反らし過ぎないようにして，胸を浮かす程度でもかまわない．反りにくい場合は，腹部の下にクッションを入れて行う．また，床や畳の上で行うと肋骨をいためる危険であるので，マットや布団の上で行う．

4 ヒールドロップ（踵落とし）

前述のヒールレイズで踵を下す際に，やや勢いをつけて踵をトンと落とすとヒールドロップとなる．この運動は簡便な衝撃運動で，閉経前女性を対象とした介入で大腿骨頚部の骨密度を増した．ただし，閉経後女性に対しては，膝痛や腰痛の発現を避けるため，少ない回数で低い位置から踵を落とすことから始めて，徐々に増やしていくようにする．

運動に関する注意

上述の有酸素運動，筋力トレーニング，バランス強化運動，衝撃運動は，運動機能や骨強度，バランスを高める効果があるが，以下のことに注意する．

・急に強度の高い運動，長時間の運動をしない．弱い強度，短い時間から始めて徐々に上げていく．
・腰痛や膝痛がある場合でも，日常生活に支障がない程度であれば運動をしてもかまわない．
・運動によって腰背部や関節に痛みを生じたり増えたりした場合は，運動終了後1時間程度で軽快すれば翌日も続けて良い．

　ただし，翌日まで痛みが持ち越す場合は3日から7日間，運動を休む．その後，生活に支障がない程度の痛みになれば，半分程度の強度，時間で再開して徐々に増やす．
・転倒に注意する．また，歩行中に下肢痛を生じる場合は脊柱管狭窄が疑われるため，整形外科を受診する．
・運動は週2回以上行う．低強度の運動であれば毎日行ってもかまわない．
・継続が重要で，無理なく続けられる運動を見つけ，無理のない強度，時間で続ける．

文献

1) Gillespie LD, et al.：Cochrane Database Syst Rev. 2012；9：CD007146. doi：10.1002/14651858.CD007146.pub3.
2) Sakamoto K, et al.：Effects of unipedal standing balance exercise on the prevention of falls and hip fracture among clinically defined high-risk elderly individuals：a randomized controlled trial. J Orthop Sci 2006；11：467-472.
3) Sinaki M, et al.：Stronger back muscles reduce the incidence of vertebral fractures：a prospective 10 year follow-up of postmenopausal women. Bone 2002；30：836-841.

第2章 代謝性骨疾患　第2節 疾患各論——A 骨粗鬆症

18 リエゾンサービス

藤田医科大学医学部内分泌・代謝内科学　**鈴木敦詞**

> **>> 臨床医のための Point ▶▶▶**
>
> 1. 慢性疾患管理には多職種による診療支援が有効である．
> 2. 日本骨粗鬆症学会により骨粗鬆症リエゾンサービスが策定された．
> 3. 骨粗鬆症マネージャー制度と日本骨粗鬆症学会認定医とがサービスの両輪となる．

はじめに

超高齢社会の進行の中で，骨粗鬆症性骨折が，健康長寿延伸の足枷となっている．脆弱性骨折が，次の骨折発生の強い危険因子となるため，骨折二次予防は必須の課題であるが，世界的に骨折後の治療率の低さが問題となっている．日本骨粗鬆症学会で，海外で再骨折予防を目的に開始された診療支援サービス"Fracture Liaison Service（FLS）"をもとに骨粗鬆症リエゾンサービス（OLS：Osteoporosis Liaison Service）を策定した．その目的は初発の骨折を防ぎ，骨折の連鎖を断つことである．

骨粗鬆症リエゾンサービスとは

慢性疾患の診療の質の向上のためには，多職種連携による診療支援が有効であることが，糖尿病を始めとした生活習慣病で証明されている．骨粗鬆症も，脆弱性骨折という臨床的イベントに対する予防的措置を行う必要のある疾患であることから，骨折二次予防に関する連携システムであるFLSが，英国を中心にはじめられた[1]．特に骨粗鬆症の患者に後期高齢者，超高齢者が多いことと，骨折後に要支援・要介護状態に陥る患者も多いことから，能動的かつ経時的に医療スタッフが支援を行うことが有効と考えられたのである．そのため，FLSでは大腿骨近位部骨折患者を中心に，入院時からのアセスメントとともに治療計画を立案し，その後データベース管理を行うことで，経時的に骨折予防診療の動機付けを行っている．その結果，再骨折のリスクをさげるとともに生命予後も改善し，また費用対効果の面でも優れていることが各国から報告されるようになった[2]．日本骨粗鬆症学会では，二次予防を対象としたFLSに加え，一次予防ならびに啓発活動までも視野に入れたOLSを策定した[3]．その事業の目的は，骨粗鬆症の「治療率向上」と「治療継続率向上」とした．具体的には経時的に多職種連携なら

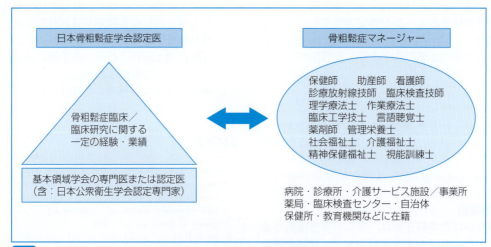

図1 **日本骨粗鬆症学会認定医と骨粗鬆症マネージャー制度の資格申請に必要な要件（抜粋）**
骨粗鬆症リエゾンサービス推進のまとめ役としての認定医制度と担い手としてのマネージャー制度が日本骨粗鬆症学会で策定されている．

表1 骨粗鬆症リエゾンサービス簡易評価票 "OLS-7"

内容	項目
リスク評価	1. 骨折リスクツールでリスク評価されていますか？
リスク評価	2. 既存骨折と併存疾患は確認されていますか？
リスク評価と指導	3. 栄養状態は評価されていますか？
リスク評価と指導	4. 運動・転倒リスクは評価されていますか？
指導	5. 服薬状況は評価されていますか？
リスク評価と指導	6. QOL・ADLは評価されていますか？
経時的情報管理	7. 循環型の連携システムが考慮されていますか？

〔鈴木敦詞　骨粗鬆症リエゾンサービスと簡易評価票「OLS-7」について　日本骨粗鬆症学会雑誌　2016；2：123-128. より作成〕

びに施設間連携を行うことで，「初発の骨折を防ぎ，骨折の連鎖を絶つ」ことをめざしている．

日本骨粗鬆症学会認定医制度と骨粗鬆症マネージャー制度

多職種連携チームの構築には，"チャンピオン"と呼ばれる，チームを牽引する役割を担う医師と，主体的にチームに参加する専門職のメンバーとが必要となる．日本骨粗鬆症学会では，この役割を明確にするために，医師に対しては日本骨粗鬆症学会認定医制度を，メディカルスタッフにむけては骨粗鬆症マネージャー制度を策定することとなった．骨粗鬆症を専門とする医師の多くは，整形外科，内科などの専門領域の専門医を取得していることが多いため，資格認定の前提として，基幹学会の専門医(学会によっては認定医・専門家と呼称)を有するもので，骨粗鬆症の診療経験を有し資格試験で一定の成績を修めた医師を学会認定医と規定した(図1)．

メディカルスタッフに関しては，その専門とする分野が多岐にわたるため，骨粗鬆症診療における一定の知識を共有することも求められた．そのため，骨粗鬆症マネージャーとなるためには，日本骨粗鬆症学正会員となり，学会の教育プログラムを受講し，学会認定の資格試験に合格することを必要とした(図1)．さらに資格取得対象者は，学会が定める国家資格を有するメディカルスタッフで，実際に医療・保健・教育活動を行う施設に所属し，その業務に従事する者とした．これまで5回の資格試験を行い約3,000名のマネージャーが誕生している．

OLSで何をすべきか？(OLS-7)

OLSによる骨粗鬆症対策が対象とする内容が多岐にわたるため，具体的に何をすべきかについての定義する必要が生じてきた．そのため診療支援サービスを具体的に定義するために，7項目の骨粗鬆症簡易リスク評価票(通称　OLS-7)が作成された(表1)[4]．OLSで求められているのは，評価・指導・管理体制の3つであり，具体的に何をすべきかを記載した．これら7項目全てについて何らかのアクションを行うことを「OLS活動をおこなった」と定義した．

おわりに

超高齢社会を健康社会とするために骨粗鬆症対策は避けて通ることの出来ない臨床的課題である．医療スタッフによる積極的介入が，より良い骨粗鬆症診療に寄与することが期待されている．

文献

1) Eisman JA, et al.：Making the first fracture the last fracture: ASBMR task force report on secondary fracture prevention. J Bone Miner Res 2012；27：2039-2046.
2) Lems WF, et al.：EULAR/EFORT recommendations for management of patients older than 50 years with a fragility fracture and prevention of subsequent fracture. Ann Rheum Dis 2017；76：802-810.
3) 骨粗鬆症の予防と治療ガイドライン作成委員会：骨粗鬆症の予防と治療ガイドライン2015年版，ライフサイエンス出版，東京，2015, pp146-147.
4) 鈴木敦詞　骨粗鬆症リエゾンサービスと簡易評価票「OLS-7」について　日本骨粗鬆症学会雑誌　2016；2：123-128.

1 ステロイド性骨粗鬆症

産業医科大学医学部第一内科学講座　**岡田洋右**

> **▶▶ 臨床医のための Point ▶▶▶**
>
> 1. ステロイド性骨粗鬆症は医原性骨粗鬆症である．
> 2. ステロイド性骨粗鬆症は，二次予防のみならず，一次予防も極めて重要である．
> 3. 「ステロイド骨粗鬆症の管理と治療ガイドライン 2014 年版」に沿った予防・治療が必要である．

ステロイド性骨粗鬆症の基礎的病態

コルチゾールは，グルココルチコイド受容体（GR）に結合すると，GR は立体構造が変化して核内へ移行し，転写共役因子との相互作用を介して，転写調節部位（glucocorticoid responsive element：GRE）を有する様々な遺伝子に結合し，糖，脂質，骨などの代謝を調節して，生体のホメオスターシスを維持する．一方，ステロイド薬も GR に結合し，核内に移行した GR は AP-1 や NF-κB 等の転写因子の活性化を阻害し，ステロイド薬の薬理作用である強力な抗炎症作用を発揮する．しかし，生理量以上のステロイド薬を投与すると，GRE 領域を介して糖・脂質・骨などの代謝異常を引き起こし，副作用が必発となる．

ステロイド性骨粗鬆症の臨床的病態

ステロイド薬は，強力な抗炎症作用と免疫抑制作用を有し，わが国では約 100 万人がステロイド薬を3か月以上の長期間使用するとされる．しかし，ステロイド性骨粗鬆症は，ステロイド薬の最多の副作用で約 25％ を占める．

ステロイド性骨粗鬆症の臨床病態は，以下のような特徴を呈する．①ステロイド開始後の骨量減少は，投与後椎体や大腿骨頸部で進行が顕著で，閉経後骨粗鬆症に比べて進行が早い．②ステロイド薬投与後，早期に（3～6か月以内）急激に進行する．③ステロイド薬による骨量減少はステロイド薬投与量に依存するが，投与量に安全域はなく骨粗鬆化は必発する．プレドニゾロン換算 20 mg 以上で非椎体骨折危険率は急激に増加する．④BMI 低値，疾患活動性，高齢，臥床，機能障害，閉経，臓器障害などの要因により骨粗鬆化が更に助長される．⑤骨量のみならず骨微細構造も低下し，骨量低下が軽度でも脆弱性骨折を伴う．⑥医原性骨粗鬆症にも関わらず一次・二次予防ともに治療介入が不十分である．⑦ビスホスホネート（BP）による骨折予防・抑制効果は高い．

ステロイド性骨粗鬆症の一次予防

BP は，エビデンスが明白な骨吸収抑制薬であり，ステロイド性骨粗鬆症に於いても腰椎，大腿骨頸部骨密度を有意に増加させ，尿中骨吸収マーカーを 2/3 まで抑制し骨質改善効果も有する．その結果，脊椎圧迫骨折発生頻度を最高 1/10 まで減少する．ビスホスホネートは，ステロイド薬による骨量の維持・改善，ならびに，脊椎，大腿骨の骨折予防の双方の目的に対して有効性が証明された骨吸収抑制薬と位置づけられている．しかし，ステロイド性骨粗鬆症は，最も重症，かつ，急速進行性の骨粗鬆症であると理解されており，また，医原性骨粗鬆症とも考えられるにも関らず，その一次予防治療に関する検討は十分ではなかった．当科では大量ステロイド初回投与を行う症例に，BP をステロイド投与開始と同時に投与し，大量ステロイド投与における初期の骨代謝動態，薬物介入による一次予防効果および問題点について検討してきた．その結果，大量ステロイド初回投与時は著明な骨吸収亢進を来すこと[1]，その骨吸収亢進に対して早期から BP を投与することにより骨量減少・骨折抑制効果が期待できることを示した[1-3]．また，最近では破骨細胞の成熟に必須である RANKL を標的としたヒト化抗体デノスマブもステロイド性骨粗鬆症への有効性も示唆されているが，わが国においては未だ十分なエビデンスが確立されていない．

ステロイド性骨粗鬆症の薬物治療

2004 年に日本骨代謝学会から『ステロイド性骨粗鬆症の管理と治療ガイドライン』が発表され[4]，2014 年にはステロイド性骨粗鬆症の予防と治療に関する海外やわが国における最新のエビデンスに基づいて一次予防の観点からガイドラインが改訂された[5]．『ステロイド骨粗鬆症の管理と治療

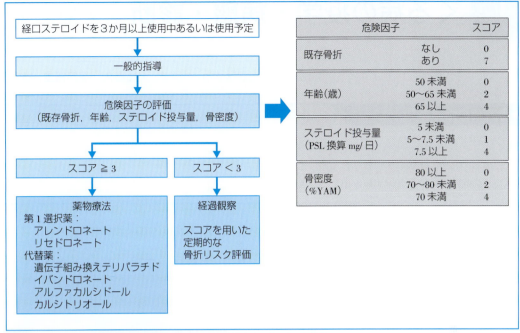

図1 ステロイド性骨粗鬆症の管理と治療のガイドライン（2014年版）
〔Suzuki Y, et al.：Guidelines on the management and treatment of glucocorticoid-induced osteoporosis of the Japanese Society for Bone and Mineral Research：2014 update. *J Bone Miner Metab*. 2014；**32**：337-350. より〕

ガイドライン2014年版』において薬物療法として推奨する薬剤は，わが国で骨粗鬆症治療薬として承認されている薬剤に限定されている．薬剤推奨のグレードは国内外の無作為化比較試験やそのメタ分析データから，骨密度低下と椎体骨折の予防に対する有益的な効果を総合的に判断して決定された．特にステロイド治療開始後，速やかに骨密度低下を予防し，骨折リスクを低下させるためにも一次予防が極めて重要である．ステロイド治療中，および治療予定の患者では，改訂された『ステロイド性骨粗鬆症の管理と治療のガイドライン2014年版』[5]（図1）に沿ってリスク因子をスコア化し，スコア3点以上であればガイドラインに沿った薬物療法を開始するべきである．第一選択薬として推奨されているのは，アレンドロネートとリセドロネートである．また，これらの薬剤が何らかの理由で使用できない場合の代替薬としては，遺伝子組み換えテリパラチド，イバンドロネート，アルファカルシドール，カルシトリオールが推奨されている．

ステロイド投与する症例では，一次予防，二次予防のどちらであっても医原性骨粗鬆症が必発であることを忘れずに，上述した『ステロイド性骨粗鬆症の管理と治療のガイドライン2014年版』に沿った管理と治療を行うことが重要である．

文献

1) Tanaka Y, et al.：Analysis of bone metabolism during early stage and clinical benefits of early intervention with alendronate in patients with systemic rheumatic diseases treated with high dose glucocorticoid. Early DIagnosis and Treatment of OsteopoRosis in Japan (EDITOR-J) Study. *J Bone Miner Metab* 2016；**34**：646-654.
2) Nakayamada S, et al.：Etidronate prevents high-dose glucocorticoid-induced bone loss in premenopausal individuals with systemic autoimmune diseases *J Rheumatol* 2004；**31**, 163-169.
3) Okada Y, et al.：Commencing use of alendronate protects premenopausal women from bone loss and fracture associated with high-dose glucocorticoid therapy. *J Rheumatol* 2008；**35**, 2249-2254.
4) Nawata H, et al.：Guidelines on the management and treatment of glucocorticoid-induced osteoporosis of The Japanese Society for Bone and Mineral Research（2004 edition）. *J Bone Miner Metab* 2005；**23**：105-109.
5) Suzuki Y, et al.：Guidelines on the management and treatment of glucocorticoid-induced osteoporosis of the Japanese Society for Bone and Mineral Research：2014 update. *J Bone Miner Metab*. 2014；**32**：337-350.

第2章 代謝性骨疾患　第2節 疾患各論——C　くる病, 骨軟化症

1 くる病の疫学・病態・診断

大阪大学大学院医学系研究科小児科学　**大幡泰久, 窪田拓生, 大薗恵一**

> **≫ 臨床医のための Point ▶▶▶**
>
> 1. ビタミンD欠乏症は現代の日本においてまれではない.
> 2. くる病の治療は病院により異なるため, 正確な診断が重要である.
> 3. くる病の診断には骨X線所見が重要である.

くる病は, カルシウムやリンの低下による骨・軟骨の石灰化障害によって引き起こされる疾患で, 成長軟骨帯の閉鎖以前に発症した場合に用いられる. 骨石灰化を障害する薬剤によるくる病を除き, 大部分のくる病では慢性の低リン血症がみられる (表1). ただしビタミンD欠乏性くる病では, 低リン血症ではなく低カルシウム血症が主徴となることがある.

くる病の疫学

頻度が最も高いのはビタミンD欠乏性くる病である. 2013年から2016年にかけてわが国で行われた日本人小児を対象とした疫学調査の結果より, 症状を伴うビタミンD欠乏症の患者数は年間183名と推測され (95%CI : 145〜222), 15歳以下の小児の年間発症頻度は1.1/100,000人であった (95%CI : 0.9〜1.4)[1]. 低リン血症性くる病ではX染色体優性低リン血症性くる病が最も頻度が高く, 3.9〜5 : 100,000出生と推定されている[2].

くる病の病態

低リン血症が成長軟骨帯の病態発生に重要な役割を果たしており, 組織学的には肥大軟骨層の幅が増加し, 軟骨成長板の層構造の破綻, 成長板軟骨の蓄積, 軟骨石灰化障害, 血管新生障害を伴う. 軟骨のアポトーシスの制御と基質の石灰化を介した正常な成長板成熟には正常な血中リン濃度が必要であるため, 低リン血症ではこれらの病態が形成される[3].

くる病の診断

くる病の診断は, 単純X線所見でのくる病所見と, 生化学所見, および臨床症状によりなされる (表2). くる病の検査所見は, 骨X線検査で特徴的な骨幹端の杯状陥凹 (cupping), 骨端線の拡大 (flaring), 毛羽立ち (fraying) がある (図1).

生化学所見では高骨型アルカリホスファターゼ血症が特徴的であり, 一部を除いて慢性の低リン血症も認められる (表3). これらの所見をもとに鑑別診断を進めていく (図2).

文献

1) Kubota T, et al. : Incidence rate and characteristics of symptomatic vitamin D deficiency in children : a nationwide survey in Japan. *Endocr J*. 2018 ; **65** : 593-599.
2) Ruppe MD, Jan de Beur SM : Disorders of Phosphate Homeostasis. In : Bilezikian JP (ed), *Primer on the Metabolic Bone Diseases and Disorders of Mineral Metabolism*. 9th ed, American Society for Bone and Mineral Research, 2018 ; 674-683.
3) Laurent MR, et al. : Rickets and Osteomalacia. In : Bilezikian JP (ed), *Primer on the Metabolic Bone Diseases and Disorders of Mineral Metabolism*. 9th ed, American Society for Bone and Mineral Research, 2018 ; 684-694.
4) Fukumoto S, et al. : Pathogenesis and diagnostic criteria for rickets and osteomalacia—proposal by an expert panel supported by the Ministry of Health, Labour and Welfare, Japan, the Japanese Society for Bone and Mineral Research, and the Japan Endocrine Society. *J Bone Miner Metab* 2015 ; **33** : 467-473.

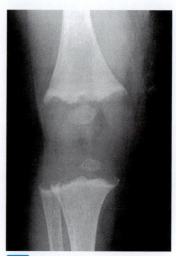

図1 単純X線でのくる病所見

表1 くる病の病因

1. **ビタミンD関連性くる病**
   1) 重篤なビタミンD欠乏
   - 日照不足，ビタミンD摂取不足
   - ビタミンD吸収障害（胆汁うっ滞性肝障害，短腸症候群，炎症性腸疾患など）
   - 肝臓での25位水酸化障害（まれ）
   - 腎臓での1α位水酸化障害（慢性腎臓病，副甲状腺機能低下症）
   - 腎排泄亢進（ネフローゼ症候群）
   - 代謝亢進（ジフェニルヒダントイン，リファンピシンなど）
   2) ビタミンD依存性/抵抗性くる病
   - 1A型（1α水酸化酵素欠損症：*CYP27B1*遺伝子変異，MIM#264700）
   - 1B型（25水酸化酵素欠損症：*CYP2R1*遺伝子変異，MIM#600081）
   - 2A型（ビタミンD受容体異常による遺伝性ビタミンD抵抗性くる病：*VDR*遺伝子変異，MIM#277440）
   - 2B型（正常ビタミンD受容体を伴うビタミンD依存性くる病：hnRNP過剰発現，MIM#600785）
   - 3型（*CYP3A4*遺伝子機能獲得型変異）

2. **カルシウム欠乏（ビタミンD代謝異常を伴わない）**
   1) カルシウム摂取不足
   2) カルシウム吸収障害（原因は上記ビタミンD吸収障害に類似）
   3) 高カルシウム尿症

3. **低リン血症性くる病**
   1) 腸管からのリンの吸収不足（低出生体重児に対する母乳栄養，慢性下痢，リン吸着剤の過剰投与など）
   2) 腎排泄亢進
   - 腫瘍性くる病
   - Fanconi症候群（イホスファミド，アデホビルピボキシルなどの薬剤など）
   - X染色体優性低リン血症性くる病（*PHEX*遺伝子変異，MIM#307800）
   - X染色体劣性低リン血症性くる病（*CLCN5*遺伝子変異，MIM#300554）
   - 常染色体優性低リン血症性くる病（*FGF23*遺伝子変異，MIM#193100）
   - 常染色体劣性低リン血症性くる病1型（*DMP1*遺伝子変異，MIM#241520）
   - 常染色体劣性低リン血症性くる病2型（*ENPP1*遺伝子変異，MIM#613312）
   - McCune-Albright症候群/線維性骨異形成症（*GNAS*遺伝子変異，MIM#174800/
   - 高Ca尿症を伴う遺伝性低リン血症性くる病（*SLC34A3*遺伝子変異，MIM#241530）
   - Dent病1型（*CLCN5*遺伝子変異，MIM#300009）
   - Dent病2型（*OCRL*遺伝子変異，MIM#300555）
   - Lowe症候群（MIM#309000）

4. **石灰化障害**
   - 代謝性アシドーシス（腎不全，腎尿細管性アシドーシスなど）
   - アルミニウム製剤
   - フッ素沈着症
   - 含糖酸化鉄，ポリマルトース鉄による低リン血症性くる病
   - エチドロネート過剰投与
   - 環境汚染によるカドミウム（イタイイタイ病）やストロンチウムなどの摂取
   - 低ホスファターゼ症（MIM#146300）

〔Laurent MR, *et al*.: Rickets and Osteomalacia. In: Bilezikian JP（ed）, *Primer on the Metabolic Bone Diseases and Disorders of Mineral Metabolism*. 9th ed, American Society for Bone and Mineral Research, 2018；684-694., Fukumoto S, *et al*.: Pathogenesis and diagnostic criteria for rickets and osteomalacia—proposal by an expert panel supported by the Ministry of Health, Labour and Welfare, Japan, the Japanese Society for Bone and Mineral Research, and the Japan Endocrine Society. *J Bone Miner Metab* 2015；**33**：467-473. より引用作成〕

表2 くる病の診断指針

大項目
　a) 単純 X 線像でのくる病変化(骨幹端の杯状陥凹，または骨端線の拡大や毛ばだち)
　b) 高アルカリホスファターゼ血症*
小項目
　c) 低リン血症，または低カルシウム血症*
　d) 臨床症状
　　O 脚・X 脚などの骨変形，脊柱の弯曲，頭蓋癆，大泉門の開離，肋骨念珠，関節腫脹のいずれか
*年齢に応じた基準値を用いて判断する．

1) くる病
　大項目2つと小項目の2つをみたすもの
2) くる病の疑い
　大項目2つと小項目の2つのうち1つをみたすもの

〔Fukumoto S, et al.: Pathogenesis and diagnostic criteria for rickets and osteomalacia—proposal by an expert panel supported by the Ministry of Health, Labour and Welfare, Japan, the Japanese Society for Bone and Mineral Research, and the Japan Endocrine Society. *J Bone Miner Metab* 2015；**33**：467-473. より作成〕

表3 くる病・骨軟化症の主な病因の生化学所見

	血清 Ca	血清リン	TmP/GFR	骨型 ALP	1,25(OH)$_2$D	25(OH)D	FGF23
ビタミン D 欠乏	↓→	↓→	↓→	↑	→↑↓	↓	↓→
ビタミン D 依存性くる病1型	↓	↓	↓	↑	↓	→	↓→
ビタミン D 依存性くる病2型	↓	↓	↓	↑	↑	→	↓→
HHRH	→	↓	↓	↑	↑	→	↓→
Fanconi 症候群	→	↓	↓	↑	↓→	→	↓→
FGF23 関連性低リン血症性くる病	↓→	↓	↓	↑	↓→	→	↑
リン欠乏	→	↓	↑	↑	→↑	→	↓→
アルミニウム，エチドロネートなど	→	→	→	↑	→	→	→

↓↑：他疾患との鑑別に特に有用な検査所見を示す．
HHRH：hereditary hypophosphatemic rickets with hypercalciuria．(高 Ca 尿症を伴う遺伝性低リン血症性くる病)．
〔Fukumoto S, et al.: Pathogenesis and diagnostic criteria for rickets and osteomalacia—proposal by an expert panel supported by the Ministry of Health, Labour and Welfare, Japan, the Japanese Society for Bone and Mineral Research, and the Japan Endocrine Society. *J Bone Miner Metab* 2015；**33**：467-473. より作成〕

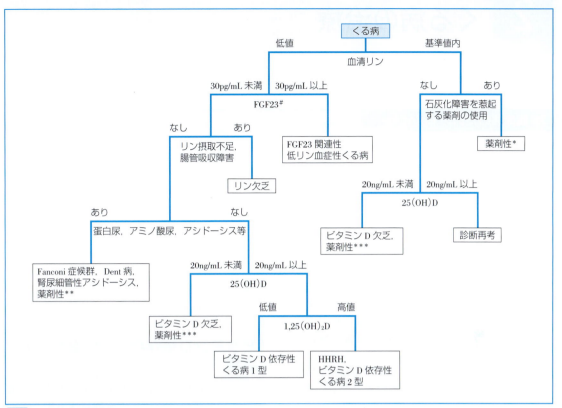

図2 くる病の病因鑑別フローチャート
HHRH：高 Ca 尿症を伴う遺伝性低リン血症性くる病・骨軟化症
　　　　(hereditary hypophosphatemic rickets with hypercalciuria)
＊：アルミニウム，エチドロネートなど
＊＊：イホスファミド，アデホビルピボキシル，バルプロ錠など
＊＊＊：ジフェニルヒダントイン，リファンピシンなど
＃：保険適用外検査．
〔Fukumoto S, et al.：Pathogenesis and diagnostic criteria for rickets and osteomalacia—proposal by an expert panel supported by the Ministry of Health, Labour and Welfare, Japan, the Japanese Society for Bone and Mineral Research, and the Japan Endocrine Society. *J Bone Miner Metab* 2015；**33**：467-473. より一部改変して作成〕

くる病の治療

大阪母子医療センター研究所・環境影響部門　道上敏美

臨床医のための Point ▶▶▶

1. 様々な疾患が含まれ，病態により治療が異なるため，鑑別診断が重要である．
2. ビタミンD依存症1型と2型では，活性型ビタミンDの投与量が異なる．
3. XLHなどのFGF23関連低リン血症性くる病に対してはリンと活性型ビタミンDの投与が行われるが，最近，抗FGF23中和抗体ブロスマブが開発された．

はじめに

くる病とはCa，リンの代謝異常に伴う小児の骨石灰化障害の総称である．原因としては，ビタミンD欠乏症やビタミンD依存症などのビタミンD作用不全，尿中リン酸排泄増加をきたす種々の遺伝性低リン血症性くる病，Fanconi症候群などの尿細管機能障害などが挙げられる．Ca，リンそのものの欠乏もくる病の原因となる．病態により治療が異なるため，鑑別診断が重要である．以下に，主たるくる病性疾患に対する治療について記載する．

ビタミンD欠乏症の治療

ビタミンDは食事として摂取，あるいは紫外線により皮膚で合成された後，25位および1α位の水酸化を受けて活性型である$1,25(OH)_2D$に代謝され，ビタミンD受容体（VDR）を介して作用を発揮する．ビタミンD欠乏症では腸管からのCaやリンの吸収が減少するため，骨石灰化が障害される．母乳栄養児やアレルギーなどのため食事制限を受けている児においては，ビタミンD摂取不足が起こりやすい．また，日光照射不足をきたすと，皮膚でのビタミンD合成が低下する．本来，ビタミンD欠乏症は天然型（native）ビタミンDの投与で治療可能であるが，現在，わが国では天然型ビタミンD製剤は処方薬としては市販されていない．したがって，ビタミンD欠乏症に対しても活性型ビタミンD_3製剤が用いられる．小児では通常$1α(OH)D_3$製剤であるアルファカルシドール（ワンアルファ®，アルファロール®）を使用し，0.05～0.1μg/kg/日で治療を開始する．$1,25(OH)_2D_3$製剤であるカルシトリオール（ロカルトロール®）を使用する場合は活性が高いので，半量を用いる．Ca摂取不足を伴う場合には，Ca製剤を併用する．治療が有効であれば，骨X線所見は半年以内に改善する．ビタミンD欠乏に至った原因や誘因の解決により，投薬を中止しても再発は起こらない．なお，乳児にも投与可能な天然型ビタミンDサプリメントが市販されている．

ビタミンD依存症（1型，2型）の治療

ビタミンD依存症1型は通常1α水酸化酵素遺伝子（*CYP27B1*）の機能喪失変異により引き起こされるビタミンD活性化障害である[1]．天然型ビタミンD投与には反応しないが，生理量の活性型ビタミンDの投与に反応する．初期量0.05～0.1μg/kg/day，維持量0.01～0.03μg/kg/日のアルファカルシドール投与により，低Ca血症やX線所見は速やかに改善し，良好な成長が得られる．報告はごく限られるが，25水酸化酵素遺伝子（*CYP2R1*）の変異によりくる病を呈した症例が発見され，ビタミンD依存症1B型と分類されている．そのため*CYP27B1*変異による病型は1A型とも呼ばれる．

一方，ビタミンD依存症2型においては，VDRの機能喪失変異により活性型ビタミンDに対する抵抗性をきたす[2]．したがって，大量の活性型ビタミンD（アルファカルシドールの場合5～60μg/日）の投与が必要である．治療反応性は症例により異なり，重症例ではCa製剤の経口投与（乳酸Ca 3～5 g/日）あるいは経過静脈投与の併用を要する場合も少なくないが，経過中に自然寛解が認められる症例も存在する．血清Ca値，尿中Ca排泄を指標に投与量を調節する．

低リン血症性くる病の治療

遺伝性低リン血症性くる病のうち，最も頻度が高い疾患はX連鎖性低リン血症性くる病（X-linked hypophosphatemic rickets：XLH）である．

XLHは *phosphate-regulating gene with homologies to endopeptidases on the X chromosome*（*PHEX*）の変異に基づき，線維芽細胞増殖因子23（fibroblast growth factor 23：FGF23）の過剰産生をきたして尿中リン酸排泄増加による低リン血症およびビタミンDの活性化障害を呈する．したがって，通常，XLHの小児に対しては，中性リン酸塩と活性型ビタミンDの併用投与が行われる．

Carpenterらによるガイドラインでは，リン製剤についてはelemental P（リン元素）として20〜40 mg/kg/日を1日3〜5回に分けて投与し，活性型ビタミンDについてはカルシトリオールで20〜30 ng/kg/日を1日2〜3回に分けて投与する方法が推奨されているが，薬剤の必要量は患者により異なると記載されている[3]．わが国では，小児に対してはアルファカルシドールが用いられ，通常，0.05〜0.1 μg/kg/日にて投与される．リン製剤としてはホスリボン®配合顆粒が用いられており，服用後の血清リン値の上昇を指標に投与量を調節する．活性型ビタミンDの投与量は血清Ca値や尿中Ca排泄を指標に調節する．幼児期早期より十分なリン酸補充と活性型ビタミンDの投与が行われた症例では，身長の予後は良好である．成人における治療は確立していない．

FGF23の作用過剰に基づく低リン血症性くる病はFGF23関連低リンくる病と総称され，常染色体優性低リン血症性くる病（autosomal dominant hypophosphatemic rickets：ADHR）や常染色体劣性低リン血症性くる病1型（autosomal recessive hypophosphatemic rickets 1：ARHR1）および2型（ARHR2）など，様々な疾患が含まれる（「1 くる病の疫学・病態・診断（p.176）」を参照）．これらの疾患においても，XLHと同様の治療が行われる．最近，FGF23に対する中和抗体ブロスマブが開発され，小児XLH患者に対する第2相臨床試験において，ブロスマブが低リン血症やくる病所見，成長，運動機能などを改善したことが報告されている[4]．2018年12月現在，欧州で小児XLHに対して，米国で小児および成人のXLHに対して，ブロスマブの製造販売が承認されている（ただし欧州での承認は小児の臨床試験を完遂する条件付きである）．

まれな疾患であるが，腎近位尿細管に発現するIIc型ナトリウム/リン酸共輸送担体の機能喪失型変異により引き起こされる，高Ca尿症を伴う遺伝性低リン血症性くる病（hereditary hypophosphatemic rickets with hypercalciuria：HHRH）とよばれる疾患がある[5]．この疾患においては，FGF23値は上昇しないため，尿中リン酸排泄は増加しているが1,25(OH)$_2$Dの産生は抑制されておらず，低リン血症に応答して血中1,25(OH)$_2$D値は上昇する．そのため，腸管でのCaの吸収が増加し高Ca尿症を呈する．したがって，HHRHに対しては，活性型ビタミンD$_3$の投与は行わず，リン酸塩のみの投与を行う．

文献

1) Kitanaka S, *et al.*：Inactivating mutations in the 25-hydroxyvitamin D$_3$1 α-hydroxylase gene in patients with pseudovitamin D-deficiency rickets. *N Engl J Med* 1998；338：653-661.
2) Malloy PJ, *et al.*：Genetic disorders and defects in vitamin D action. *Endocrinol Metab Clin North Am* 2010；39：333-346.
3) Carpenter TO, *et al.*：A clinician's guide to X-linked hypophosphatemia. *J Bone Miner Res* 2011；26：1381-1388.
4) Carpenter TO, *et al.*：Burosumab therapy in children with X-linked hypophopshatemia. *N Engl J Med* 2018；378：1987-1998.
5) Lorenz-Depiereux B, *et al.*：Hereditary hypophosphatemic rickets with hypercalciuria is caused by mutations in the sodium-phosphate cotransporter gene SLC34A3. *Am J Hum Genet* 2006；78：193-201.

3 骨軟化症の疫学・病態・診断

徳島大学藤井節郎記念医科学センター　**福本誠二**

> **▶▶ 臨床医のための Point ▶▶▶**
>
> 1. 骨軟化症は，骨粗鬆症と共に骨密度低下を示す疾患である．
> 2. 大部分の骨軟化症では，慢性の低リン血症，高(骨型)アルカリホスファターゼ血症が認められる．
> 3. 骨軟化症の病因としては，ビタミンD欠乏やFGF23作用過剰の頻度が高い．

疾患概念

骨は，骨芽細胞が産生するI型コラーゲンを主とする骨基質に，ハイドロキシアパタイト$[Ca_{10}(PO_4)_6(OH)_2]$結晶が沈着することにより形成される．この石灰化した部分を石灰化骨，ハイドロキシアパタイトが沈着していない部分を類骨と呼んでいる．骨軟化症は，この骨石灰化が障害され，石灰化骨が減少し，類骨が増加する疾患である(図1)．くる病は，骨軟化症と同一の病因により惹起されるものの，成長軟骨帯閉鎖以前に発症する疾患を指している．

骨粗鬆症では，原則として骨石灰化には障害は存在せず，石灰化骨と類骨の比率は変化しないまま骨全体の量が減少する(図1)．二重エネルギーX線吸収測定法などによる骨密度測定は，骨中のカルシウム(Ca)含量を測定することから，単位体積あたりの骨Ca含量が減少する骨粗鬆症と骨軟化症を鑑別できない．したがって，骨密度の低下を認める患者に対しては，骨粗鬆症の診断確定のためには，骨軟化症の可能性を除外することが必要である．

症候，検査所見

骨軟化症では，骨痛や筋力低下が主徴となることが多い．このため骨軟化症患者は，しばしば神経・筋疾患，整形外科的疾患などと診断されることがある．また，文字通り骨強度が低下するため，脊椎の骨折や胸郭変形(鳩胸)が認められることがある．大部分の骨軟化症患者では，慢性の低リン血症と高(骨型)アルカリホスファターゼ血症が認められる．また一部のビタミンD欠乏患者では，低リン血症ではなく，低Ca血症が存在する場合がある．逆に，骨痛や筋力低下，あるいは骨密度の低下を示す患者では，必ず血中リン，Caと(骨型)アルカリホスファターゼを測定する必要がある．

画像検査では，単純X線で長管骨や腸骨などに，骨の長軸方向にほぼ垂直に走る，偽骨折によるLooser's zoneが認められることがある．また骨シンチグラフィでは，特に肋骨・肋軟骨接合部などに，多発性の取り込みが認められ，悪性腫瘍の骨転移と混同されることがある(図2)．

病因，診断

日本内分泌学会，日本骨代謝学会等の共同作業として，『くる病・骨軟化症の診断マニュアル』が作成された．このマニュアルでは，骨軟化症の診断には，低リン血症または低Ca血症と，高骨型アルカリホスファターゼ血症の存在が必須であり，他に筋力低下や骨痛，若年成人平均値(YAM)の80%未満の骨密度の低下，および画像所見では骨シンチグラフィでの肋軟骨などへの多発取り込み，または単純X線像でのLooser's zoneの存在が重視されている．ただし，骨石灰化を抑制する薬剤使用による骨軟化症では，低リン血症や低Ca血症は認められない．またこのマニュアルでは，骨軟化症の各病因の鑑別フローチャートも提唱されている[1]．

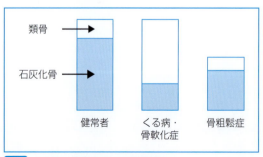

図1　くる病・骨軟化症と骨粗鬆症
くる病・骨軟化症は，骨石灰化が障害され，石灰化骨が減少し，類骨が増加する疾患である．一方骨粗鬆症では，原則として骨石灰化には障害は存在せず，石灰化骨と類骨の比率は変化しないまま骨全体の量が減少する．

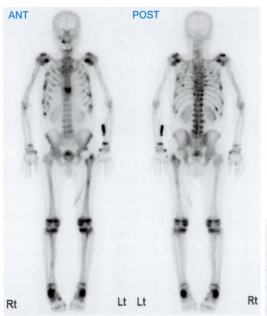
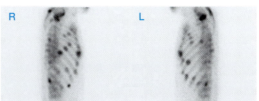

図2 骨軟化症患者の骨シンチグラフィ所見
本患者では，肋骨，肩甲骨などに多発性の取り込みが認められる．

1 ビタミンD欠乏性骨軟化症

くる病・骨軟化症の病因は多様である（表1）．このうち骨軟化症の原因としては，ビタミンD欠乏とFGF23関連低リン血症性骨軟化症の頻度が高い．皮膚で紫外線の作用のもとに産生されたビタミンD_3，あるいは腸管で吸収されたビタミンD_2やD_3は，まず肝臓で25水酸化ビタミンD[25(OH)D]に変換される．この25水酸化反応は，あまり厳密な調節を受けていないものと考えられている．25(OH)Dはさらに腎臓近位尿細管で1,25水酸化ビタミンD[1,25(OH)$_2$D]に変換され，この1,25(OH)$_2$DがビタミンD受容体に結合することにより，種々の作用を発揮する．25(OH)Dから1,25(OH)$_2$Dへの変換を担う25(OH)D-1α-水酸化酵素の活性は，PTHにより促進され，FGF23や1,25(OH)$_2$Dにより抑制されるなど，厳密な調節を受けている．従って，血中25(OH)D濃度と1,25(OH)$_2$D濃度は必ずしも相関しない．

ビタミンD不足・欠乏は，血中25(OH)Dの低値により定義される．ビタミンD欠乏患者の血中1,25(OH)$_2$D濃度は，低値から高値まで様々な値を取り得る．このため，血中1,25(OH)$_2$Dの測定は，ビタミンD不足・欠乏の診断には有用ではない．ビタミンDが歴史的には抗くる病因子として同定されたことにより示されるように，ビタミンD欠乏により骨・ミネラル代謝異常症が惹起される．このため，何故1,25(OH)$_2$Dではなく，25(OH)Dの低値が骨・ミネラル代謝異常症の原因となるのかが問題となる．この理由としては，25(OH)D-1α-水酸化酵素が腎臓近位尿細管以外の組織にも発現しており，それらの組織で25(OH)Dから変換された1,25(OH)$_2$Dが作用することなどが考えられている．わが国では，日本内分泌学会，日本骨代謝学会等から，ビタミンD不足・欠乏の判定指針が公表された[2]．本指針では，25(OH)D濃度が30 ng/mL以上をビタミンD充足状態，20 ng/mL以上30 ng/mL未満をビタミンD不足，20 ng/mL未満をビタミンD欠乏としている[1]．

ビタミンD不足・欠乏は，一般人口の中でも頻度の高い状態である．ビタミンDを含む食品は，魚類とキノコ類にほぼ限られる．このため，日焼け止めクリームの使用や化粧を含め日光への暴露が少ない場合，偏食や摂食障害の場合などでは，特にビタミンD不足・欠乏への注意が必要である．ただし，血中25(OH)D濃度が20 ng/mL未満であったとしても，全員が骨軟化症の症状を呈する訳ではない．

2 FGF23関連低リン血症性骨軟化症

FGF23は，主に骨細胞により産生され，腎臓近位尿細管でのリンの再吸収と，1,25(OH)$_2$D濃度の低下を介する腸管リン吸収の抑制により，血中リン濃度を低下させるホルモンである．このFGF23作用の過剰により，腎近位尿細管リン再

表1 くる病・骨軟化症の病因

- 低リン血症
    - ビタミンD代謝物作用障害
        - ビタミンD欠乏
        - 薬剤（ジフェニルヒダントイン，リファンピシンなど）
        - ビタミンD依存症1型[1]
        - ビタミンD依存症2型[2]　など
    - 腎尿細管異常
        - 高Ca尿症を伴う遺伝性低リン血症性くる病・骨軟化症[3]（hereditary hypophosphatemic rickets with hypercalciuria：HHRH）
        - ファンコニ症候群
        - デント病[4]
        - 腎尿細管性アシドーシス
        - 薬剤（イホスファミド，アデホビルピボキシル，バルプロ酸など）　など
    - FGF23関連低リン血症性くる病・骨軟化症
        - 腫瘍性骨軟化症
        - X染色体優性低リン血症性くる病・骨軟化症　など
    - リン欠乏
        - リン摂取不足，腸管吸収障害　など
- 低カルシウム血症
    - ビタミンD欠乏の一部
- その他の原因による石灰化障害
    - 薬剤（アルミニウム，エチドロネートなど）

1）*CYP27B1* 遺伝子変異，常染色体劣性遺伝
2）*VDR* 遺伝子変異，常染色体劣性遺伝
3）*SLC34A3* 遺伝子変異，常染色体劣性遺伝
4）*CLCN5* 遺伝子変異，X染色体劣性遺伝

〔福本誠二，他：くる病・骨軟化症の診断マニュアル．日本内分泌学会雑誌 2015；**91**：1-11., 岡崎亮，他：ビタミンD不足・欠乏の判定指針．日本内分泌学会雑誌 2017；**93**：1-10., Minisola S, *et al.*：Tumour-induced osteomalacia. Nat Rev Dis Primers 2017；**3**：17044. より作成〕

吸収の抑制を伴う慢性の低リン血症を特徴とする低リン血症性くる病・骨軟化症が惹起される．低リン血症は，通常近位尿細管での1,25(OH)$_2$D産生を促進し，血中1,25(OH)$_2$D濃度を上昇させる．一方，FGF23関連低リン血症性疾患患者では，明らかな低リン血症が存在するにもかかわらず，FGF23作用のため血中1,25(OH)$_2$D濃度は低値〜正常低値にとどまる．FGF23関連低リン血症性骨軟化症の診断には，現在保険適用となっていないが，血中FGF23濃度の測定が有用である．本症患者ではFGF23は正常高値〜高値であるのに対し，ビタミンD欠乏などの他の原因による慢性低リン血症患者では，FGF23はむしろ低値である．

FGF23作用過剰は，X染色体優性低リン血症性くる病（X-linked hypophosphatemic rickets：XLH）などのいくつかの遺伝性低リン血症性くる病の原因となる（p.176参照）．これらの疾患では，骨においてFGF23が過剰産生されるものと考えられている．稀ではあるが，これらの疾患であっても，成人になってから初めて症候が発現する例が報告されている．一方FGF23関連低リン血症性骨軟化症の代表的疾患は，腫瘍性骨軟化症（tumor-induced osteomalacia：TIO）と経静脈鉄製剤投与による低リン血症性骨軟化症である．

TIOは，主に間葉系腫瘍によりFGF23が過剰産生される腫瘍随伴症候群の一つである[3]．骨軟化症で発症する成人例の報告が多いものの，稀に小児の腫瘍性くる病の症例も存在する．TIO原因腫瘍は，病理学的には phosphaturic mesenchymal tumor, mixed connective tissue variant（PMTMCT）と呼ばれる良性腫瘍が多い．ただし，転移を示す悪性のPMTMCTや，大腸癌，卵巣癌などの悪性疾患によるTIOも報告されている．このTIO惹起腫瘍において，FGF23が過剰産生される機序は現状では不明である．TIO惹起腫瘍はしばしば1 cm程度と小さく，また骨中に存在することが稀ではないことから，発見がしばしば困難である．このため，オクトレオチドシンチグラフィやCT，MRI，PETなどの画像診断，あるいは場合によっては静脈サンプリングが腫瘍発見に用いられる．TIO患者では，骨痛や筋力低下により，重度に

QOLが障害される．一方本疾患は，原因腫瘍の完全摘除により治癒させ得る疾患である．

経静脈鉄製剤の長期投与によっても，血中FGF23濃度の上昇を伴う低リン血症性骨軟化症が惹起されることがある．この場合にも，骨においてFGF23が過剰産生されるものと考えられている．ただし，その詳細な機序は明らかにされてない．経静脈鉄製剤の中止により，高FGF23血症，低リン血症は消失する．一方経口鉄製剤では，FGF23濃度の上昇や低リン血症の発症は報告されていない．

文献

1) 福本誠二，他：くる病・骨軟化症の診断マニュアル．日本内分泌学会雑誌 2015；**91**：1-11.
2) 岡崎亮，他：ビタミンD不足・欠乏の判定指針．日本内分泌学会雑誌 2017；**93**：1-10.
3) Minisola S, et al.：Tumour-induced osteomalacia. Nat Rev Dis Primers 2017；**3**：17044.

4 骨軟化症の治療

東京大学医学部附属病院腎臓・内分泌内科　伊東伸朗

》》臨床医のための Point ▶▶▶

1. FGF23 関連低リン血症や Fanconi 症候群などを活性型ビタミン D とリン製剤で加療する場合，腎機能悪化を避けるため，血清リン濃度のトラフ／ピーク値の目標設定に注意する．
2. FGF23 関連低リン血症に関してはブロスマブ（抗 FGF23 抗体）の効果が期待される．

病因，病態別の骨軟化症治療

1 ビタミン D 欠乏症／依存症性骨軟化症

ビタミン D 欠乏症性骨軟化症に対しては，欧米では自然型ビタミン D_2（エルゴカルシフェロール）50,000 IU 週 1 回を 8 週間続けた後に，50,000 IU を 2 〜 4 週間おきに内服する[1]．わが国ではサプリメントの自然型ビタミン D_3（コレカルシフェロール）1,000 IU 分 1／日の内服を勧めるか，アルファカルシドール 0.5 〜 1.0 μg 分 1／日を処方する．ただし高齢者や脳梗塞後などの口渇中枢の障害が予期される症例，ADL が低下し自由に飲水が出来ない症例や慢性腎不全症例では，高カルシウム尿症に伴う腎性尿崩症を惹起した際に腎前性腎不全を起こすリスクが高いため，自然型ビタミン D_3 を利用するか，アルファカルシドールであれば少量：0.25 〜 0.5 μg 分 1／日に留める．また健常者や若年者を含め，一般的に活性型ビタミン D_3 を処方する際には飲水励行を指示する．

成人でビタミン D 欠乏症性骨軟化症を疑う症例の中に，一部遺伝子変異によるビタミン D 依存症の軽症例が含まれている[2]．ビタミン D 欠乏症のリスク因子と血清 25 水酸化ビタミン D 濃度，もしくは血清 25 水酸化ビタミン D 濃度と骨軟化症の所見が釣り合わない症例では，ビタミン D 依存症の成人軽症例である可能性を考慮してアルファカルシドールやカルシトリオールの使用も考慮する．

2 遺伝性 FGF23 関連低リン血症／腫瘍性骨軟化症（根治手術不可）

遺伝性 FGF23 関連低リン血症や根治手術が望めない腫瘍性骨軟化症は，活性型ビタミン D_3 とリン製剤で加療する．トラフでのリン濃度正常化を目指すと，高カルシウム尿症による腎性尿崩症や二〜三次性副甲状腺機能亢進症を惹起しやすく，口渇の障害が予期される高齢者や脳基質疾患の既往症例，ADL 低下症例，慢性腎不全症例はもとより若年者でも腎前性腎不全のリスクがある．またリン製剤投与後のリン濃度は内服後およそ 1 時間でピークとなり，3 時間後にトラフとなる．したがって当研究室ではリン濃度（食前）を 1.8 〜 2.5 mg/dL となるようにアルファカルシドール（0.25 〜 2.0 μg 分 1，カルシトリオールでは半量）を 0.25 μg ずつ調整し，その上でリン濃度（食後 1 時間）を 2.0 〜 3.0 mg/dL となるようにホスリボン®（1 回あたり 100 〜 500 mg）を 100 mg ごとで調整している．リン製剤は 1 日 3 〜 6 回，3 時間以上あけて投薬するが，投薬回数が多いほどより効果が得られる．また食後 1 時間の iPTH が 120 pg/mL を超えたらリン製剤を減量している．遺伝性 FGF23 関連低リン血症よりも腫瘍性骨軟化症で各製剤とも高用量となることが多い．全例で脱水を起こさないよう飲水励行を指示している．

現行治療では，特に腎機能保護的に内服調整した場合，石灰化の完全な回復は望めず，また骨軟化症の慢性期合併症である変形性関節症や異所性石灰化の予防は不可能である．2018 年 12 月現在本邦では未承認だが，欧州や北米で X 連鎖性低リン血症性くる病（X-linked hypophosphatemic rickets：XLH）に対して承認された完全ヒト型抗 FGF23 抗体（ブロスマブ）は FGF23 の作用を直接阻害することで，腎機能に影響を与えることなく低リン血症を正常化させる．本邦も参加した成人 XLH を対象としたプラセボ対象第 3 相治験において，偽骨折の 4 割を 6 か月で改善させるなど優れた効果を示した[3]．また治療継続が困難となるような有害事象を認めず，月 1 回の皮下注射（自己注射可）であることからアドヒアランスの面でも有用である．

3 腫瘍性骨軟化症（根治手術可）

腫瘍性骨軟化症では，根治術が可能であれば手術が第一選択となる．ただし FGF23 の産生を，ソマトスタチン受容体シンチグラムに加えて FGF23 全身静脈サンプリングもしくは生検により確認したい．ごく少量の残存でもリン感知閾値異常が生じている場合には低リン血症が改善しないため，可能な

限り周囲組織を含めた拡大切除を行う．術後，骨石灰化が正常化（ALP が正常化）するまでに約 1 年を要するが，この間はカルシウム，リンの不足が無いように活性化ビタミン D_3（0.25 ～ 1.0 µg：腎前性腎不全リスクに応じて調整）を補充している．

4 Fanconi 症候群などその他の尿細管性低リン血症

Fanconi 症候群などにおいても薬剤性などの可逆的な疾患が除外されれば，遺伝性 FGF23 関連低リン血症（項目 2）と同様に活性型ビタミン D_3 とリン製剤で治療する．また Fanconi 症候群では代謝性アシドーシスや低カリウム血症も惹起しうるため，炭酸水素ナトリウムやカリウム製剤での補正を検討する．

5 薬剤性低リン血症

抗けいれん薬（フェノバルビタール，カルバマゼピン，フェニトイン）によるビタミン D 依存症や含糖酸化鉄による FGF23 関連低リン血症，アデホビルによる Fanconi 症候群などでは，原因薬剤を中止または変更することで比較的速やかに血清リン濃度の改善を認めるが，骨の石灰化が正常化するまでは活性型ビタミン D_3 を補充している（項目 3 参照）．薬剤の中止，変更が困難であれば，それぞれビタミン D 依存症，FGF23 関連低リン血症，Fanconi 症候群に準じた治療を行う．

6 成人低ホスファターゼ症

ALPL 遺伝子変異により骨の石灰化障害を呈する低ホスファターゼ症（hypophosphatasia：HPP）に関しては，欧米では一般人口の 6,000 ～ 7,000 人に 1 名は骨痛や筋痛，骨折/偽骨折といった症状を有する成人 HPP（疾患原因遺伝子変異のヘテロ接合体）と報告されている．激しい運動を行わずに骨折/偽骨折を繰り返す症例や，骨折/偽骨折の治癒が 1 年以上遷延しているような症例ではアスホターゼ アルファ（2 mg/kg を週 3 回皮下注）による酵素補充療法を行うことで 6 か月～ 1 年程度で症状の改善が見込める[4]．ただし，治療期間や投薬量の調整に関する明らかな指針がない．皮下注射に伴う局所反応や疼痛には抗ヒスタミン薬や注射前の疼痛緩和薬（リドカイン／プロピトカインなど）で対処する．

骨軟化症治療時の注意点

骨軟化症治療に共通した注意点として以下の事柄が挙げられる．リハビリや運動療法を指示する場合，骨折/偽骨折を避けるために荷重を極力抑えた処方とする．骨吸収抑制薬（ビスホスホネート，デノスマブ）は骨軟化症では非定型骨折のリスクとなり，添付文書に記載はないが実質禁忌である[5]．ALP/骨型 ALP（bone ALP：BAP）が正常化したうえで，依然骨粗鬆症と診断される場合に使用を考慮する．

偽骨折/骨折の管理と疼痛の管理

偽骨折は内科治療で改善するため外科治療を要せず，免荷/経過観察とする．完全骨折に関しては，早急な外科的介入が必要か否かを整形外科医と相談し，それまでに内科治療未施行で，待機的手術が可能であれば 1 ～ 3 か月の内科治療を先行し，骨の石灰化を進めたうえで手術を行う方が術後の骨癒合を得られやすい．

偽骨折/骨折の疼痛や筋痛に対しては，NSAID（アセトアミノフェン，セレコキシブ，ロキソプロフェンなど）から開始し，コントロール不良例で弱オピオイド（トラマドールなど）を追加する．以上でも疼痛管理が難しい場合には SNRI（デュロキセチン）の追加を検討する．

骨軟化症治療の評価

骨軟化症の治療効果判定は，血清 ALP/BAP を利用する（低ホスファターゼ症は除く）．肝障害や飲酒習慣を認める症例では BAP を使用する．通常，治療を開始すると ALP/BAP は一過性の上昇を 1 ～ 6 か月程度認め，その後低下する．ALP/BAP の正常化が骨軟化症の治癒/完解の指標となる．

偽骨折は，単純 X 線では角度により骨折線が認めにくいため 2 方向で撮像する．CT は骨折/偽骨折，骨折部骨形成のより細かな評価が可能である．骨痛があるものの単純 X 線，CT で骨折を確認できない場合，骨シンチグラフィや MRI（脂肪抑制 T2 強調での骨髄浮腫）で微小偽骨折を確認する．偽骨折部位は治癒するまで半年～ 1 年おきにフォローしたい．

骨密度は，ビタミン D 欠乏症/依存症では二次性副甲状腺機能亢進症に伴う二次性骨粗鬆症で著明に低下している．その他の低リン血症性骨軟化症や低ホスファターゼ症では骨密度が保たれている症例が多いため注意されたい．

文献

1) Holick MF：Vitamin D deficiency. *N Engl J Med* 2007；**357**：266-281.
2) Molin A, et al.：Vitamin D-Dependent Rickets Type 1B（25-Hydroxylase Deficiency）：A Rare Condition or a Misdiagnosed Condition? *J Bone Miner Res* 2017；**32**：1893-1899.
3) Insogna KL, et al.：A Randomized, Double-Blind, Placebo-Controlled, Phase 3 Trial Evaluating the Efficacy of Burosumab, an Anti-FGF23 Antibody, in Adults With X-Linked Hypophosphatemia：Week 24 Primary Analysis. *J Bone Miner Res* 2018；**33**：1383-1393.
4) Kitaoka T, et al.：Safety and efficacy of treatment with asfotase alfa in patients with hypophosphatasia：Results from a Japanese clinical trial. *Clin Endocrinol*（Oxf）2017；**87**：10-19.
5) Sutton RA, et al.："Atypical femoral fractures" during bisphosphonate exposure in adult hypophosphatasia. *J Bone Miner Res* 2012；**27**：987-994.

第2章 代謝性骨疾患 第2節 疾患各論——D その他の代謝性骨疾患

1 CKD-MBD

東海大学医学部腎内分泌代謝内科　金井厳太，深川雅史

臨床医のための Point ▶▶▶

1. 慢性腎臓病患者では，1,25(OH)$_2$D 低下やリン蓄積と共に，様々な骨病変，ミネラル代謝異常が出現する．
2. CKD-MBD は，カルシウム，リン，PTH などの検査値異常，骨の異常，血管石灰化の3つの異常の組み合わせによって構成される．
3. CKD-MBD は，保存期 CKD 患者においても骨代謝異常の要因となるだけでなく，CKD 進展や心血管イベント，死亡にも関連することが示されている．

はじめに

腎臓は副甲状腺，骨，腸管とともに，カルシウム・リンの生体内バランスを維持するように働く臓器である．このミネラル代謝には副甲状腺ホルモン（parathyroid hormone：PTH）や線維芽細胞増殖因子 23（fibroblast growth factor：FGF23）といった因子が介在しており，腎臓はその重要な標的臓器であるだけでなく，ビタミン D 活性化を担う主たる臓器でもある．活性型ビタミン D の欠乏や作用不全が生じると，体内のカルシウム低下を招き，これに反応して分泌した PTH により骨からカルシウムが動員され，同時に骨に貯蔵されたリンの遊離に対して PTH は腎臓による排泄作用を及ぼす．このように，生体のミネラル代謝での恒常性の維持において腎臓が極めて重要な働きをしていることは言うまでもなく，腎臓病がミネラル代謝異常を伴う多様な病状をひき起こすことは，かねてより良く知られた事実であった．

本項では慢性腎臓病に伴う骨・ミネラル代謝異常（chronic kidney disease-mineral and bone disorder：CKD-MBD）の疾患概念と変遷に触れ，カルシウム・リンおよび PTH の管理，血管石灰化，骨代謝の評価について概説する．

骨ミネラル代謝異常と慢性腎臓病

腎臓の機能が低下すると高リン血症をはじめとするミネラル代謝異常が発症することがよく知られており，これは透析療法が本格的に普及する以前の 1959 年から報告されていた．この高リン血症と骨病変が関連して発症することを，腎性骨異栄養症（renal osteodystrophy：ROD）と呼び，腎不全における骨病変として，続発性副甲状腺機能亢進症（secondary hyperparathyroidism：SHPT）に伴う線維性骨炎の病態が知られていた．そして，「腎機能が低下すると PTH の分泌が亢進し，尿中リン排泄が増加することで高リン血症が回避されるが，代謝性骨疾患の対価を支払う」とする，Bricker らによるトレードオフ仮説が提唱され，これが ROD における腎臓と副甲状腺，骨を介した相互の関連性における病態の理解を助けた．その後も，透析療法の進歩とともに，腎臓におけるビタミン D 活性化メカニズムが解明されると，活性型ビタミン D 製剤が治療薬として用いられるようになり，腎不全における SHPT をはじめとするミネラル代謝異常は，臨床上の重要な問題として認識されるようになった．

慢性腎臓病（chronic kidney disease：CKD）は軽微な腎障害やアルブミン尿や蛋白尿を呈するだけでなく，心筋梗塞や脳卒中といった心血管疾患の発症に関連し，その重症化，腎障害の発症に関与することで私たちの健康を害している．このことが明らかになるに従い，慢性経過によって生じた腎疾患に対して，2002 年に米国腎臓財団（National Kidney Foundation）によって CKD の概念が提唱された．さらにこの概念は 2012 年に KDIGO（Kidney Disease：Improving Global Outcome）によって推算糸球体濾過量（eGFR）で示される腎機能と，蛋白尿を指標とした重症度分類によってグレードによる予後予測が可能となった．それまで腎機能低下に対して予防対策が中心であったのが，CKD では心血管疾患をはじめとする生命予後に焦点をあてて治療する必要があり，腎予後と生命予後の結びつきが強く意識されるようになった．こうして，心血管系イベント発生率や死亡率といったハードアウトカムに腎障害が関連した全身性の疾病概念を含む CKD という新たな腎疾患の捉え方がはじまった．

CKD-MBDの概念

このような流れの中で，骨ミネラル代謝においてもハードアウトカムを中心とした考え方が進み，2005年のKDIGOマドリード会議でCKD-MBDという呼称のもとに新たな概念が提唱された．従来のRODにおいて，バラバラであった検査値の異常，骨代謝の異常，異所性石灰化の3つの骨ミネラル代謝に関連する異常をまとめ，予後の観点から再考したものがCKD-MBDの概念である．これにより，これまでの骨病変を中心とした疾患概念に基づく治療から，CKDの考え方と同様に，心血管疾患をはじめとする生命予後，さらには骨折を含むアウトカムをその中心として，一連の現象を全身性の病態として捉えるといった試みが始まった．すなわち，CKD-MBDは，検査値の異常，骨の異常，石灰化の異常を予防，治療することによって，心血管イベント，骨折を減らし，生命予後を改善しようというのがその趣旨である．そのため，CKD-MBDの提唱後に発表されたガイドラインは，アウトカムとして生命予後を重視するようになっている．わが国においては，透析医学会が2006年に透析患者における二次性副甲状腺機能亢進症治療ガイドラインを発表した際にCKD-MBDについて触れ，さらに2012年にはこの概念をより深化させ慢性腎臓病に伴う骨ミネラル代謝異常の診療ガイドラインが公表されたことで，臨床の現場におけるCKD-MBD治療の位置づけがなされていった[1]．

CKD-MBDのメカニズム

腎機能低下に伴い体内のリン蓄積が生じると，$1,25(OH)_2D$の低下を伴う腸管からのカルシウム吸収低下の刺激によりPTHの分泌が促進される．上昇したPTHはリンの排泄亢進によるリン上昇の抑制を誘導するため，CKDの末期まで血清リン濃度は正常範囲で経過することが多い．また，PTHは破骨細胞の活性化によりカルシウム低下の抑制をもたらすことで，血清カルシウム濃度もまた維持する方向に働く．

この代償機構の初期における新たな因子として発見された，FGF23は骨細胞から分泌されるホルモンで，Klothoを共役因子としてFGF受容体を介した作用を発揮することが知られている．そもそもKlothoは早老症モデルマウスから発見されたが，このモデルでは動脈硬化，異所性石灰化，骨粗鬆症といった表現型を認めることから，これらがFGF23の作用不足によるものであることが明らかになった．FGF23の役割はリン利尿ホルモンであり，腎臓からのリン排泄を促進するほか，PTHを抑制し，腎臓における1α位水酸化酵素（$1\alpha OHase$）の抑制によるビタミンD活性化への影響を持つことが知られている．このような作用は，上述した慢性腎臓病における代償機構の早期から発生しており，臨床研究ではFGF23が慢性腎臓病の最も初期から上昇することが報告されている．すなわち，CKD-MBDではネフロンの減少に伴うリン蓄積からはじまるFGF23の上昇とビタミンD活性化障害，腎機能障害の進行による非代償性の血中リン濃度上昇による副甲状腺への刺激と，それらに続くカルシウムイオンの低下によるPTH分泌亢進といったメカニズムが進行することにより，骨障害を進行させながら不良な生命予後への転帰をたどるものと考えられている（図1）．

リン管理の重要性

CKD-MBDにおけるリンの重要性はいうまでもなく，その管理が予後に影響することが知られている．人体に貯蔵されるリンは800g程度で主に骨に存在しており，その分布は，85%が骨に，それ以外では，細胞外に1%程度が存在する．リンの摂取は1日に1g程度が食事中に含まれており，この大半を腸管からの吸収が担っている．腎機能が正常な場合，リンは骨を大きな緩衝としながら腎臓における排泄を介して体内での均衡を維持している．腎臓では，近位尿細管に発現するIIa型およびIIc型Na依存性リン共輸送体（NaPi-IIa, IIc）によってリンの再吸収がなされ，血清リン濃度が保持されるが，このメカニズムにおいてPTH，FGF23は調節因子として働くことが知られている．これらのリン利尿ホルモンの作用により，NaPiの発現が低下することで尿中のリン排泄が亢進されるが，それに加えて，この機構はGFRによって大きく影響を受けるため，CKDにおいてはリンの排泄低下に伴い，体内のリン貯留がもたらされる．

このような血清リンの上昇はCKDのステージ4から出現することが知られており，これは腎不全の進行にかかるリスクと関連するだけでなく，CKD保存期における血管石灰化や骨代謝異常を含む生命予後の不良な転帰に影響を及ぼす．骨ミネラル代謝異常における，リン，カルシウム，PTHの変化にあっても，血清リン値の異常は生命予後と最も強い関連を示すことが知られており，CKDステージ3，4では高リン血症が全死亡，心血管死亡リスクの上昇と関連するほか，リンを目標値以下にコントロールした群では死亡リスクの低下と関連することが報告されている[2]．また，血清リン値が正常であった場合にも，血清リ

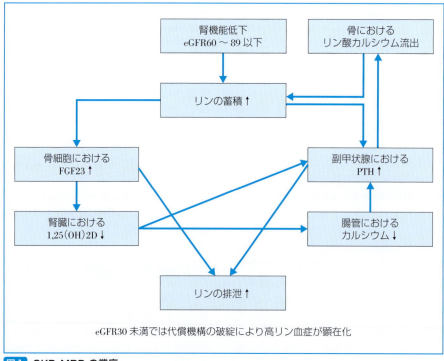

図1 CKD-MBDの機序

ン濃度の一定の上昇がCKDにおけるアウトカムに関連する可能性も示されており，リンがCKD-MBDの治療介入において重要な役割を担っていることは明白である．このことから，2017年に改訂されたKDIGO CKD-MBDガイドラインにおいても，上昇した血清リンを正常域に低下させる治療が推奨されている．

透析患者ではリンの除去が十分ではないため，日常的な食物や添加物の摂取によるリン負荷に対して介入が必要になる．蛋白質にはリンが含まれており，蛋白制限によるリン管理がすすめられているが，一方で，透析患者，特に高齢者の蛋白摂取量の制限は推奨できず，必要な栄養を摂取しつつリンを制限する工夫が必要となる．このように透析患者ではリン制限食が予後不良因子となる可能性があることから，リンの制限だけでは十分な治療とはなりえない．したがって，リン吸着薬による体内へのリン負荷抑制の意義があり，別項（続発性副甲状腺機能亢進症／治療）に記述した通り臨床では様々なリン吸着薬による治療がなされている．リン吸着薬の内服はこれまでの観察研究によって透析患者のみならずCKD保存期においても有効性が見出されており，重要な治療ツールの一つとして考えられている．

SHPTとPTH管理の意義

CKDにおける重要な合併症のひとつにSHPTがあり，これは副甲状腺過形成とPTH過剰分泌を特徴とする疾患である．PTHの受容体は骨，腎に存在しており，骨代謝を制御し，リンとカルシウムの調節作用を担っている．したがって，SHPTはこれまでも，腎性骨症の治療における中心的な標的であった．SHPTが進行すると線維性骨炎のような高回転骨型病変をきたすだけでなく，リン，カルシウムの代謝異常による血管石灰化の進展を助長し，生命予後に大きな影響をおよぼす．従来からの骨への治療介入だけでなく，CKD-MBDにおけるPTHの管理はCKD患者の予後を改善させるうえでも重要な因子の一つとして考えられている．

PTHは，カルシウム，リン，ビタミンDにより制御されていることが知られており，リン制限やリン吸着薬が治療薬として用いられてきた．活性型ビタミンD製剤が普及してからは，これらがSHPT治療に多用されるようになり，ミネラル作用以外のビタミンDの多様性から予後に好影響を及ぼすものとしてその可能性が追求されてきた．しかし，同時にカルシウム含有リン吸着薬にみられるような，高カルシウム血症，カルシウ

過負荷の問題が指摘されるようになった．その後，高カルシウム血症を予防する観点から，ビタミンDの血中ピーク血を上昇させることでPTHを抑制する，ビタミンDパルス療法や合成ビタミンDなどが試みられた．

SHPTはびまん性過形成から結節性過形成に進展することで，細胞に発現するビタミンD受容体やカルシウム感知受容体の発現を低下させ，上記のような治療による反応性が低下することで細胞増殖と共に不可逆的な変化をきたし治療抵抗性を獲得していく．これらに対する根治的な外科的治療として副甲状腺摘出術（parathyroidectomy：PTX）のほか，エタノール注入療法（percutaneous ethanol injection therapy：PEIT）が試みられてきた．とくにPTXは治療効果の持続性の点で優れており，非手術症例との比較でも長期的な予後が期待される治療法として認識された．前項（続発性副甲状腺機能亢進症／治療）にて解説した，カルシウム感知受容体（calcium-sensing receptor：CaSR）に対する薬剤であるカルシミメティクスのひとつであるシナカルセト塩酸塩は，強力なPTH抑制作用を有することで従来の活性型ビタミンD治療を補完する形で急速に普及し，今日のCKD-MBD治療に大きな影響をもたらした．この薬剤はPTH抑制効果だけでなく，リン，カルシウムを低下させる点で優れており，これまでの活性型ビタミンD製剤によるカルシウム負荷や高リン血症の問題を相殺することで，ビタミンDとの併用療法が可能となったばかりでなく，重度のSHPTにも有効であることが知られている[3]．

こうした治療によるPTHの管理によって骨代謝や心血管病変の改善が期待されるが，生命予後の観点からみたPTHの管理目標についてはKDIGOガイドラインにもあるように欧米諸国を含め正常上限の2～9倍となっており，その違いが知られている．わが国では日本透析医学会のガイドラインで示される厳格なPTH管理目標の達成による，PTH低下の傾向と良好な生命予後の関連が報告されている．

異所性石灰化

CKDの生命予後において，心血管疾患は主な死亡原因となっている．この心血管疾患の病態で重要なのが血管石灰化と心臓における弁の石灰化であり，CKDにおけるこの異所性石灰化の因子として，高リン血症をはじめとした骨ミネラル代謝異常が関与している．腎機能の低下に伴ってFGF23とPTHの上昇にみられるリンの排泄機構が破綻すると，高リン血症だけでなく，血清リン濃度の上昇を抑制するためのこれらの変化が過度に増強され，体内における悪循環をひきおこす．CKD-MBDではこのような病態を背景とし，骨ミネラル代謝異常と異所性石灰化が，生命予後に関連してくる．

血管石灰化は，アテローマ硬化型の内膜石灰化と，中膜の石灰化であるメンケベルグ型に大きく分類される．内膜石灰化は血管内プラークの形成に続発するものであり，中膜石灰化では中膜の血管平滑筋細胞の骨芽細胞様細胞への形質転換が主に考えられており，この血管の骨化とも言える現象には，FGF23やリン，炎症性サイトカイン，終末糖化産物（advanced glycation end products：AGEs）などによる酸化ストレスといった複数の因子が関与していることが知られている．また，リンはNaPiを介して細胞内に取り込まれ，細胞内のリン濃度が上昇することで血管平滑筋細胞の特徴を喪失し，骨芽細胞に特異的な遺伝子発現を増強させる．さらに，FGF23はErk1/2のリン酸化を増加させ，これらの遺伝子発現の変化に関与するとされ，CKDでは血管石灰化が進行すると考えられている．こうした血管石灰化はCKD保存期から認められており，生命予後と関連があることが明らかになっている．血管石灰化は心血管疾患の発症と関連しており[4]，そのような石灰化の進展機序は非常に複雑ではあるものの，上述の通りCKDにおけるリンの管理が重要な役割を担っていることが明らかになっている．

骨病変の評価

正常な骨では破骨細胞による骨吸収と骨芽細胞による骨形成のバランスが保たれており，これらの分化調節を担う様々な因子，receptor activator of NF-κB ligand（RANKL），Wnt経路に影響するPTHのほか骨細胞由来のFGF23/KlothoやSclerostinといった分子が関連している．

CKDの古典的な骨ミネラル代謝異常ではSHPTでみられるような高回転骨のほか，低回転骨や骨軟化症といった多様な骨病変が認められ，ときにそれらが併存することは珍しくない．CKDは骨量や骨質の低下を招き，骨強度の低下によって骨折リスクが上昇すると考えられており，とくに透析患者における骨折リスクは高い．わが国の透析患者の骨折の発症において骨密度低下との関連が示されており，骨の定量的評価の必要性が議論されている．これまでのガイドラインにおいても骨代謝回転（Turnover），骨石灰化（Mineralization），海綿骨単位骨量（Volume）によるTMV分類の提唱がなされたが，骨の評価は骨生検による診断よりも，臨床ではPTHやALPといった骨代謝マーカーを代替指標とした骨ステータスの評価と，そ

れ自体を治療目標とした管理が行われてきた．しかし，尿毒症に伴い骨抵抗性を生じる患者においては至適PTH範囲が必ずしも同じとは限らず，これまでに，生命予後を指標としたPTHの最適値を定義する強力なエビデンスも存在していないことから，これらは長らく問題として認識され続けている．また，一方で，骨は生体におけるリンやカルシウムの緩衝作用を担っており，骨の機能障害が血管石灰化へ影響するという問題も注視すべきである．

近年のデータから，推奨されていなかった骨密度の意義がKDIGOガイドラインにおいて再評価されており，骨折のリスク評価としての有効性が認められつつある．だが，先述のとおり，骨強度は骨密度以外に骨質が関与しており，CKDにおける骨の検査では骨密度の低下を検知するだけでは不十分である．また，CKD患者には高齢者や閉経後の女性を多く含むため原発性骨粗鬆症と同様の骨代謝異常が併存していると考えられるが，なかでもCKD-MBDを含む続発性骨粗鬆症における治療は異なる戦略が必要とされる．CKD患者の骨折は生命予後に影響しており[5]，今後，骨質という定量評価が困難な要素についてどのようにとらえ，CKD患者の骨折を予防していくかは重要な課題として残されている．

CKD-MBD 管理

保存期CKDについては，エビデンスに基づくCKD診療ガイドライン2018の中で，高リン血症を伴う保存期CKD患者への死亡リスク低減のためのリン吸着薬の妥当性，リン吸着薬および活性型ビタミンD製剤によるカルシウム負荷に対する懸念，骨粗鬆症に対する骨折リスク抑制のため薬物療法の提案が記載されている．保存期CKD患者へのリン吸着薬の使用は，観察研究において死亡率減少の可能性を示している一方，介入による腎機能障害進展抑制への効果は証明されておらず，弱いエビデンスをもってリン吸着薬の使用を考慮することが勧告されている．また，治療目標とするリンの値については設定されておらず，可能であれば正範囲内を目標とする表現にとどまっている．リン吸着薬に関してはカルシウム非含有リン吸着薬を積極的に考慮することが記載され，明らかな高カルシウム血症に注意すべきとされる．活性型ビタミンD製剤の投与においてはカルシウムをモニタリングの上で腎機能や高カルシウム血症が生じた場合には速やかに中止することが勧告されている．近年CKD患者で見直されている骨塩量をアウトカムとした研究では，ビタミンD，ビスホスホネート製剤，選択的エストロゲ

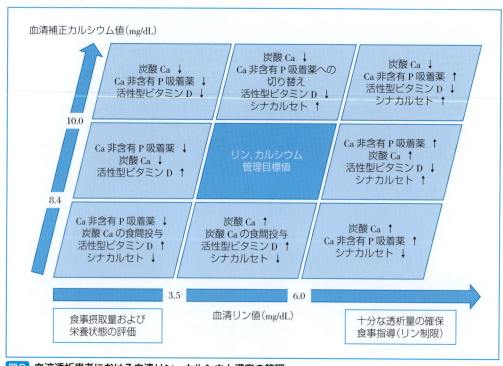

図2 血液透析患者における血清リン，カルシウム濃度の管理
〔秋澤忠男，他：慢性腎臓病に伴う骨・ミネラル代謝異常の診療ガイドライン．透析会誌 2012；45：301-356．より引用〕

ン受容体調節薬(selective estrogen receptor modulator：SERM)，PTH製剤，RANKL抗体で腰椎骨塩量増加が報告されており，それぞれの副作用に注意して使用することで有益性を確保できると考えられている．

透析患者におけるCKD-MBD管理では，血清リン・カルシウム濃度を最低でも月1〜2回測定することが勧告されている．カルシミメティクスや活性型ビタミンD静注薬の投与などの強い介入があった場合にはより頻回に測定することが望ましいとされている．日本透析医学会によるCKD-MBD診療ガイドラインでは，リンの管理目標値を3.5〜6.0 mg/dLとし，カルシウムの管理目標値を8.4〜10.0 mg/dLに定めており，生命予後をアウトカムとした血清リン・カルシウム濃度の維持を目標としている．また，その中でもリンの管理を最優先として，次いでカルシウム，PTHの管理を行っていく方法として「9分割図」による治療選択が提案されている(図2)．各治療の詳細に関しては前項(続発性副甲状腺機能亢進症／治療)にて述べた．

文献

1) 秋澤忠男，他：慢性腎臓病に伴う骨・ミネラル代謝異常の診療ガイドライン．透析会誌 2012；45：301-356．
2) Eddington H, et al：Serum phosphate and mortality in patients with chronic kidney disease. *Clin J Am Soc Nephrol*. 2010；5：2251-2257．
3) Parfrey PS, et al：The clinical course of treated hyperparathyroidism among patients receiving hemodialysis and the effect of cinacalcet：the EVOLVE trial. *J Clin Endocrinol Metab*. 2013；98：4834-4844．
4) Detrano R, et al：Coronary calcium as a predictor of coronary events in four racial or ethnic groups. *N Engl J Med*. 2008；358：1336-1345．
5) Tentori F, et al：High rates of death and hospitalization follow bone fracture among hemodialysis patients. *Kidney Int*. 2014；85：166-173．

第2章 代謝性骨疾患　第2節　疾患各論——D　その他の代謝性骨疾患

2 骨 Paget 病

市立豊中病院整形外科　**柏井将文**
国立病院機構大阪南医療センター免疫疾患センター　**橋本　淳**

> **▶▶ 臨床医のための Point ▶▶▶**
>
> 1. 罹患骨の肥大と変形が特徴である．
> 2. 高 ALP 血症および単純 X 線像と骨シンチグラフィの画像で診断しうる．
> 3. 薬物治療はリセドロネート（17.5 mg/ 日の連続 56 日間投与）がわが国で使用可能である．

概念・病態・疫学

　骨 Paget 病は，遺伝的な背景と未解明な何らかの因子により罹患骨（単骨性と多骨性がある）の局所で，異常に亢進した骨吸収とそれに引き続く過剰な骨形成（骨リモデリングの異常）が生じる結果，骨微細構造の変化と骨の形態的な腫大・変形をきたす疾患である．1877 年，英国の James Paget により変形性骨炎（osteitis-deformans）として初めて詳細が報告されたが，この「変形性」という表現は今なお単純 X 線像上の読影を行ううえで有用であり，その病像を捉えた的確な表現である．わが国では Paget の発音が誤って記載された経緯があるが，「骨パジェット病」という正しい病名で述べられることが望まれる．骨 Paget 病は，英国を含め欧州の南地域や米国の高齢者では有病率 0.1 〜 5％のごくありふれた骨疾患であるが，アジア，アフリカ地域では有病率が極めて低く，わが国では，全年齢での人口比 100 万人に 2.3 名の有病率である[1]．局所での骨吸収の異常亢進が骨 Paget 病の初期病変であり，破骨細胞の誘導や機能促進に関与する遺伝子（*SQSTM1*，*CSF1*，*OPIN*，*TNFRSF11A* 遺伝子など）の異常が確認されている．各遺伝子のうち *SQSTM1* 遺伝子は家族例の 20 〜 50％，孤発例の 5 〜 10％で確認されている[2]．

主要症候

　骨 Paget 病はしばしば無症候性であり，単純 X 線検査などで偶然発見されることがある．わが国で実施された全国調査の結果では，75％が有症候性で，腰痛，股部痛，殿部痛，膝関節痛などの疼痛が多い[1]．罹患骨自体の疼痛に加えて，罹患骨変形による二次性の変形性股関節症・膝関節症による疼痛，下肢長管骨凸側にみられる fissure fracture も疼痛の原因となる．次に多い症状は外観上の変形で，頭蓋骨，顎骨，鎖骨など目立つ部位の腫脹・肥大や大腿骨の弯曲がみられる．顎骨の変形に伴い咬合異常などの歯科的な障害を伴うこともある．変形に伴う脳神経症状（難聴，視力障害など）や脊柱管狭窄症による神経症状をきたすこともある．長管骨罹患の場合，fissure fracture がそのまま全径に広がりチョークを折ったような横骨折が生じる．また稀ではあるが骨 Paget 病罹患骨が肉腫化することもある（1.8％）[1]．病変は 1 つの骨から始まるが，多くの骨が侵されうる．侵される骨は，頻度の高いものから骨盤（55％），脊椎（32％），大腿骨（27％），頭蓋骨（20％），脛骨（15％）である[1]．

臨床検査

　骨 Paget 病では，罹患骨局所の骨代謝回転亢進を反映して骨型アルカリフォスファターゼ（BAP），尿中 I 型コラーゲン架橋 N- テロペプチド（NTX），I 型コラーゲン架橋 C- テロペプチド（CTX），デオキシピリジノリン（DPD）値は高値を示す．BAP の上昇に伴い血清アルカリフォスファターゼ（ALP）値も上昇し，この ALP 値の測定が安価でかつデータが安定しており，治療反応性の評価に有用である．通常 ALP の測定だけでも診療上問題はないが，BAP や種々の骨吸収マーカーが治療反応性を評価する上でより鋭敏である．ALP 値が正常範囲の骨 Paget 病患者が 10 〜 15％存在するため[1]，ALP 値による診断と治療効果が困難な症例では ALP 以外のマーカーの使用が有用と考えられる．

画像検査

　単純 X 線像と骨シンチグラフィが基本的な画像検査である．骨シンチグラフィで全身の骨病変の分布を評価できるとともに，その集積のパターンは高 ALP 血症をきたす骨軟化症とは大きく異

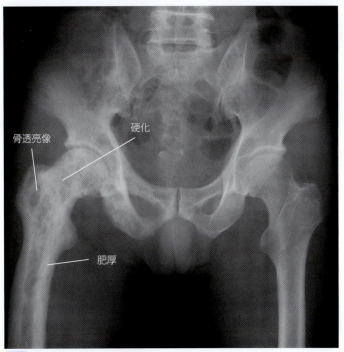

図1 骨Paget病のX線所見

大転子部に境界明瞭な骨透亮像がみられる．その他の部分は，海綿骨の粗雑化，皮質骨幅の拡大による骨陰影の増加を認める．

右大腿骨・恥坐骨・臼蓋の罹患例：恥骨，坐骨，大腿骨とも横径が増大している．股関節は臼蓋・骨頭の変形に伴う適合性変化による関節列隙の狭小化が生じている．

なり，罹患部位に面状に集積部位が広がるパターンとなる．点状の集積の増加が多発あるいは集簇する骨軟化症を容易に判別できる．

罹患部位の単純X線所見は診断上重要であり，これによりほぼ診断がなされるので読影技術は必須である．X線像は骨の病態に対応し，早期（骨溶解の時期），中期（骨溶解と骨新生の混合期），晩期（骨硬化の時期）の各々の時期により変化する．2005年に日本整形外科学会認定の2,320施設に配布された「骨パジェット病アトラス」（日本骨粗鬆症学会：骨Paget病の診断と治療ガイドライン委員会編著）など[3,4]を利用して画像診断に慣れることが肝要である．硬化像と透亮像が混在しつつ増加した骨陰影と，局所骨の肥大・弯曲を読影すること（図1），骨量の読影では一つ一つの骨梁が太くなりながらその数は減少していることを読む点がコツである．また，骨硬化の少ない，あるいは見られない骨吸収主体の像もある点に留意することも大切である．罹患部位として頻度の高い，骨盤・脊椎・顎骨など体軸の骨病変の評価に際しては，CTでの評価が推奨される[2]．原発性あるいは転移性骨腫瘍の鑑別診断や肉腫化の有無を検索する場合にはMRIやPETなどの画像評価が必要となる[2]．

診断・鑑別診断

Takataらの報告[5]に示されているように，単純X線像で骨Paget病を疑う所見があれば血清ALP値を測定し，正常あるいは高値であれば骨シンチグラフィを行い，高集積が確認されれば診断確定する（図2）．血清ALP低値あるいは骨シンチグラフィの所見が正常であれば他の鑑別診断を考える．一方，血液検査で高ALP血症や骨代謝マーカーの異常高値で鑑別診断に骨Paget病が挙げられた場合は，骨シンチグラフィを行い高集積が認められればその部位のX線撮影を行い，骨Paget病の像であるかどうかで確定診断を行う．骨シンチグラフィ所見が正常であれば他の鑑別診断を考える．つまり，骨Paget病のX線像所見，血清ALP値高値あるいは正常（低ALP血症ではない），骨シンチグラフィの高集積所見が揃えば確定診断となる．骨腫瘍との鑑別が困難な場合に骨生検を行うが，通常骨生検は必要ない．

治療

骨Paget病の薬物療法は，除痛や骨の変形防

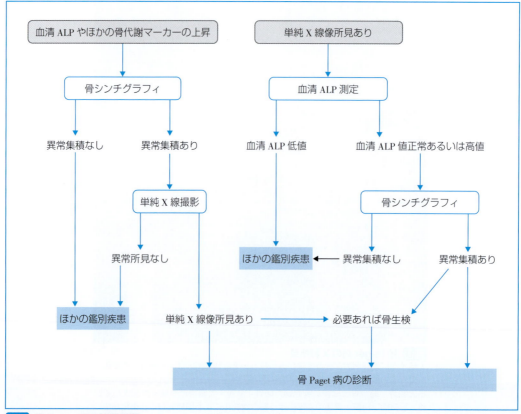

図2 骨Paget病の診断手順
〔Takata S, et al.：Guidelines for diagnosis and management of Paget's disease of bone in Japan. *J Bone Miner Metab* 2006；**24**：359-367 より一部改変〕

止，術中出血軽減，骨折防止などの目的で行われる．局所の骨代謝回転の異常亢進により変形や骨折が生じるため，ALPの異常上昇を正常化することを目指した薬物療法が行われ，海外ではゾレドロネートを含め多くのビスホスホネート製剤が認可使用されている．デノスマブについては有効性を示した症例報告が散見される程度で，現時点ではビスホスホネート製剤による治療が主流である．

わが国ではリセドロネート17.5 mg/日56日連続投与[6]とエチドロネート，カルシトニン製剤が治療薬として認可されている．第一選択薬はリセドロネート17.5 mg/日56日連続投与であり，すでにわが国でも広く用いられるに至っている．初回クール終了後の疼痛の寛解や血清ALPの低下を確認し，疼痛や血清ALPの再上昇をきたすまでは休薬し経過観察を行う．ビスホスホネート製剤の投与時には低カルシウム血症を発症する場合があり，症例によっては活性型ビタミンD_3の併用が薦められる．疼痛に関しては必要に応じて消炎鎮痛薬も使用する．エチドロネートとカルシトニン製剤は最初に用いるのではなく，リセドロ

ネートの多数クールでの治療続行が困難な例や不応例での使用を考える．手術に際しては，人工股関節全置換術のような待機手術前に，易出血性の罹患骨からの出血を減少させる目的での病勢コントロールが大切である．

文献

1) Hashimoto J, et al.：Prevalence and clinical features of Paget's disease of bone in Japan. *J Bone Miner Metab* 2006；**24**：186-190.
2) Lalam RK, et al.：Paget Disease of Bone. *Seminars in Musculoskeletal Radiology* 2016；**20**：287-299.
3) 日本骨粗鬆症学会，骨Paget病の診断と治療ガイドライン委員会編：骨パジェット病アトラス．ライフサイエンス出版　2005(Osteoprosis Jpn 13(1)別冊).
4) 橋本　淳，他：骨パジェット病の画像所見．腎と骨代謝 2011；**24**：111-121.
5) Takata S, et al.：Guidelines for diagnosis and management of Paget's disease of bone in Japan. *J Bone Miner Metab* 2006；**24**：359-367.
6) Yoh K, et al.：Efficacy, tolerability, and safety of risedronate in Japanese patients with Paget's disease of bone. *J Bone Miner Metab* 2010；**28**：468-476.

3 低ホスファターゼ症

大阪大学大学院医学系研究科小児科学　大幡泰久，窪田拓生，大薗恵一

> **臨床医のための Point ▶▶▶**
> 1. 低ホスファターゼ症は病型により様々な重症度を有する．
> 2. ALP 酵素補充療法が開発された．
> 3. 低ホスファターゼ症診療ガイドラインが作成された．

概念・病態・疫学

　低ホスファターゼ症（HPP：MIM#146300，#241500，#141510）は組織非特異型アルカリホスファターゼ（TNSALP）の欠損により引き起こされる遺伝性疾患である．骨 X 線検査で骨の低石灰化やくる病様変化を認め，血液検査でビタミン D 欠乏性くる病では血清 ALP 値が高値となるのに対して，本症では血清 ALP 値の低下を認めることが特徴である．TNSALP の活性喪失により，基質であるホスホエタノールアミン，ピロリン酸，ピリドキサール 5' リン酸（PLP）が分解されずに体内に蓄積する．通常，常染色体劣性遺伝性であるが，稀に常染色体優性遺伝性も存在する．

　HPP の中心的な病態は骨の石灰化障害である．TNSALP は石灰化阻害物質であるピロリン酸を分解し，無機リン酸を産生する．無機リン酸は骨芽細胞から放出された基質小胞内でカルシウムとハイドロキシアパタイトとして結晶化し I 型コラーゲンなどから構成される骨基質に沈着し石灰化される．HPP では TNSALP をコードする *ALPL* 遺伝子異常により TNSALP の活性が低下し，ピロリン酸の蓄積が石灰化を障害することや，局所のリン濃度が低下し石灰化障害が発症すると考えられているがその機序はまだ完全には理解されていない[1]．骨石灰化障害により骨へのカルシウムの蓄積が妨げられるため，高カルシウム血症や高カルシウム尿症を呈することがある．

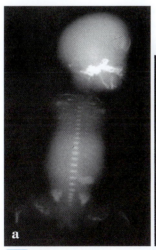
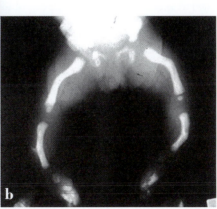

図1 周産期型低ホスファターゼ症の X 線像
a：周産期重症型：頭蓋骨，椎体，長管骨等の全身骨の著しい低石灰化があり，長管骨の変形も認める．骨幹端にくる病様の不整像を認める．胸郭が小さく，呼吸障害が必発である．
b：周産期良性型：低石灰化はほとんど認めず，骨幹端の不整像もない．長管骨の変形を認める．ときに骨棘を認める．
〔低ホスファターゼ症診療ガイドライン（http://jspe.umin.jp/medical/files/guide20190111.pdf）より〕

わが国における重症型の発症頻度は150,000人に1人程度と推定されている[2]．他の病型の頻度は知られていないが，未診断の症例が存在する可能性がある．

主要症候

臨床症状が多彩で年齢や重症度の違いにより6病型に分類されている．各病型により主要症候も異なることから，その違いを理解することが重要である．

1 周産期重症型

最も重症であるのが周産期型で，通常致死的である．羊水過多を伴うことが多く，出生時には四肢短縮，頭囲の相対的拡大，狭胸郭を認める．全身X線で全身骨の低石灰化，長管骨の変形，骨幹端不整などが見られる（図1a）．無治療では肺の低形成に伴う呼吸不全で生後早期に死亡することが多い．けいれんを伴うことがあり，ビタミンB_6依存性とされる．

2 周産期軽症型（周産期良性型）

出生前から骨変形により診断されたHPPのうち石灰化不良がほとんどなく（図1b），予後良好で通常の生活が営める例があり独立した病型として新たに確立された．低身長を呈することもある．

3 乳児型

生後6か月までに発症する．発育は最初順調であるが徐々に体重増加不良，筋力低下が見られ，大泉門は大きく開いている．くる病様変化は次第に明瞭となり，血清，尿中カルシウム値の上昇に伴って多尿，体重増加不良，腎尿路結石，腎石灰化をきたす場合がある．頭蓋骨縫合早期癒合症も問題となる．呼吸器呼吸器感染症から呼吸不全をきたしうる．

4 小児型

生後6か月から18歳未満に発症し，重症度はさまざまである．乳歯の早期脱落（4歳未満）を伴うことがある．くる病様変化の見られる骨幹端から骨幹に向けて舌様の低石灰化領域が見られることがあり，本病型に特徴的である．

5 成人型

成人期になってから発症するもので，小児期に発症して成人になった患者とは区別する必要がある．主要症候としては病的骨折，骨痛などがある．小児期にくる病や乳歯早期脱落などの病歴を有することがある．骨X線ではLooser's zone（偽骨折）を認めることがあり，ほかにも骨密度低下，筋力低下，筋肉痛，関節痛，頭痛，歯科症状，偽痛風などを呈しうる．

6 歯限局型

年齢は問わず，骨には症状がなく，乳歯早期脱落，歯周疾患など歯に異常が限局する．セメント質の低石灰化が原因の一つであり，脱落した乳歯は歯根部が長いという特徴がある．

検査

一般の血液検査では血清ALP活性およびALPアイソザイム活性が低下する．血清ALP値の基準値は年齢や性別により異なる点に留意が必要である．TNSALPの基質であるホスホエタノールアミン，PLP，ピロリン酸が蓄積するため，尿中ホスホエタノールアミン値や血中PLP値は上昇する．ホスホエタノールアミンはアミノ酸分析の項目に含まれている．PLPはわが国では研究レベルでの測定が行われている．ピロリン酸の測定は測定機関が限られ保険適用ではないため，あまり行われていない．また骨石灰化障害により骨へのカルシウムの蓄積が妨げられるため，高カルシウム血症や高カルシウム尿症を呈することがある．

HPPの確定診断のためには*ALPL*遺伝子検査を行うことが推奨され，わが国では保険適用となっている．ヒトの*ALPL*遺伝子は12のエクソンから構成され，変異は全エクソンにわたってみられ，その約80％はミスセンス変異である．それぞれのアレルに異なる変異を有する複合ヘテロ接合体が比較的多い．日本人の本症ではp.Phe327Leu変異とc.1559delTの頻度が高い[1,3]．p.Phe327Leuは周産期軽症型との相関性が高く，c.1559delTは周産期重症型に多い．酵素活性の検討ではp.Phe327Leu変異は野生型の約70％の酵素活性が残存するのに対してc.1559delTではほぼ完全に酵素活性を喪失している．

画像検査

胎児期から小児期HPP患者に対する骨単純X線検査においては，重症度により様々な程度の骨石灰化障害，くる病様骨変化，骨変形，長管骨の弯曲，骨幹端の舌様低石灰化領域などの所見が認められる．周産期発症例ではしばしば尺骨や腓骨にspurと呼ばれる骨棘を認める．頭蓋骨縫合早期癒合に伴い，頭部単純X線検査で，銅箔状頭蓋を呈する場合がある．成人期のHPP患者では，骨折，治癒不良な中足骨の疲労骨折，偽骨折（Looser's zone），非定型大腿骨骨折などの所見を認める．

診断・鑑別診断

診断は血清ALP値が年齢別の正常値に比較して低値であり，臨床症状および骨X線所見から可能である．筆者らは本症の診断基準を厚生労働省研究助成難治性疾患克服事業において作成し

表1 低ホスファターゼ症の診断指針

主症状
1. 骨石灰化障害
   骨単純X線所見としての骨の低石灰化，長管骨の変形，くる病様の骨幹端不整像
2. 乳歯の早期脱落（4歳未満の脱落）

主検査所見
1. 血清アルカリホスファターゼ（ALP）値が低い（年齢別の正常値に注意：各施設の年齢別正常値で判定するが，成長期の小児の血清ALP値が300 IU/L未満である場合は本症を疑う必要がある）

参考症状
1. ビタミン B_6 依存性けいれん
2. 四肢短縮，変形

参考検査所見
1. 尿中ホスホエタノールアミンの上昇（尿中アミノ酸分析の項目にあり）
2. 血清ピロリン酸値の上昇
3. 乳児における高カルシウム血症

遺伝子検査
1. 確定診断，病型診断のために組織非特異的ALP（TNSALP）遺伝子検査を行うことが望ましい．

参考所見
1. 家族歴
2. 両親の血清ALP値の低下

診断基準
主症状1つ以上と血清ALP値低値があれば本症を疑い遺伝子検査を行う．参考症状，参考検査所見，参考所見があれば，より確実である．

〔厚生労働省科学研究費補助金難治性疾患克服研究事業「低フォスファターゼ症の個別最適化治療に向けた基礎的・臨床的検討」班〕

（表1），これは難病情報センターのWebサイトで公開されている（http://www.nanbyou.or.jp/entry/4565）．鑑別診断には骨幹端の不整像を呈する病態としてはビタミンD欠乏性くる病，低リン血症性くる病，骨幹端異形成症，胎児診断において骨変形をきたす病態としては骨形成不全症，タナトフォリック骨異形成症，屈曲肢異形成症などの骨疾患，ALP値の低下をきたす病態としては栄養障害，亜鉛欠乏，Cushing症候群，鎖骨頭蓋異形成症などを考慮する必要がある．確定診断のためにはTNSALPをコードする*ALPL*遺伝子解析が有用であり，わが国では保険適用となっている．

治療・予後

様々な合併症を生じうるので注意深い管理が必要であり，特に重症型では呼吸不全に対する管理が重要となる．重症型で見られるけいれんはビタミン B_6 依存性である可能性が高いので，まずビタミン B_6 投与を試みる．乳児型では高カルシウム血症が見られるので，低カルシウムミルクを使用する．ビタミンD欠乏によるくる病変化ではないのでビタミンDは適用とならず，むしろ高カルシウム尿症及び血症の増悪を来すので避けるべきである．本症に対するビスホスホネート治療も副作用として非定型骨折が報告されたので注意が必要である．

このように従来HPPに対する治療は，対症療法や，歯科的管理などにとどまっていた．しかし近年ALP酵素補充療法（アスホターゼアルファ）が開発され，日本ではストレンジック®（ALEXION社）として2015年に世界に先駆けて製造販売が承認された．その後，欧州，北米でも承認された．2016年に発表された国際共同治験の最終報告によれば，アスホターゼアルファを投与された患者の5歳時の全生存率は84%であった．一方，本症の自然歴調査における無治療での5歳時生存率は27%であり，アスホターゼアルファは本症の生命予後を改善することが証明された[4]．わが国においては医師主導治験が行われ[5]，国際共同治験と同様の結果であった．重症で呼吸不全を呈する症例が多かったが，全例生存し，呼吸サポートも不要となる症例がほとんどであった．重

要な注意点としてはアスホターゼアルファの投与によりカルシウムの骨への付加が促進されるため、低カルシウム血症が現れることがあることである。定期的に血清カルシウム値をモニターし、必要に応じてカルシウムやビタミンDの補充を行う。けいれんや歯科症状などの骨外症状に対する効果や投与量の至適化については現在のところエビデンスがなく、今後の検討が必要である。

文献

1) Millan JL, Whyte MP：Alkaline Phosphatase and Hypophosphatasia. *Calcif Tissue Int* 2016；**98**：398-416.
2) Ozono K, Michigami T：Hypophosphatasia now draws more attention of both clinicians and researchers: a commentary on Prevalence of c. 1559delT in ALPL, a common mutation resulting in the perinatal (lethal) form of hypophosphatasias in Japanese and effects of the mutation on heterozygous carriers. *J Hum Genet* 2011；**56**：174-176.
3) Michigami T, et al.：Common mutations F310L and T1559del in the tissue-nonspecific alkaline phosphatase gene are related to distinct phenotypes in Japanese patients with hypophosphatasia. *Eur J Pediatr* 2005；**164**：277-282.
4) Whyte MP, et al.：Asfotase Alfa Treatment Improves Survival for Perinatal and Infantile Hypophosphatasia. *J Clin Endocrinol Metab* 2016；**101**：334-342.
5) Kitaoka T, et al.：Safety and efficacy of treatment with asfotase alfa in patients with hypophosphatasia: Results from a Japanese clinical trial. *Clin Endocrinol* (Oxf) 2017；**87**：10-19.

III

臨床編
Topics

1 ビタミン D 不足・欠乏の臨床的意義

帝京大学ちば総合医療センター第三内科 **井上大輔**

> **» 臨床医のための Point »»»**
>
> 1. 25 水酸化ビタミン D（25D）の血中濃度が 20 ng/mL 未満でビタミン D 欠乏，20〜30 ng/mL でビタミン D 不足と診断する．
> 2. 骨軟化症の鑑別には 25D 濃度の測定が必須である．
> 3. ビタミン D 不足・欠乏は骨折リスクの増加，骨密度低下，骨粗鬆症治療反応性の低下をもたらすことから，骨粗鬆症（疑い）の患者では充足が望ましい．
> 4. 2018 年 10 月より，「原発性骨粗鬆症」の病名で 25D 濃度の測定が保険診療上可能となった．
> 5. ビタミン D 不足・欠乏は様々な骨外事象とも関連するが，因果関係はほとんど証明されていないため，それらの改善を目的にビタミン D 充足状態の評価やビタミン D 製剤を投与することは推奨されない．

はじめに

ビタミン D の主な生理作用は骨の石灰化に必要な Ca と P を供給するために，これらの腸管吸収を促進することである．したがって，ビタミン D 欠乏は骨石灰化障害を基本病態とする骨軟化症（小児ではくる病）をもたらす．一方，典型的な骨軟化症の臨床像を呈さない軽度の不足・欠乏は脆弱性骨折のリスクを高め，骨粗鬆症治療薬の効果を弱める．ビタミン D 不足・欠乏はその他様々な骨外事象に関与するが，因果関係が明確に示された例はほとんどない．最近，日本の保険診療においても原発性骨粗鬆症あるいはビタミン D 欠乏性骨軟化症の病名で 25 水酸化ビタミン D（25D）の血中濃度が測定できるようになり，ようやくビタミン D 不足・欠乏の診断が可能となった．本項ではビタミン D 不足・欠乏の臨床的意義について基本事項をまとめる．

ビタミン D の代謝と作用

ビタミン D の供給源は約 80% は皮膚合成で，残りの約 20% が食事由来である．ビタミン D は主に肝臓の CYP2R1 により，ほぼ基質依存性に 25 位が水酸化され 25D となる．25D は血中の主要なビタミン D 代謝産物で，ビタミン D の充足状態を反映する．25D はさらに腎近位尿細管に存在する 1α 水酸化酵素（CYP27B1）により 1α 位の水酸化を受け，活性型である 1α, 25 水酸化ビタ

表1 ビタミン D 不足・欠乏の判定基準

【判定基準】
1) 血清 25(OH)D 濃度が 30 ng/mL 以上をビタミン D 充足状態と判定する
2) 血清 25(OH)D 濃度が 30 ng/mL 未満をビタミン D 非充足状態と判定する
   a. 血清 25(OH)D 濃度が 20 ng/mL 以上 30 ng/mL 未満をビタミン D 不足と判定する
   b. 血清 25(OH)D 濃度が 20 ng/mL 未満をビタミン D 欠乏と判定する

（注）
1. 血清 25(OH)D 濃度は，測定法によって差異がある．将来的には標準化が求められる．
2. 小児，周産期に関しては，異なる基準が必要になる可能性がある．
  また，小児の栄養性くる病に関しては国際コンセンサス指針がある．
3. 本指針は，骨・ミネラル代謝関連事象の観点から作成されたものである．
4. ビタミン D 非充足と悪性腫瘍，代謝疾患，心血管疾患，さらに免疫機能などとの関連が数多く報告されている．しかし本邦での検討は少なく，また海外のガイドラインでも非骨・ミネラル代謝関連事象は考慮されていない．従って本指針でも，これら非骨・ミネラル代謝関連事象については考慮していない．

〔一般社団法人日本内分泌学会，一般社団法人日本骨代謝学会，厚生労働科学研究費補助金（難治性疾患政策研究事業）ホルモン受容機構異常に関する研究班：ビタミン D 不足・欠乏の判定指針．日本内分泌学会雑誌，2017；93：1-10．より〕

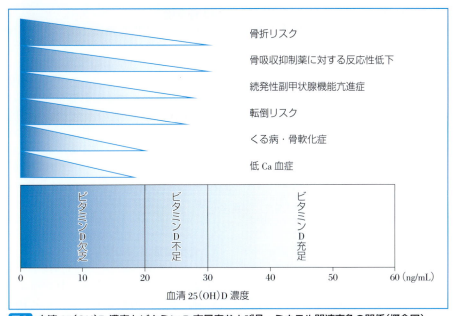

図1 血清25(OH)D濃度とビタミンD充足度および骨・ミネラル関連事象の関係(概念図)
〔一般社団法人日本内分泌学会,一般社団法人日本骨代謝学会,厚生労働科学研究費補助金(難治性疾患政策研究事業)ホルモン受容機構異常に関する研究班:ビタミンD不足・欠乏の判定指針.日本内分泌学会雑誌,2017:93:1-10.より〕

ミンD(1,25D)となる.

ビタミンD作用は活性型である1,25DがビタミンD受容体(VDR)に結合して発揮される.主な生理作用はCa・Pの腸管吸収を促進して細胞外液中のCa・P積を保つことである.これにより効率よく骨石灰化が起こる.様々な臨床的な事象の多くは1,25Dではなく25Dの血中濃度と関連する.これは全身の各臓器にVDRが存在し,副甲状腺,骨など複数の腎外組織でCYP27B1の発現も認められることに関連する.各組織でのビタミンD作用は血中の1,25Dと血中の25Dから局所で産生した1,25Dの総和で決まると考えられる.

ビタミンDの代謝と作用の詳細は他項を参照されたい.

ビタミンD不足・欠乏の診断

ビタミンDの充足状態を評価する最も良い指標は血清25D濃度である.表1に「ビタミンD不足・欠乏の判定指針」によるビタミンD不足・欠乏の判定基準を示した[1,2].血清25D濃度が低ければ低いほど,図1に示したビタミンD非充足で認められる骨関連事象のリスクは高くなる.どの程度の血清25D濃度があればビタミンD充足と判断するかについては未だに議論があるが,血清25D濃度20 ng/mL未満を明らかなビタミンD非充足とすることに関してはほぼコンセンサスが得られている.充足レベルに関しては,一般的な栄養学的立場から見れば20 ng/mLをほぼ充足として良いという考え方もある[3].一方,米国内分泌学会のガイドライン[4]や国際骨粗鬆症財団[5]は,血清25D濃度30 ng/mLを充足としている.これは骨関連事象を重視したものであり,骨粗鬆症患者を含む充分なビタミンD作用が要求される病態では30 ng/mLが必要であるという立場である.国内の判定基準[1]でも30 ng/mL以上をビタミンD充足,未満を非充足としている.米国内分泌学会のガイドラインに倣い,25D濃度20 ng/mL未満の状態は骨・ミネラル代謝関連事象のリスクがさらに上昇することから,ビタミンD欠乏(vitamin D deficiency)と呼び,25D濃度20 ng/mL以上30 ng/mL未満のビタミンD不足(vitamin D insufficiency)と区別している(表1).

ビタミンD不足・欠乏と骨関連事象

ビタミンD不足・欠乏が関連する骨関連事象には,①骨軟化症,②骨粗鬆症/脆弱性骨折のリスク増加,③骨密度低下,④骨粗鬆症治療薬に対する反応性低下などがある.

1 骨軟化症

25D濃度が15～20 ng/mL以下であれば骨軟化症をきたす可能性がある.しかし骨密度低下のみでは骨粗鬆症と区別することができず,25D濃度のみで骨軟化症と診断することもできない.25Dが30 ng/mLまで組織学的に石灰化障害を認める

ことがある[6]．低 Ca 低 P 血症（の傾向）や（骨型）ALP の高値などがあれば骨軟化症を疑うべきである．偽骨折や骨シンチグラフィでの多発取り込みは比較的特異性の高い所見である．詳細は他項（p.182, p.186）および『くる病・骨軟化症診断マニュアル』[7]を参照されたい．

2 脆弱性骨折

国内の大規模コホート研究である JPOS[8]において，ベースラインの 25D 濃度が総観察期間 15 年に渡り臨床骨折もしくは非椎体骨折の発生頻度を予測し得ることが報告されている（図2）．その他の国内コホート研究においても 25D 濃度低値が骨折リスクとなることが示されている．15 のコホート研究を含めたメタ解析においても，25D 濃度低値群は高値群に比して大腿骨近位部骨折リスクが高かった[9]．さらにのメタ解析では，25D が 30 ng/mL になると骨折率はプラトーに達しそれ以上増加しても骨折率は減少しないことが示唆された．

3 骨密度

米国の大規模な地域住民コホート NHANES III における検討では，大腿骨骨密度は 25D が 20 ng/mL 未満，20 ～ 30 ng/mL，30 ng/mL 以上と 25D が高くなるほど高値を示した[10]．各群骨密度がカルシウム摂取量による影響を受けたのは 25D が 20 ng/mL 未満の女性のみで，他ではカルシウム摂取量と無関係であった（図3）．国内の幾つかの検討でも 25D 濃度と骨密度との間には概ね正の相関が認められている[11]．25D 濃度が低いほど PTH が高く骨密度が低い（図3）ことから，ビタミン D 不足・欠乏による骨代謝異常，骨密度減少の一部には二次性の副甲状腺機能亢進症が関与していると考えられている．

4 骨粗鬆症治療の反応性

最近の骨粗鬆症治療薬の効果をみる臨床試験ではほとんどの場合ビタミン D の補充がなされている．その根拠として，ビタミン D 不足・欠乏は骨吸収マーカー抑制，骨密度増加，骨折抑制などの観点から特にビスホスホネートの効果が減弱

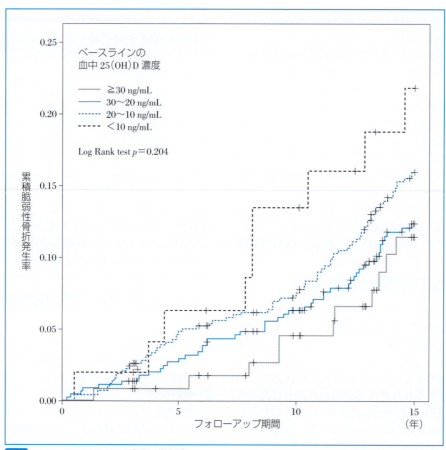

図2 ベースラインの 25D 濃度と骨折率
〔Tamaki J, et al.：Total 25-hydroxyvitamin D levels predict fracture risk：results from the 15-year follow-up of the Japanese Population-based Osteoporosis（JPOS）Cohort Study. *Osteoporos Int*. 2017；**28**：1903-1913. より〕

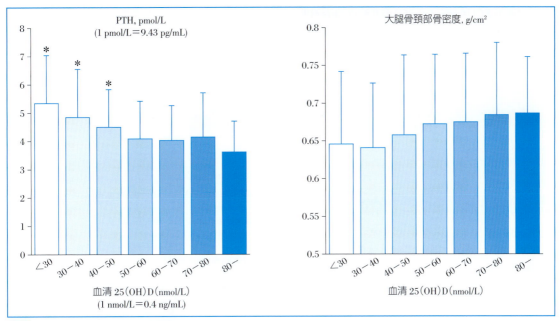

図3 25D濃度とPTHおよび骨密度

[Bischoff-Ferrari HA, et al.: Dietary calcium and serum 25-hydroxyvitamin D status in relation to BMD among U.S. adults. *J Bone Miner Res.* 2009 ; **24** : 935-942. より改変]

するとの報告が複数みられる[12, 13]．骨粗鬆症治療の反応性が保証されるためには25Dが30 ng/mL程度必要であることが示唆されているが，骨折抑制効果という点で充分なエビデンスがあるわけではない．

5 骨粗鬆症治療の安全性

その他，ビタミンD欠乏はビスホスホネート薬投与直後に起こる急性期反応，デノスマブ投与後の低カルシウム血症，骨吸収抑制薬関連顎骨壊死(ARONJ)などのリスクを増加させることが報告されている．したがって，骨粗鬆症治療における安全性の面からもビタミンD充足が望ましいと考えられる．

ビタミンD不足・欠乏と転倒

国内外からの多くの報告やメタ解析でビタミンD不足・欠乏が転倒と関連することが示されている．主に骨格筋に対する作用を介すると考えられている．一方，ビタミンDによる介入効果に関しては未だ議論の余地があり，ビタミンD投与の転倒に対する有効性の確立と転倒防止を目的とした一般的な推奨にまでは至っていない[14, 15]．

ビタミンD不足・欠乏とその他の骨外事象

多くの疾患や骨外事象が観察研究のメタ解析のレベルで25D濃度低値と関連が示されている[16]．

表2 ビタミンD不足・欠乏と関連する骨外事象

腫瘍性疾患	乳癌 大腸癌
心血管	心血管イベント 心血管死 高血圧 虚血性心疾患 虚血性脳卒中
脳神経	アルツハイマー病 認知機能異常 うつ病
代謝	メタボリックシンドローム 2型糖尿病 妊娠糖尿病
感染	結核
生命予後	CKD患者の死亡率 全死亡率

[Theodoratou E, et al.: Vitamin D and multiple health outcomes: umbrella review of systematic reviews and meta-analyses of observational studies and randomised trials. *BMJ.* 2014 ; **348** : g2035. より作成]

その中には癌，心血管イベント，結核，認知症，うつ病，高血圧，メタボリックシンドロームや肥満，2型糖尿病などが含まれる(表2)．しかしながらビタミンD介入による改善効果が示されたものはほとんどない[16, 17]．したがって，ビタミンD不足・欠乏は原因ではなく，大部分の事象に随伴する結果に過ぎないという考え方が一般的

表3 ECLIA法による25D濃度測定の保険適用

対象疾患	原発性骨粗鬆症
保険点数	117点
使用目的	血清又は血漿中の25-ヒドロキシビタミンDの測定（代謝性骨疾患におけるビタミンD欠乏症の診断の補助及びビタミンD不足状態の判定の補助）
留意事項	・原発性骨粗鬆症の患者に対して，ECLIA法により測定した場合にのみ算定できる． ・骨粗鬆症の薬剤治療方針の選択時に1回に限り算定する． ・関連学会が定める実施方針を遵守すること．

になりつつある．

25水酸化ビタミンD濃度の測定

25Dは循環血中に存在する主要なビタミンD代謝物である．25Dの血中濃度は体内のビタミンD貯蔵量を反映し，ビタミンD充足状態を評価するための最もよい指標となる．ビタミンD欠乏時には代償的な続発性副甲状腺機能亢進症により活性型である1,25Dの産生が高まることから，血中1,25D濃度は必ずしも低値をとらない．そのため，ビタミンD不足・欠乏の診断のためには1,25D濃度測定の有用性は低く，25D濃度の測定が必須である．それにもかかわらず，わが国では2016年になってようやく25D濃度測定が「ビタミンD欠乏性くる病骨軟化症」の病名で保険診療上測定可能となった．さらに2018年10月より「原発性骨粗鬆症」の病名での測定が認可された．表3に示すように原発性骨粗鬆症で測定可能なのはECLIA法のみであることに注意が必要である．

おわりに

臨床におけるビタミンD不足・欠乏は，今のところ骨関連事象に限り明確な意義を有すると考えてよい．ビタミンD不足・欠乏による骨軟化症，骨折リスク増，骨粗鬆症治療反応性低下などが疑われる場合には積極的に25D濃度の測定を行い，必要に応じて天然型ビタミンD_3の補充（サプリメントとして）もしくは活性型ビタミンD_3製剤の投与を考慮する．

文献

1) 一般社団法人日本内分泌学会，一般社団法人日本骨代謝学会，厚生労働科学研究費補助金（難治性疾患政策研究事業）ホルモン受容機構異常に関する研究班：ビタミンD不足・欠乏の判定指針．日本内分泌学会雑誌．2017；**93**：1-10．
2) Okazaki R, et al.：Assessment criteria for vitamin D deficiency/insufficiency in Japan - proposal by an expert panel supported by Research Program of Intractable Diseases, Ministry of Health, Labour and Welfare, Japan, The Japanese Society for Bone and Mineral Research and The Japan Endocrine Society[Opinion]. *Endocr J.* 2017；**64**：1-6.
3) Ross AC, et al.：The 2011 Report on Dietary Reference Intakes for Calcium and Vitamin D from the Institute of Medicine：What Clinicians Need to Know. *The Journal of Clinical Endocrinology & Metabolism.* 2011；**96**：53-58.
4) Holick MF, et al.：Evaluation, treatment, and prevention of vitamin D deficiency：an Endocrine Society clinical practice guideline. *J Clin Endocrinol Metab.* 2011；**96**：1911-1930.
5) Dawson-Hughes B, et al.：IOF position statement：vitamin D recommendations for older adults. *Osteoporosis International.* 2010；**21**：1151-1154.
6) Priemel M, et al.：Bone mineralization defects and vitamin D deficiency：histomorphometric analysis of iliac crest bone biopsies and circulating 25-hydroxyvitamin D in 675 patients. *J Bone Miner Res.* 2010；**25**：305-312.
7) 一般社団法人日本内分泌学会，他：くる病・骨軟化症の診断マニュアル．日本内分泌学会雑誌．2015；**91**(suppl.)：1-11．
8) Tamaki J, et al.：Total 25-hydroxyvitamin D levels predict fracture risk：results from the 15-year follow-up of the Japanese Population-based Osteoporosis（JPOS）Cohort Study. *Osteoporos Int.* 2017；**28**：1903-1913.
9) Lv QB, et al.：The serum 25-hydroxyvitamin D levels and hip fracture risk: a meta-analysis of prospective cohort studies. *Oncotarget.* 2017；**8**：39849-39858.
10) Bischoff-Ferrari HA, et al.：Dietary calcium and serum 25-hydroxyvitamin D status in relation to BMD among U.S. adults. *J Bone Miner Res.* 2009；**24**：935-942.
11) Nakamura K, et al.：Vitamin D status, bone mass, and bone metabolism in home-dwelling postmenopausal Japanese women: Yokogoshi Study. *Bone.* 2008；**42**：271-277.
12) Okazaki R, et al.：Factors associated with inadequate responses to risedronate in Japanese patients with osteoporosis. *J Bone Miner Metab.* 2018.
13) Adami S, et al.：Vitamin D status and response to treatment in post-menopausal osteoporosis. *Osteoporos Int.* 2009；**20**：239-244.
14) Bolland MJ, et al.：Vitamin D supplementation and falls：a trial sequential meta-analysis. *Lancet Diabetes Endocrinol.* 2014；**2**：573-580.
15) Cameron ID, et al.：Interventions for preventing falls in older people in care facilities and hospitals. *Cochrane Database of Systematic Reviews.* 2018.
16) Theodoratou E, et al.：Vitamin D and multiple health outcomes: umbrella review of systematic reviews and meta-analyses of observational studies and randomised trials. *BMJ.* 2014；**348**：g2035.
17) Autier P, et al.：Effect of vitamin D supplementation on non-skeletal disorders：a systematic review of meta-analyses and randomised trials. *Lancet Diabetes Endocrinol.* 2017；**5**：986-1004.

2 家族性副甲状腺機能亢進症

野口記念会野口病院外科 **内野眞也**

> **≫ 臨床医のための Point ▸▸▸**
>
> 1. 家族性副甲状腺機能亢進症は，家族性に副甲状腺機能亢進症がみられる場合を指し，原因遺伝子の異常が明らかとなっている場合を遺伝性副甲状腺機能亢進症と呼ぶ．
> 2. MEN（MEN1，MEN2A，MEN4）やHPT-JT，FIHPなどが知られている．

概 念

　家族性副甲状腺機能亢進症は，副甲状腺機能亢進症の約2～5％を占める．家族性副甲状腺機能亢進症の一般的特徴は，①多腺腫大，②若年発症，③副甲状腺疾患の家族歴，④他の内分泌腫瘍の合併あるいは既往，⑤他の内分泌腫瘍の家族歴などがあげられる．症候性として，多発性内分泌腫瘍症（MEN）の中でもMEN1，MEN2A，MEN4および副甲状腺機能亢進症顎腫瘍症候群（Hyperparathyroidism-jaw tumor syndrome：HPT-JT）があり，非症候性として，家族性孤発性副甲状腺機能亢進症（Familial isolated hyperparathyroidism：FIHP）がある．HPT-JTとFIHPでは，一部に副甲状腺癌を発症する．家族性低カルシウム尿性高カルシウム血症（Familial hypocalciuric hypercalcemia：FHH）は，尿中カルシウム排泄低値により鑑別する．各疾患の原因遺伝子と染色体座位を表1に，各疾患の副甲状腺病変に関する臨床病理学的特徴を表2に示す．

1 多発性内分泌腫瘍症1型（MEN1）

　MEN1は原発性副甲状腺機能亢進症・胃膵十二指腸内分泌腫瘍・下垂体腫瘍・胸腺神経内分泌腫瘍・副腎皮質腫瘍など，複数の組み合わせで内分泌腫瘍を発生する常染色体優性遺伝性疾患である．90％以上は50歳までに原発性副甲状腺機能亢進症を発症する．副甲状腺病変は基本的に多腺腫大を示すが，単腺腫大を示すこともある．病理組織学的には過形成であり，癌はまれである．原因遺伝子はmenin蛋白をコードする*MEN1*がん抑制遺伝子である．病的バリアントはコーディング領域であるエクソン2-10に広く存在し，遺伝子欠失も約1-4％に認められる．また病的バリアントの検出率は，家族性MEN1では約90％であるが，孤発性MEN1では約50％である[1]．副甲状腺機能亢進症においては，①40歳以下の若年発症，②多腺性，③MEN1を疑う家族歴，④患者本人に胃膵十二指腸内分泌腫瘍や下垂体腫瘍の既往あるいは合併の場合は，*MEN1*遺伝学的検査の対象となる．

2 多発性内分泌腫瘍症2A型（MEN2A）

　MEN2Aは甲状腺髄様癌，褐色細胞腫，原発性副甲状腺機能亢進症を発症する常染色体優性遺伝性疾患であり，MEN2全体の約70％を占める．

表1 家族性副甲状腺機能亢進症の原因遺伝子と染色体座位

家族性副甲状腺機能亢進症を示す疾患	原因遺伝子	染色体座位
多発性内分泌腫瘍症1型（MEN1）	*MEN1*	11q13
多発性内分泌腫瘍症2A型（MEN2A）	*RET*	10q11.2
多発性内分泌腫瘍症4型（MEN4）	*CDKN1B*	12p13
副甲状腺機能亢進症顎腫瘍症候群（HPT-JT）	*CDC73*	1q31.2
家族性孤発性副甲状腺機能亢進症（FIHP）	*MEN1*	11q13
	CDC73	1q31.2
	CASR	3q21.1
	GCM2	6p24.2
家族性低カルシウム尿性高カルシウム血症（FHH）	*CASR*	3q21.1
	GNA11	19p13
	AP2S1	19p13.2-q13.3
新生児重症副甲状腺機能亢進症（NSHPT）	*CASR*	3q21.1

207

表2 家族性副甲状腺機能亢進症における副甲状腺病変の臨床病理学的特徴

症候群	発症年齢	pHPTの頻度	単腺 or 多腺	病理組織像
MEN1	20歳～	＞90%	多腺	過形成
MEN2A	30歳～	10～20%	多腺	過形成
MEN4	若年～高齢	80%	単腺 or 多腺	腺腫, 過形成
HPT-JT	10歳代～	100%	単腺 or 多腺	腺腫, 過形成, 癌
FIHP	若年～高齢	?	単腺 or 多腺	腺腫, 過形成, 癌

わが国の調査では，MEN2Aの約11%(343例中37例)に副甲状腺機能亢進症が発症している[2]．原因遺伝子は*RET*癌遺伝子であり，なかでもエクソン11コドン634の病的バリアントにおいて副甲状腺機能亢進症の発症が多くみられる．病理学的には過形成を示し，多腺腫大が多いが，単腺腫大のこともある．副甲状腺機能亢進症がMEN2Aの発症契機となる場合がある（わが国のMEN2Aの37例中2例）[2]．

3 多発性内分泌腫瘍症4型(MEN4)

本疾患は臨床的にはMEN1に比較的近い内分泌腫瘍の組み合わせを示し，これまでに約20例の報告がある[3]．副甲状腺機能亢進症は80%にみられ，平均50歳代と比較的高齢で発症する傾向がある．プロラクチノーマやGH産生腫瘍などの下垂体腫瘍，消化管や気管支の神経内分泌腫瘍などが報告されている．原因遺伝子は*CDKN1B*遺伝子であり，細胞周期の進行に関与するサイクリン依存キナーゼ阻害蛋白のCip/Kipファミリーに属するp27をコードしている．病的バリアントのほとんどはエクソン1あるいはその上流に認められ，p27蛋白の不活化により細胞周期のG1期からS期への移行が促進されると考えられる．

4 副甲状腺機能亢進症顎腫瘍症候群(HPT-JT)

HPT-JTは副甲状腺腺腫あるいは癌，下顎の線維性骨腫，腎腫瘍を主徴とする常染色体優性遺伝性疾患である．副甲状腺機能亢進症はほぼ全例にみられ，若年に発症することが特徴的である．約15%に副甲状腺癌を発症する．単腺病変を示すことも多いため，これまでに散発性として気づかれていないことがある．約30%に顎腫瘍を，約20%に腎腫瘍を発症し，女性患者では子宮内膜症や子宮筋腫など子宮病変も多くみられる．原因遺伝子は*cdc73*癌抑制遺伝子であり，これはparafibromin蛋白をコードしている．HPT-JT家系の約50%，FIHP家系の約14%に*cdc73*遺伝子の病的バリアントを認め，その多くはエクソン1～7の前半部分に集中しているが，遺伝子全体の欠失もある[4]．

5 家族性孤発性副甲状腺機能亢進症(FIHP)

家族性孤発性副甲状腺機能亢進症(FIHP)は，家族性に副甲状腺機能亢進症のみが認められる場合で，単腺性や多腺性，あるいは副甲状腺癌を発症する常染色体優性遺伝性疾患である．発症年齢は比較的遅く，不完全浸透を示すことがある．広義のFIHPには，MEN1，MEN2A，MEN4やHPT-JTの副甲状腺病変のみの家系が含まれる．したがって，これらの疾患がすべて否定されたものが狭義のFIHPとなる．近年，FIHP家系の18%に*GCM2*がん遺伝子の病的バリアントが報告されている[5]．GCM2蛋白は副甲状腺組織の発生に不可欠であり，PTH分泌にも関与している．

6 家族性低カルシウム尿性高カルシウム血症(FHH)

FHHはカルシウム感知受容体の不活化により，高Ca血症と低Ca尿症を示す常染色体優性遺伝性疾患であり，手術適応にはならない．不要な副甲状腺手術を避けるためにも，尿中カルシウム低値により他の家族性副甲状腺機能亢進症と鑑別を行う．原因遺伝子は，*CASR*遺伝子，*GNA11*遺伝子，*AP2S1*遺伝子である．

新生児重症副甲状腺機能亢進症(neonatal severe hyperparathyroidism：NSHPT)は，両親がともにFHHの場合で，*CASR*遺伝子の病的バリアントがホモ接合の状態で出生した場合に発症する．

文献

1) Sakurai A, et al：Multiple endocrine neoplasia type 1 in Japan: establishment and analysis of a multicenter database. *Clin Endocrinol* (Oxf) 2012；**76**：533-539.
2) 内野眞也：内分泌外科稀少疾患の日本の現状把握と診療指針の作成：多発性内分泌腫瘍症2型集計結果. 日外会誌 2012；**113**：362-367.
3) Alrezk R, et al：MEN4 and CDKN1B mutations: the latest of the MEN syndromes. *Endocr Relat Cancer* 2017；**24**：T195-T208.
4) Cardoso L, et al：Molecular genetics of syndromic and non-syndromic forms of parathyroid carcinoma. *Hum Mutat* 2017；**38**：1621-1648.
5) Guan B, et al：GCM2-activating mutations in familial isolated hyperparathyroidism. *Am J Hum Genet* 2016；**99**：1034-1044.

3 原発性副甲状腺機能亢進症と高血圧

国立病院機構京都医療センター内分泌・代謝内科　立木美香
国立病院機構京都医療センター臨床研究センター　難波　綾，成瀬光栄

> **臨床医のための Point ▶▶▶**
>
> 1. 血清 Ca と PTH の高血圧への関与が示唆されているが，機序の詳細は不明である．
> 2. 原発性副甲状腺機能亢進症では高血圧の頻度は 40〜65% と報告されている．

はじめに

Ca は心血管系および腎臓の機能調節に重要な役割を担うことから，血清 Ca 濃度と本態性高血圧は密接に関連することが推測される．原発性副甲状腺機能亢進症は高血圧症を含む心血管疾患の罹患率が高く，高血圧合併の頻度は 40〜65% と報告されている[1]．

病態

細胞外の Ca は，①イオン化 Ca，②Ca^{2+}結合蛋白と結合，③複合体（クエン酸，リン，乳酸などの陰イオンと結合し複合体を形成），の3形態で存在し，血清内で平衡を保っている．Ca と高血圧の関連は，①高血圧における血中 Ca 濃度および副甲状腺ホルモン（PTH）の動態，②高カルシウム血症および PTH による高血圧，の2点から考える必要がある[2]．

1 高血圧における血清 Ca 濃度と血中 PTH の動態

高血圧患者では正常血圧者と比較して，血清総 Ca 濃度が高い[3] あるいは蛋白結合 Ca 濃度が高いとの報告があり，細胞外 Ca 濃度の増加が，本態性高血圧における高血圧に関与している可能性が示唆されている．しかし一方で，両者の血清イオン化 Ca 濃度には差がなく，Ca 濃度と血圧は関連がないとも報告されており，必ずしも一定の見解がない．また高血圧患者の約 1% が原発性副甲状腺機能亢進症であるとの報告もあるが，それとは別に，高血圧では血中 PTH 濃度が高い傾向を示すことが報告されている．

2 高カルシウム血症および PTH による高血圧

原発性副甲状腺機能亢進症は高血圧症を含む心血管疾患の罹患率が高く，また心血管疾患による死亡率も高いと報告されている[1]．しかし副甲状腺摘出術後の血圧変化については改善と不変の両者が報告されており[4]，一定の見解が得られていない．昇圧機序として，高カルシウム血症による①直接的な血管平滑筋収縮による血管抵抗の増大，②腎血管の収縮，③カテコールアミン分泌の亢進，④交感神経活性による血管反応性の亢進，⑤レニン・アンジオテンシン・アルドステロン（RAA）系の亢進，などが示唆されている．

PTH は血管拡張作用があるとされているが，高血圧では軽度増加した PTH が血清 Ca を介して昇圧方向に作用するとされている．

高カルシウム血症の鑑別診断

副甲状腺機能亢進症が代表的で，その他ビタミン D 中毒や Ca 過剰摂取，悪性腫瘍による高カルシウム血症などがある．これらの病態を考え，血清 Ca（アルブミン補正），血清リン，intact PTH に加え，1,25 水酸化ビタミン D〔$1,25(OH)_2D$〕，PTHrP 等を測定する．

おわりに

高カルシウム血症と高血圧には密接な関連があり，種々の機序の関与が示唆されているが，詳細については不明な点が多い．原発性副甲状腺機能亢進症では高血圧の頻度が増加し，原疾患の治療により高血圧の改善を認めるとされていることから，鑑別疾患の1つとして考慮する必要がある．

文献

1) Pepe J, et al.：Cardiovascular manifestations of primary hyperparathyroidism：a narrative review. *Eur J Endocrinol* 2017；**177**：R297-R308.
2) Eiam-Ong S, et al.：Acute hypercalcemia-induced hypertension：the roles of calcium channel and alpha-1 adrenergic receptor. *J Med Assoc Thai* 2004；**87**：410-418.
3) Sabanayagam C, et al.：Serum calcium levels and hypertension among U.S. adults. *J Clin Hypertens (Greenwich)* 2011；**13**：716-721.
4) Walker MD, Silverberg SJ：Cardiovascular aspects of primary hyperparathyroidism. *J Endocrinol Invest* 2008；**31**：925-931.

4 FGF23と心血管障害

兵庫県予防医学協会健康ライフプラザ **平田結喜緒**

> **臨床医のためのPoint** ▶▶▶
>
> 1. ヒトでは血中FGF23濃度は，慢性腎臓病，末期腎不全，血液透析患者などで増加し，高リン酸血症に対する代償性分泌の可能性が示唆されている．
> 2. CKD患者では血中FGF23濃度と心血管病リスク発症との関連性が示唆されてきたが，最近のメタアナリシスでは否定的である．
> 3. ラットではFGF23は心肥大作用を持ち，その情報伝達経路にFGF受容体（FGFR）4/PhospholipaseC（PLC）γ/Ca・カルシニューリンの関与が報告されている．

FGF23の合成と作用

線維芽細胞増殖因子（fibroblast growth factor：FGF）ファミリーに属するFGF23は251個のアミノ酸残基からなる分泌蛋白である[1]．N末端の24残基のシグナルプチドが切断されると，全長221

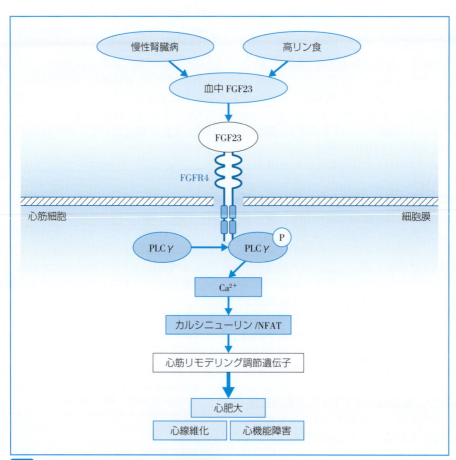

図1 FGF23による心肥大作用の情報伝達経路
FGF（線維芽細胞増殖因子），FGFR（FGF受容体），PLC（ホスホリパーゼC），NFAT：nuclear factor of activated T cell.
〔Grabner A, et al：Cell Metoab 2015；**22**：1020-1032. より改変〕

残基の生物活性を持つペプチドホルモンとなり，さらにプロセシングをうけると，不活性型のN末端とC末端フラグメントになる．FGF23は骨細胞から産生・分泌され，主に腎臓に作用する．すなわちFGF23は腎近位尿細管の2型ナトリウム／リン共輸送体を抑制して尿細管でのリン再吸収を低下させ，リン利尿を促進する．またFGF23は腎での25水酸化ビタミンDの1α-水酸化酵素の抑制と24水酸化酵素の促進によって，活性型1,25(OH)$_2$D濃度を低下させる結果，腸管からのリンの吸収を低下させる．このようにFGF23は主にリンやビタミンD代謝を調節する骨由来ホルモンといえる．FGF23の作用はFGF受容体(FGFR)1c/αKlotho蛋白複合体に特異的に結合して惹起される．αKlothoは腎，副甲状腺，脈絡膜など限られた組織に発現していることから，FGF23作用の組織特異性を規定していると考えられる．

FGF23と心肥大

血中FGF23濃度は慢性腎臓病(CKD)患者で上昇し，末期腎不全や血液透析患者で著増し，血清リン濃度と相関することから，FGF23は高リン酸血症に対する代償性分泌の可能性が示唆されている[1,2]．またCKD患者での血中FGF23は左室肥大，心血管イベントや死亡率と正の相関を示すことから，FGF23はCKDの心血管病のバイオマーカーなのか，あるいは心血管系への直接作用なのかは明らかではなく，両者の関連性が注目されている．

末期腎不全患者でみられる尿毒症性心筋症の原因には高リン酸血症による心筋障害の他に，未知の液性因子の関与が示唆されてきた．ラットにFGF23を投与すると左室肥大をきたし，またFGF23は培養心筋細胞では直接的な肥大作用を示す[3]．FGF23抗体はFGF23の心肥大作用を阻害し，またCKDラットの左室肥大を減弱させる．さらにFGF23の心肥大作用はFGFR4欠損マウスでは見られず，FGFR4導入マウスでは認められる[4]．しかしヒトやラットの心筋にはαKlothoやFGFR1cは発現していない．このようなFGF23の心筋肥大作用の情報伝達経路にはαKlotho非依存性に，FGFR4／phospholipase C (PLC)γ/カルシニューリン/NFTAが関与すると考えられている(図1)[4]．またヒトでもCKD患者の肥大心でFGFR4の過剰発現が報告されている．

最近ヒトでの血中FGF23濃度と心血管病リスクの関連性についてのメタアナリシスで両者の因果関係はないと報告された[5]．事実，血中FGF23濃度が著増する先天性低リン酸血症性クル病／骨軟化症や腫瘍性クル病で心肥大は認められない．したがって動物モデルでのFGF23による心筋リモデリングや心線維化への関与は確実としても，ヒトでの病態生理学的意義はなお不明である．

文献

1) Takahashi Y, Fukumoto S：FGF23 beyond phosphotropic hormone. Trends Endocrinol Metab 2018；**29**：755-767.
2) Wolf M：Update on fibroblast growth factor 23 in chronic kidney disease. Kidney Int 2012；**82**：737-747.
3) Faul C, et al：FGF23 induces left ventricular hypertrophy. J Clin Invest 2011；**121**：4393-4408.
4) Grabner A, et al：Activation of cardiac fibroblast growth factor receptor 4 causes left ventricular hypertrophy. Cell Metab 2015；**22**：1020-1032.
5) Marthi A, et al：Fibroblast growth factor-23 and risks of cardiovascular and noncardiovascular diseases：A meta-analysis. J Am Soc Nephrol 2018；**29**：2015-2027.

5 新規カルシウム感知受容体作動薬

島根大学医学部臨床検査医学　矢野彰三

>> **臨床医のための Point** ▶▶▶

1. 近年わが国では，第2世代のCaSR作動薬として，エボカルセト（オルケディア®錠）とエテルカルセチド（パーサビブ®注）が使用可能となった．
2. エボカルセトはシナカルセトをもとに開発され，PTH分泌の十分な抑制効果と少ない消化器症状が特徴である．
3. エテルカルセチドは静注薬であり，血液透析終了時に投与する．内服困難例やコンプライアンス不良の場合は特に有用である．
4. 両者の構造や特性は異なるものの，臨床効果としては類似しており，低Ca血症に留意して使用する．

はじめに

　カルシウム感知受容体（calcium-sensing receptor：CaSR）は，7回膜貫通型のG蛋白共役型受容体で，主に副甲状腺と腎臓に発現し，血中Ca濃度の調節，副甲状腺ホルモン（parathyroid hormone：PTH）分泌や腎尿細管でのCa再吸収の調節に関与する．一方，シナカルセト（レグパラ®錠）は，PTH分泌を抑制する薬剤として開発された．この薬剤は，CaSRの膜貫通領域に結合して細胞外Ca濃度に対する反応閾値を下げるallosteric modulatorとして作用する．国内では2008年1月からおもに透析患者の続発性副甲状腺機能亢進症（SHPT）に対して臨床使用されてきた．シナカルセトは，CaSRに作用して細胞外Caイオン濃度上昇と同様のPTH分泌抑制効果を示すため「Calcimimetics」と呼ばれている．本項では，新たに開発された第2世代のCaSR作動薬，エボカルセト（オルケディア®錠）およびエテルカルセチド（パーサビブ®注）について紹介する．

エボカルセト

　シナカルセト服用後は，悪心・嘔吐など消化器症状が比較的高頻度に出現するため，治療の中断やアドヒアランスの低下を来す．また，CYP2D6の抑制を来すため，薬物相互作用の問題もあった．これらの問題点を解決するため，シナカルセトを元に開発されたのがエボカルセトである．エボカルセトは，CaSRへのaffinityが高いため，少量でPTH抑制効果が得られる．そのため，消化管に発現するCaSRへの作用が大幅に減少するために副作用が著減すると考えられている．血中濃度は，服用後1時間以内に最高となり，数時間で半減するので，毎日決まった時間に内服することが望ましい．

　わが国で行われた第3相ランダム化二重盲検比較試験では，intact PTH 60〜240 pg/mLに到達した患者の割合は，それぞれ72.7%，76.7%で有意差なく，有効性に関してシナカルセトに対するエボカルセトの非劣性が示された．一方，消化器症状の発現率は，18.6%，32.8%とエボカルセトで有意に低下していた．すなわち，エボカルセトは，シナカルセトと同等の有効性が得られる用量（最終の投与量中央値：エボカルセト3.5 mg/日，シナカルセト49.2 mg/日）で，悪心，腹部不快感などの消化器症状を有意に減少させることが明らかとなった．

　エボカルセトによるPTH分泌への影響はシナカルセトと類似するため，骨代謝に関しても同様の効果が期待される．シナカルセトによって行われた大規模臨床研究EVOLVE試験のlag censoring解析では非椎体骨での骨折抑制効果が示唆された．そのサブ解析によると，シナカルセト群，プラセボ群における年間骨折発症率（100人あたり）は，65歳未満でそれぞれ3.8人，3.8人と有意差なく，一方65歳以上では，6.0人，8.6人で，シナカルセトによる骨折抑制効果は，高齢者で認められた．臨床背景，複数回の骨折，試験薬中止イベント（副甲状腺摘除術，腎移植，市販薬服用）などを考慮すると，16〜29%の骨折抑制効果があるという．一方，これまでにシナカルセトによる骨量増加効果もいくつか報告されている．その機序として，急激なPTH分泌抑制・骨吸収抑制に引き続いて生じるhungry bone様の一過性の骨形成促進作用が寄与している可能性がある．

エテルカルセチド

　エテルカルセチドは，CaSRの細胞外領域（Caイオンの結合部位とは異なる）に結合し，PTH分泌を抑制する．構造的にD-アミノ酸骨格であるため体内で代謝されない．腎臓から排泄されるため，透析患者では投与後に長時間血中濃度が維持される．しかし，透析で除去されるため，透析ごとに静注する．静注薬のため内服薬を増やさず，確実に投与できる．また，CYPによって代謝されないため，薬物相互作用が少ない利点がある．

　エテルカルセチドは，血液透析患者におけるSHPTに対して適応を有する．海外で行われたプラセボ対照比較試験では，PTH前値から30％以上の低下およびintact PTH＜300 pg/mLのエンドポイントに到達した患者の割合は，20-26週後にそれぞれ約75％，50％，対照群では約10％，5％であり，エテルカルセチドによる強力なPTH分泌抑制効果が示された．悪心・嘔吐の副作用は，プラセボに比し，やや多い傾向がみられた．また，シナカルセトとhead-to-headで行われたランダム化二重盲検比較試験では，PTH前値から30％以上の低下に達した人の割合は，エテルカルセチド群で68.2％，シナカルセト群で57.7％であった．一方，悪心の発現率は，それぞれ18.3％，22.6％，嘔吐は，13.3％，13.8％とほぼ同程度であった．経過中の血清Ca濃度は，エテルカルセチド群で有意に低く，低Ca血症の発現には注意が必要である．

　国内の臨床試験でもエテルカルセチドの有意なPTH抑制効果が得られた（最終の平均投与量：7.8 mg/回）．投与後比較的速やかに酒石酸抵抗性酸ホスファターゼ（TRACP-5b）の低下がみられ，一方，骨型アルカリホスファターゼ（BAP）は1か月後に一過性に上昇し，その後徐々に低下した．やはりhungry boneを反映しているものと考えられる．また，わが国の長期試験で上部消化管症状がみられたのは2.6％と報告されている．エテルカルセチドは経静脈投与であるため，消化管に発現するCaSRの活性化を来しにくい可能性が示唆される．

　動物実験では，エテルカルセチドの長期投与により，腎不全で惹起される副甲状腺の腫大やCaSRやVDR（vitamin D receptor），FGF受容体の発現の低下が抑制されており，これら受容体発現への影響がPTH分泌低下に寄与する可能性も示唆された．腎不全ラットで生じる皮質多孔化と骨強度の低下は，いずれもエテルカルセチド投与により抑制された．すなわち，エテルカルセチドは，強力なPTH分泌抑制作用を介して，SHPTにより惹起される骨脆弱化の防止効果があると考えられる．

おわりに

　両者の使い分けについては，内服，静注の違いが大きいと思われ，患者のコンプライアンスや施設の実情に合わせて，安全に使用する．特に，カルシウム受容体作動薬（calcimimetics）投与中の患者に対してデノスマブやビスホスホネートなどの骨吸収抑制薬を投与すると顕著な低Ca血症をきたすことがあるため，投与前にCalcimimeticsを中止または減量を考慮するべきである．

　Calcimimeticsは，血清Ca・リン濃度の管理を容易にするため，透析患者での需要は非常に高い．PTH分泌の抑制を介して皮質骨強度の維持と骨折予防効果が期待される．さらに，血管石灰化の抑制，calciphylaxis発症の予防，心血管イベント発症の抑制，生命予後改善効果に関するエビデンスが蓄積されつつある．FGF23高値は透析患者の独立した予後予測因子とされるが，シナカルセト，エテルカルセチドの投与は，FGF23の低下をもたらすことが示されている．今後，ハードアウトカムに関する第2世代CaSR作動薬の臨床効果が注目される．

参考文献

- Kawata T, et al.：A novel calcimimetic agent, evocalcet（MT-4580/KHK7580）, suppresses the parathyroid cell function with little effect on the gastrointestinal tract or CYP isozymes in vivo and in vitro. PLoS ONE 2018；13：e0195316.
- Fukagawa M, et al.：Head-to-head comparison of the new calcimimetic agent evocalcet with cinacalcet in Japanese hemodialysis patients with secondary hyperparathyroidism. Kidney Int 2018；94：818-825.
- Moe SM, et al.：Effects of Cinacalcet on Fracture Events in Patients Receiving Hemodialysis: The EVOLVE Trial. J Am Soc Nephrol 2015；26：1466-1475.
- Block GA, et al.：Effect of Etelcalcetide vs Cinacalcet on Serum Parathyroid Hormone in Patients Receiving Hemodialysis with Secondary Hyperparathyroidism: A Randomized Clinical Trial. JAMA 2017；317：156-164.
- Fukagawa M, et al.：A phase 3, multicentre, randomized, double-blind, placebo-controlled, parallel-group study to evaluate the efficacy and safety of etelcalcetide（ONO-5163/AMG 416）, a novel intravenous calcimimetic, for secondary hyperparathyroidism in Japanese haemodialysis patients. Nephrol Dial Transplant 2017；32：1723-1730.

6 薬剤および放射線と副甲状腺機能異常

東京大学医学部附属病院腎臓・内分泌内科　木下祐加

> **臨床医のための Point**
> 1. 薬剤性の副甲状腺機能異常は，薬剤の直接作用と低マグネシウム血症を介した間接作用により生じる．
> 2. 放射線照射や放射線被曝により原発性副甲状腺機能亢進症のリスクが高くなる可能性が指摘されている．
> 3. 放射線ヨード治療後のまれな合併症として，副甲状腺機能低下症の報告がある．

薬剤と副甲状腺機能異常

1 薬剤性副甲状腺機能亢進症

炭酸リチウム製剤の長期投与に伴う副甲状腺機能亢進症が報告されている[1]．炭酸リチウム製剤は，Ca感知受容体（CaSR）の不活化により，PTH分泌を促進すると考えられている．炭酸リチウム製剤の中止により改善する場合が多いが，副甲状腺腫や過形成を伴い，副甲状腺摘除術を必要とする症例もある．

2 薬剤性副甲状腺機能低下症

透析患者の続発性副甲状腺機能亢進症の治療薬であるシナカルセトをはじめ，副甲状腺機能を低下させる薬剤は多数存在する．それらの機序として，副甲状腺に対する直接作用および低マグネシウム血症を介した間接作用が知られている．

シスプラチン，アムホテリシンB，シクロスポリン，FK506などの投与により，おもに尿中Mg排泄亢進による低マグネシウム血症が生じる．多価陽イオン様の作用を有するアミノグリコシドは，CaSRを活性化することにより，PTH分泌および尿細管におけるCa/Mg再吸収を抑制し，低カルシウム/マグネシウム血症をきたす[2]．

また，アルコール依存症患者にはしばしば副甲状腺機能低下が認められる．アルコールのPTH分泌抑制作用に加えて，呼吸性アルカローシスや低マグネシウム血症が副甲状腺機能低下を悪化させる．

その他，鉄過剰症を伴うサラセミア患者，鉄キレート薬投与中の透析患者，高マグネシウム血症患者で，PTH分泌不全やPTH抵抗性が報告されている[2]．

放射線と副甲状腺機能異常

1 放射線による副甲状腺機能亢進症

良性あるいは悪性疾患に対する頸部を含む放射線照射により，原発性副甲状腺機能亢進症のリスクが増加する可能性が，以前から指摘されている[3]．また，チェルノブイリ原子力発電所事故の作業従事者は，63.4のオッズ比で原発性副甲状腺機能亢進症のリスクが高いことが報告されている[4]．放射線照射，放射線被曝のいずれにおいても，十～数十年後に副甲状腺機能亢進症が明らかになる症例が多いことから，長期的な観察が必要と考えられる．

2 放射線による副甲状腺機能低下症

甲状腺中毒症あるいは甲状腺乳頭癌に対する放射性ヨード治療のまれな合併症として，副甲状腺機能低下症の報告がある[5]．治療から発症までの間隔は5日から2年と様々であり，放射性ヨードによる副甲状腺の炎症や線維化が原因とされるが，詳細な機序は不明である．また，著明な低カルシウム血症をきたした症例では，甲状腺中毒症やステロイド治療に伴う尿中Ca排泄亢進や，ビタミンD不足を伴うことが指摘されている．

文献

1) McHenry CR, et al.：Lithium therapy and disorders of the parathyroid glands. *Endocr Pract* 1996；**2**：103-109.
2) Liamis G, et al.：A review of drug-induced hypocalcemia. *J Bone Miner Metab* 2009；**27**：635-642.
3) Stephen AE, et al.：The coming of age of radiation-induced hyperparathyroidism：evolving patterns of thyroid and parathyroid disease after head and neck irradiation. *Surgery* 2004；**136**：1143-1153.
4) Boehm BO, et al.：The parathyroid as a target for radiation damage. *N Engl J Med* 2011；**365**：676-678.
5) Komarovskiy K, et al.：Hypocalcemia following treatment with radioiodine in a child with Graves' disease. *Thyroid* 2012；**22**：218-222.

7 骨質評価法

島根大学医学部内科学講座内科学第一　**山本昌弘**

> **》 臨床医のための Point ▶▶▶**
>
> 1. Trabecular bone score（TBS）は，閉経後骨粗鬆症を含め，様々な基礎疾患を有する骨粗鬆症において，骨密度とは独立した骨強度規定因子であることが確立しており，構造劣化型骨質評価法として利用されている．
> 2. 高解像度末梢骨用定量的CTは，閉経後女性や2型糖尿病において，微細構造の劣化にもとづく構造劣化型骨質の評価が可能である．
> 3. Microindentation法は，生体から直接的に得られる有用な骨の材質劣化型の骨質評価法として，海外で利用されている．

はじめに

米国国立衛生研究所（National Institutes of Health：NIH）コンセンサス会議において，骨強度の構成因子として骨質という概念が提唱された．骨密度の低下では説明できない骨組織に由来する骨強度の規定因子を骨質と呼ぶ．種々の新たな画像・骨評価法の開発により，骨の構造や材質の劣化による骨強度低下の病態が明らかになっている．

骨の構造による骨質評価

同一骨密度でも加重方向に耐荷できる構造を有していなければ，骨折リスクは増加する．骨の構造情報を得る新たな画像化手法が開発され，骨折

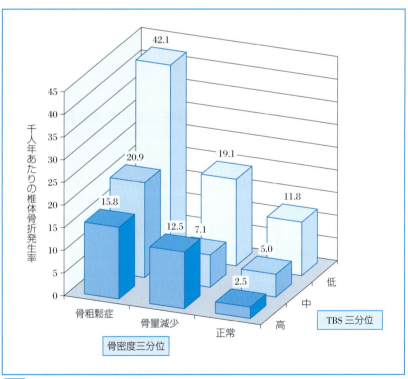

図1　椎体骨折に対する骨密度およびTBSの影響
〔Iki M, et al：Trabecular bone score（TBS）predicts vertebral fractures in Japanese women over 10 years independently of bone density and prevalent vertebral deformity：the Japanese Population-Based Osteoporosis （JPOS）cohort study. *J Bone Miner Res* 2014；**29**：399-407. より改変〕

リスク評価法として応用されている．

1 椎体海綿骨スコア(Trabecular bone score：TBS)

TBSは，二重エネルギー X 線吸収測定法(dual-energy X-ray absorptiometry：DXA)法による二次元画像の骨密度撮影画像をバリオグラムという数学的手法を用いて，ソフトウエアにより椎体骨画像の texture(質感)を指数化した，椎体骨の微細構造状態を内包する骨強度指標である．TBSは，皮下脂肪のような軟部組織による X 線吸収の影響を受けるため，Hologic 社の DXA 測定装置では，BMI 15～37 kg/m^2 で利用するよう適応制限があるが，骨密度とは異なり，変形による骨硬化像の影響を受けにくい利点を有する．

様々な人種において TBS と骨折リスクの有意な関連が実証されている．665名の50歳以上の日本人女性を10年以上観察した The Japanese Population-based Osteoporosis Cohort Study(JPOS)において，TBSは，骨密度とは独立した新規形態学的椎体骨折の発生の予測因子であり，両者を組み合わせると骨折予測の識別能が有意に向上することが見いだされ(図1)[1]，TBS が構造的骨質低下を反映する骨強度指標であることが本邦でも確認されている．またステロイド治療者などの種々の病型が混在した糖尿病や慢性閉塞性肺疾患患者では，低骨密度と共に TBS が互いに独立した骨折リスク因子であることや，eGFR が 60 mL/分/1.73 m^2 未満の慢性腎臓病(CKD)患者においても，骨密度と独立して低 TBS が骨折と関係することが見いだされており，生活習慣病関連骨粗鬆症においても有用な構造的骨質評価法である．

2 高解像度末梢骨用定量的 CT (high resolution peripheral quantitative computed tomography: HR-pQCT)法

HR-pQCTは，四肢の超遠位端における骨微細構造を可視化する専用の CT 装置である．臨床用の CT 撮影程度の解像度で実施される定量的 CT で得られる体積骨密度等の指標に加え，これまで生検でしか得られなかった骨形態計測に相当する海綿骨微細構造や皮質骨内の微細構造指標を生体で得ることが可能である．

閉経後女性の既存骨折者では，非骨折者と比較して骨密度が同等でも，海綿骨の板状から棒状の変化や，骨梁数の減少および連結性の低下が生じていることが見いだされている[2]．2型糖尿病では，既存骨折者において皮質骨の多孔化が有意に増加し，孔がない状態よりも骨強度が低下しており，皮質骨微細構造の劣化による骨脆弱性亢進の病態が本法により明らかにされている．CKDでは，二次性副甲状腺機能亢進症が併存しない CKD stage 2 から4期において，海綿骨の骨量や骨梁数の喪失が存在し，CKD stage 5D(透析療法中)では有意な皮質骨厚や皮質骨密度の減少および皮質骨孔の増加が確認され，CKD の進行とともに骨微細構造に起因する構造劣化型骨質低下により骨脆弱性が亢進することが見いだされている．

このように HR-pQCT では，DXA 法による面積骨密度と比較して，骨折を生じる前に骨微細構造による骨脆弱化の進行が確認できる，骨強度低下の識別能力が高い構造的骨質の評価法であると言える．

骨の材質による骨質評価

骨の材質劣化は，骨密度や骨の構造とも異なる強度低下因子となりうることが示されている．

1 Microindentation(微小圧痕)法

Microindentation 法は，ヒトの脛骨に対し金属プローブを押し当て打撃を加え，生じた微小な圧痕深度を計測することにより，皮質骨の材質特性を直接的に評価する手法である．

閉経後骨粗鬆症において，骨折部位を問わず骨粗鬆症性骨折者の骨強度指標(bone material strength index：BMSi)が有意に低く[3]，骨密度や年齢と独立して椎体骨折の重症度と有意に関連することが示され[3]，骨の材質劣化に起因する骨質低下による骨脆弱性亢進機序の存在が明らかにされている．

Microindentation 法は，わが国では未承認の侵襲的な検査法ではあるが，骨の材質状態を生体で直接的に得られる利点を有する骨質評価法である．

2 終末糖化産物(advanced glycation end-products：AGEs)の測定

終末糖化産物は，加齢や糖尿病，酸化ストレス亢進状態において，身体を構成する蛋白質のアミノ基が還元糖と非酵素的に縮合反応し，その後に続く脱水，縮合，転位，酸化を受けて生成物される物質の総称である．種々の AGEs のうち，ペントシジンと骨の材質との関連が明らかにされている．

骨基質の構成成分であるコラーゲンは，代謝回転が長いため時間とともに AGEs 修飾されたコラーゲンが蓄積し，また有機成分の90％を占めるため，骨の材質特性に強く影響する．自然糖尿病発症モデルの実験動物において，糖尿病群では骨コラーゲン内ペントシジン含有量が有意に増加する．非糖尿病群と骨密度に差がないにもかかわらず骨強度が低下することが見いだされ，骨基質コラーゲンの過剰糖化による骨密度非依存的な骨強度の低下，すなわち骨の材質劣化型の骨質低下

により骨脆弱性が亢進することが明らかにされている．この骨内ペントシジン含有量は，大腿骨近位部骨折者や1型糖尿病患者で有意に増加し，血清や尿中ペントシジン濃度が骨密度とは独立して骨折リスクの増加と関連することが見いだされている[4]．また，糖尿病患者では，Microindentation法のBMSiと，過去10年以上の平均HbA1c値や自己蛍光法で定量した皮膚のAGEs量と有意に負に相関することが示されている．これらのことは，血中や尿中および皮膚ペントシジンの定量は，骨内含有量の代理マーカーとなり得る可能性を示唆しており，骨の材質劣化に基づく骨質低下を間接的に反映した骨質評価法であると思われる．

3 定量的超音波(Quantitative Ultrasound: QUS)法

QUSは，骨の超音波の透過速度と減衰から骨の強度を推測する評価法である．高速波と低速波の2波の超音波を用いた新規のQUSにより，eGFRが60 mL/分/1.73 m^{2}未満のCKD合併2型糖尿病の椎体骨折者において，橈骨超遠位端の皮質骨厚の低下と有意な関連が見いだされている[5]．QUSは超音波の伝導速度による材質評価法として開発が進められていたが，超音波の伝導状態から想定される骨微細構造を反映する構造的骨質評価法として有用であると思われる．

文献

1) Iki M, *et al*：Trabecular bone score (TBS) predicts vertebral fractures in Japanese women over 10 years independently of bone density and prevalent vertebral deformity：the Japanese Population-Based Osteoporosis (JPOS) cohort study. *J Bone Miner Res* 2014；**29**：399-407.

2) Liu XS, *et al*：Individual trabecula segmentation (ITS)-based morphological analyses and microfinite element analysis of HR-pQCT images discriminate postmenopausal fragility fractures independent of DXA measurements. *J Bone Miner Res* 2012；**27**：263-272.

3) Sosa DD, *et al*：Reduced Bone Material Strength is Associated with Increased Risk and Severity of Osteoporotic Fractures. An Impact Microindentation Study. *Calcif Tissue Int* 2017；**101**：34-42.

4) Yamamoto M, *et al*：Serum pentosidine levels are positively associated with the presence of vertebral fractures in postmenopausal women with type 2 diabetes. *J Clin Endocrinol Metab* 2008；**93**：1013-1019.

5) Mishima T, *et al*：Decreased cortical thickness, as estimated by a newly developed ultrasound device, as a risk for vertebral fracture in type 2 diabetes mellitus patients with eGFR of less than 60 mL/min/1.73 m2. *Osteoporos Int* 2015；**26**：229-236.

8 骨吸収抑制剤関連の顎骨壊死

松本歯科大学歯学部歯科放射線学講座　田口　明

> **臨床医のための Point**
> 1. 高用量骨吸収抑制剤使用癌患者において顎骨壊死が多発する.
> 2. 顎骨壊死は臨床的, 画像診断学的および病理学的には骨髄炎の病態である.
> 3. 抜歯前休薬基準により, 低用量骨吸収抑制剤使用患者で顎骨壊死のリスクが高まる可能性がある.
> 4. 顎骨壊死への対処は医歯薬連携による口腔衛生管理が重要となる.

はじめに

顎骨には歯が存在するため, 歯性感染による炎症が広がり骨髄炎になりやすい. 特に長期に感染巣が残存する場合, 骨髄炎のリスクは高まる. 骨髄炎では骨は壊死して腐骨となり腐骨分離を起こすが, これが壊死骨と呼ばれる. 一方で口腔がん放射線治療の場合, 組織内外からの高線量照射により骨髄は線維化を起こし, 感染が加わると骨髄炎を起こして崩れるように骨破壊が進むが, これは放射線性骨壊死・骨髄炎と呼ばれる. これ以外に原因不明に骨露出／骨壊死が起こり, 自然に腐骨分離を起こして治癒する病態も存在する. また神経痛誘発空洞化壊死という病態もあるが原因は不明である. 真偽は不明であるが, 顎の関節は血管網が少ないため無血管性骨壊死が起こると報告されている. このように種々の原因での顎骨骨髄炎・顎骨壊死が知られてきた.

2003年にフロリダの口腔外科医のMarxは, 悪性腫瘍患者のうち骨転移等に使われる高用量ビスホスホネート(BP)製剤使用者で無血管性顎骨壊死が多発することを初めて報告した[1]. 翌年にはニューヨークの顎顔面外科医のRuggieroらが, 骨粗鬆症患者に用いられる低用量BP製剤で難治性骨髄炎が起こることを報告したが, これを「顎骨壊死」と命名したことから顎骨壊死に関する論争が始まった. 特に日常の口腔外科的処置である抜歯が顎骨壊死発症のリスク因子と報告されたことから, 医科, 歯科および患者間で混乱が広がることになった. 日本では誤解により, BP製剤のみならず, 骨粗鬆症治療薬を使用したすべての患者の抜歯を歯科医師が避けるようになったことから, 抜歯難民が増加してきた.

ポジションペーパーの策定と休薬基準

顎骨壊死問題に対して2006年以降, 世界中でポジションペーパーが策定された. 顎骨壊死予防

表1 2016年の改訂ポジションペーパーの顎骨壊死ステージ分類

ステージ　0[*]
臨床症状：骨露出／骨壊死なし, 深い歯周ポケット, 歯牙動揺, 口腔粘膜潰瘍, 腫脹, 膿瘍形成, 開口障害, 下唇の感覚鈍麻または麻痺(Vincent症状), 歯原性では説明できない痛み
画像所見：歯槽骨硬化, 歯槽硬線の肥厚と硬化, 抜歯窩の残存
ステージ　1
臨床症状：骨露出／骨壊死あり, 感染症状なし
画像所見：歯槽骨硬化, 歯槽硬線の肥厚と硬化, 抜歯窩の残存
ステージ　2
臨床症状：ステージ1に加えて, 疼痛, あるいは排膿などの感染症状を呈する, 口腔内瘻孔形成
画像所見：歯槽骨から顎骨におよぶびまん性骨硬化／骨溶解の混合像, 下顎管の肥厚, 骨膜反応, 上顎洞炎, 腐骨形成
ステージ　3
臨床症状：ステージ2に加えて, 口腔外瘻孔, 遊離腐骨, 下顎骨の病的骨折, 上顎洞あるいは鼻腔への穿孔
画像所見：周囲骨(頬骨, 口蓋骨)への骨硬化／骨溶解進展, 下顎骨の病的骨折, 上顎洞底への骨溶解進展

[*]：ステージ0のうち半分は顎骨壊死に進展しないとの報告があり, 過剰診断とならないよう留意する.

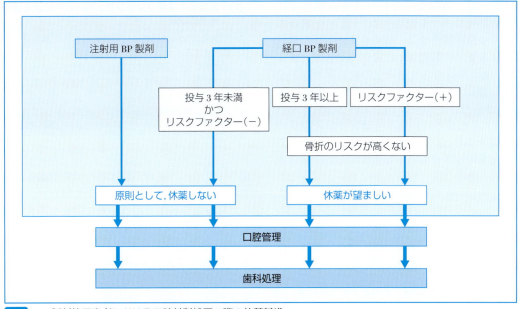

図1 BP製剤使用患者における口腔外科処置の際の休薬基準

にはまず，診断基準とステージ分類を策定しなければならない．2010年の日本で最初のポジションペーパーでは顎骨壊死の診断基準が次のように決められた：(1)現在あるいは過去にBP製剤による治療歴がある，(2)顎骨への放射線照射歴がない，(3)口腔顎顔面領域に骨露出/骨壊死が8週間以上持続している．癌患者へ治療を行っている場合は癌の顎骨転移の除外がまず必要である．この診断基準は2007年の米国骨代謝学会および米国口腔顎顔面外科学会（American Association for Oral and Maxillofacial Surgeons：AAOMS）のそれに準じた．2016年の日本の改訂ポジションペーパーではBP製剤に抗RANKL抗体のデノスマブが追加された．また表面的に判る骨露出に加え，口腔内外の瘻孔から骨を触れた場合も骨壊死とした[2]．12か国の代表からなる国際顎骨壊死タスクフォースは瘻孔からの骨の蝕知は過剰診断になるため，国際顎骨壊死コンセンサスペーパーに入れていない[3]．

2016年の改訂ポジションペーパーのステージ分類を表1に示す．2010年に比して骨露出を伴わないステージ0が追加された．これはAAOMSの2014年改訂ポジションペーパーに準じているが，国際顎骨壊死タスクフォースは過剰診断に繋がるステージ0を排除している．このように診断基準とステージ分類が国によって異なるため，各国の顎骨壊死発生率を純粋に比較できない．

顎骨壊死の予防策としてAAOMSは，BP製剤使用患者における抜歯前後休薬基準を2009年に

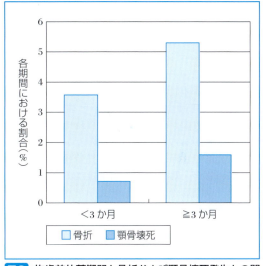

図2 抜歯前休薬期間と骨折および顎骨壊死発生との関係

発表したが，日本も追従して2012年に休薬基準のフローを発表した（図1）．しかしながら日本では顎骨壊死が減るどころか，逆に2006〜2008年調査に比して2011〜2013年調査で約22倍，骨粗鬆症関連顎骨壊死患者が増加した．一方で休薬基準が存在しないドイツやカナダでは骨粗鬆症関連顎骨壊死発生率が極めて低い．元々休薬をすれば顎骨壊死が予防できるという科学的根拠は全くなかったが，最近の日本の口腔外科医の単施設および多施設研究を見ても休薬に予防効果は全くな

かった[4]．むしろ休薬で骨折リスクは増加するが，顎骨壊死リスクも増加する[5]（図2）．最新の整形外科多施設研究では，抜歯を決めてから実際に抜歯するまでの期間が1か月以内を基準とすると，1〜2か月待ちで8週以上の抜歯窩治癒不全を有する修正オッズは2.34（95%信頼区間，0.45-12.11），2か月以上待つと7.23（2.19-23.85）となった．8週以上の抜歯窩治癒不全は顎骨壊死発症のリスク因子であるため，休薬で抜歯を待つことで顎骨壊死を増加させている可能性がある．顎骨壊死の原因の全容は未だ明らかではないが，少なくともほとんどの症例は臨床的，画像診断学的および病理学的には骨髄炎の病態であり，感染が引き金になっていることは明確である．そのため感染巣となっている歯の抜歯を長期に待った場合，顎骨壊死リスクが高まるのは当然である．

顎骨壊死への対処－口腔衛生管理の有効性

感染が顎骨壊死の要因とすれば，顎骨壊死対策は感染対策である．国際顎骨壊死コンセンサスペーパーでの顎骨壊死対策を表2に示す[3]．口腔衛生管理に関しては3か月に1度の歯科医院への受診が有効である．ドイツにおける前立腺がん患者6年前向きランダム化試験の結果では，表2の対処法により顎骨壊死のリスクが年率82%も減少した．日本でもこの対処法で低用量BP製剤関連顎骨壊死は全く出ていないと報告されている．以前は抜歯がリスクと考えられてきたが，これには誤解がある．上記ドイツのランダム化試験では介入群で3か月の定期的歯科受診で抜歯がなされているが，顎骨壊死の発生はこの群の方が低下した．国際顎骨壊死コンセンサスペーパーによれば，骨粗鬆症関連のリスク因子としては抜歯よりも「化膿」の方がリスクは高い[3]．つまり抜歯前に状態がひどくて化膿し，抜歯前に顎骨壊死が発生している場合，それは抜歯が原因で起こったものではない．顎骨壊死が怖くて長期に抜歯を躊躇している間に炎症が広がり顎骨壊死が発生して，そこで抜歯して出たものも抜歯に由来したものではない．抜歯後に感染して骨髄炎が広がって起こったものは抜歯が起因したものであるが，全ての症例で抜歯が原因という訳ではない．重要なのは感染巣を残さずに速やかに除去するために抜歯する，あるいは治療することである．

2015年の日本骨粗鬆症学会の調査では調査対象の約70%で医科と歯科の連携はなかった．このような状況と日本における顎骨壊死の発生増加は無関係ではない．2018年現在では全国的に顎骨壊死予防に対する医療連携が進みつつある．顎骨壊死発生を阻止するためには医師，歯科医師のみならず全医療者が緊密に連携し，患者が不利益を被らないよう適切なチーム医療体制を構築，整備することが必要である．

表2 国際顎骨壊死コンセンサスペーパーによる顎骨壊死予防対策

・骨吸収抑制剤使用前に口腔疾患を除去するかあるいは治療する．
・定期的に歯科医院での口腔衛生管理を行う．
・抜歯前後に抗菌薬を使用する（特に抜歯前に血中濃度を上げておく）．
・抜歯後には抜歯窩を緩やかな閉鎖創にする（できない場合は減張切開を行って無理に閉鎖する必要はない）．

文献

1) Marx RE：Pamidronate (Aredia) and zoledronate (Zometa) induced avascular necrosis of the jaws：a growing epidemic. *J Oral Maxillofac Surg* 2003；**61**：1115-1117.
2) Yoneda T, et al.：Anti-resorptive agent-related osteonecrosis of the jaw: Position Paper 2017 of the Japanese Allied Committee on Osteonecrosis of the Jaw. *J Bone Miner Metab* 2017；**35**：6-19.
3) Khan AA, et al.：International Task Force on Osteonecrosis of the Jaw. Diagnosis and management of osteonecrosis of the jaw：a systematic review and international consensus. *J Bone Miner Res* 2015；**30**：3-23.
4) Hasegawa T, et al.：A multicenter retrospective study of the risk factors associated with medication-related osteonecrosis of the jaw after tooth extraction in patients receiving oral bisphosphonate therapy：can primary wound closure and a drug holiday really prevent MRONJ? *Osteoporos Int* 2017；**28**：2465-2473.
5) Taguchi A, et al.：Lack of cooperation between physicians and dentists during osteoporosis treatment may increase both fractures and osteonecrosis of the jaw in Japan. *Curr Med Res Opin* 2016；**32**：1261-1268.

9 薬剤関連の非定型大腿骨骨折

鳥取大学医学部保健学科　萩野　浩

> **≫ 臨床医のための Point ▶▶▶**
>
> 1. 非定型大腿骨骨折とは骨幹部皮質幅が厚くなっているにもかかわらず，軽微な外傷で骨幹部に横骨折を生じた骨折である．
> 2. 発生頻度は低いが，ビスホスホネートを初めとする骨吸収抑制薬の長期使用によって発症リスクが上昇する．
> 3. 完全骨折前の診断は極めて困難であるが，完全骨折以前に大腿部痛や鼠径部痛といった臨床症状が出現する場合がある．

はじめに

非定型大腿骨骨折（AFF）に関する報告は，Odvina[1]が2005年にアレンドロネート治療中に発生した9例の非椎体骨折を報告した中に5例の大腿骨骨折が含まれていたのが初めとされる．その後，Lenart[2]が2008年にアレンドロネート服用中の閉経後女性で，軽微な外力で発生した15例の大腿骨骨幹部骨折を報告した．このうち10例で横骨折と皮質骨のbeakingを認めたことから，新たな骨折として注目されるに至った．骨吸収抑制薬による長期間の治療が発生リスクとなることが知られているが，非使用例でも発生し，発症には多因子が関与する．

非定型大腿骨骨折とは

AFFは非定型大腿骨転子下・骨幹部骨折（atypical subtrochanteric and diaphyseal femoral fractures）とも呼ばれ，大腿骨転子下から骨幹部に発生する．「非定型」と称されるのは，大腿骨の骨幹部皮質幅が厚くなっているにもかかわらず，原因となる外傷が全くないか，立った高さからの転倒といった軽微な外傷で骨幹部に横骨折を生じるという，通常の（定型的な）骨折にはない特徴を有するからである（図1）．

AFFの定義には米国骨代謝学会（American Society for Bone and Mineral Research, ASBMR）のタスクフォースレポート[3]が用いられる．すなわち大腿骨小転子遠位部直下から顆上部の直上までに生じる骨折のうち，以下の主たる特徴のうち，少なくとも4項目を満たすことが必要である：(1)外傷なしか，立った高さからの転倒のような軽微な外傷で生じる，(2)骨折線は外側骨皮質に始まり，多くが横走するが，大腿骨内側へ骨折線がおよぶにしたがって斜めになる場合もある，(3)完全骨折では両側骨皮質を貫通し，内側スパイクを認めることがある；不完全骨折の場合は外側のみに生じる，(4)骨折は粉砕を認めないか，わずかな粉砕のみである，(5)骨折部外側骨皮質の外骨膜または内骨膜に，限局性の肥厚（"beaking〈くちばし様〉"あるいは"flaring〈炎様〉"）を生じる．

上記(2)〜(4)の変化は，外側皮質骨に疲労骨折が生じ，それが転倒のような軽微な外力によって破綻して，内側骨皮質に骨折がおよんで，完全骨

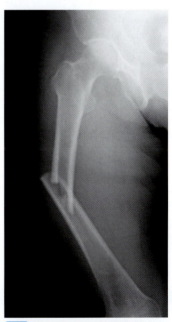

図1　非定型大腿骨近位部骨折
大腿骨の骨幹部皮質幅が厚くなっているにもかかわらず，外傷無しか軽微な外傷で骨幹部に横骨折を生じるため，「非定型」と呼称される．

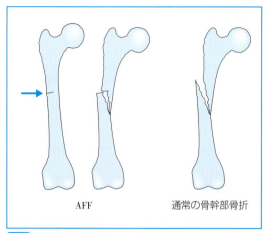

図2 非定型大腿骨骨折の発生機序と通常の大腿骨骨幹部骨折の違い

外側皮質骨に生じた疲労骨折が生じ,それが転倒のような軽微な外力によって破綻して,内側骨皮質に骨折がおよび完全骨折に至る.その結果,AFFの骨折線は外側骨皮質に始まり,多くが横走し,大腿骨内側へ骨折線がおよぶにしたがって斜めになる.これは通常の(定型的)骨折が斜骨折を呈するのと対照的である.

〔Kharazmi M, et al.:Mortality After Atypical Femoral Fractures:A Cohort Study. *J Bone Miner Res* 2016;**31**:491-497.より引用〕

折に至るという発生機序による(図2)[4].これは通常の(定型的)骨折が斜骨折を呈するのと対照的で,このような骨折形態が本骨折診断には必須である.また,不完全骨折で生じる大腿骨外側骨皮質のbeaking(くちばし様)を伴う骨折線は骨軟化症のLooser's zoneが大腿骨内側骨皮質に生じることが多いのと対照的である.

タスクフォースレポートではこれらに加えて,①骨幹部の皮質骨厚の全体的な増加,②片側性または両側性の鼠径部または大腿部の鈍痛やうずく痛みといった前駆症状,③両側性に起こる不完全または完全大腿骨骨幹部骨折,④骨折治癒遅延,といった所見がみられることを指摘している.なお,大腿骨頚部骨折,転子下らせん骨折に連続する転子間骨折,人工関節周辺骨折,原発性あるいは転移性の骨腫瘍や種々の骨疾患(例えば骨Paget病,線維性骨異形成症)に関連する病的骨折は除外される.しかしながら,このうち人工関節周囲では,大腿骨ステム先端部に応力の収集中が起こって,AFFが発生することが報告されている[5].

発生率

骨折部位のX線像についてASBMRの基準に基づいて検討した結果では,スイスでの発生率は32(/1,000,000人・年)[6],米国での調査結果では59(/1,000,000人・年)[7]と報告されている.

ビスホスホネート(BP)使用例ではAFFのリスクが上昇する.スウェーデンで2008年に発症した12,777例の55歳以上の女性非定型骨折59例と263例の対照骨折例での比較結果[8]によれば,BP使用例では発生率が500(/1,000,000人・年)と高値で,補正リスクが33.3倍(95%信頼区間14.3~77.8)上昇していた.BP使用年数に応じて,非外傷性大腿骨骨幹部骨折発生率が上昇し[9],最終使用から1年経つとリスクが70%低減する[8].

国内6施設で2005~2010年に調査した結果では,2,238例の大腿骨近位部骨折に対して,14骨折(4例は両側例)の発生を認め,その0.63%の発生数であった[10].日本整形外科学会の調査では大腿骨近位部骨折に対する割合は0.3~0.5%であった[11].

骨吸収抑制剤以外の危険因子として,BP以外では,骨吸収抑制作用を有するデノスマブ使用例においてもAFFの症例報告がある[12].また,body mass index(BMI)が大きい,アジア人,大腿骨内反が大きいなどが危険因子として指摘されている[13].

不完全骨折例の診断

完全骨折の前に本骨折を診断することは極めて困難であるが,完全骨折以前に大腿部痛や鼠径部痛といった臨床症状が出現する場合があるため,そのような例では単純X線撮影を実施する.しかしながら完全骨折前の単純X線像での診断は困難なことが多い.本骨折が強く疑われればMRや骨シンチグラフィによる評価が必要である.またdual X-ray absorptiometry(DXA)による大腿骨近位部骨密度測定の画像で転子下に骨肥厚像が観察されることがある[13].両側に発生することが多いので,片側にAFFを生じた例では必ず対側の評価を実施する.

治療

1 非観血的治療

治療に関して画像上で疲労骨折反応(stress reaction)の像のみをみとめる場合には,骨吸収抑制剤は中止し,十分なビタミンD投与を行い,荷重制限を実施して,定期的な画像評価を行う[13].タスクフォースレポート[3]では骨折部の遷延治癒例ではテリパラチドによる治療を考慮するとされているが,その有用性に関しては確立していない.

2 観血的治療

完全骨折例では髄内釘による内固定が必要である.本骨折では髄腔が狭い例,大腿骨弯曲例が多いことから,髄内釘の挿入に困難を来す場合があるため十分な術前計画が必要である[13].また骨

接合後の骨癒合の遷延を生じる場合があるので注意を要する.

不完全骨折(incomplete)を認める例で痛みの無い場合には2〜3か月の荷重制限を実施する. 免荷によって画像所見で改善がみられない際や痛みが強い場合は髄内釘固定が勧められる[13].

おわりに

AFFは新たな疾患概念であるが, 最初の報告から10年以上が経過し多数の知見が集積されてきた. その発生頻度は稀ではあるものの, アジア人での発生頻度が高いこと, 骨粗鬆症治療薬と関連すること, 治療に際し遷延治癒が多いことが明らかとなっていることから, 臨床現場で注意が必要な疾患である.

文献

1) Odvina CV, et al.：Severely suppressed bone turnover：a potential complication of alendronate therapy. *J Clin Endocrinol Metab* 2005；**90**：1294-1301.
2) Lenart BA, et al.：Atypical fractures of the femoral diaphysis in postmenopausal women taking alendronate. *N Engl J Med* 2008；**358**：1304-1306.
3) Shane E, et al.：Atypical subtrochanteric and diaphyseal femoral fractures：Second report of a task force of the American Society for Bone and Mineral Research. *J Bone Miner Res* 2014；**29**：1-23.
4) Kharazmi M, et al.：Mortality After Atypical Femoral Fractures：A Cohort Study. *J Bone Miner Res* 2016；**31**：491-497.
5) Lee JY, et al.：Bisphosphonate-associated peri-implant fractures：a new clinical entity? *Acta orthopaedica*. 2015；**86**：622-626.
6) Meier RP, et al.：Increasing occurrence of atypical femoral fractures associated with bisphosphonate use. *Arch Intern Med* 2012；**172**：930-936.
7) Feldstein AC, et al.：Incidence and demography of femur fractures with and without atypical features. *J Bone Miner Res* 2012；**27**：977-986.
8) Schilcher J, et al.：Bisphosphonate use and atypical fractures of the femoral shaft. *N Engl J Med* 2011；**364**：1728-1737.
9) Dell RM, et al.：Incidence of atypical nontraumatic diaphyseal fractures of the femur. *J Bone Miner Res* 2012；**27**：2544-2550.
10) Saita Y, et al.：The incidence of and risk factors for developing atypical femoral fractures in Japan. *J Bone Miner Metab*. 2014.
11) 日本整形外科学会骨粗鬆症委員会. 非定型大腿骨骨折(AFF) 2015年登録例調査結果. 日整会誌. 2017；**91**：459-461.
12) Bone HG, et al.：10years of denosumab treatment in postmenopausal women with osteoporosis: results from the phase 3 randomised FREEDOM trial and open-label extension. *Lancet Diabetes Endocrinol* 2017；**5**：513-523.
13) 日本整形外科学会骨粗鬆症委員会. 非定型大腿骨骨折診療マニュアル. 日整会誌. 2015；**89**：959-973.

10 2型糖尿病における骨折リスク上昇の疫学と機序

東京大学大学院医学系研究科糖尿病・代謝内科　**笹子敬洋**
国立国際医療研究センター研究所糖尿病研究センター　**植木浩二郎**

>> 臨床医のための Point ▶▶▶

1. 2型糖尿病では，骨密度は必ずしも低下しないことが知られている．
2. 一方で様々機序を介して骨質が低下し，これが骨強度を低下させる主な原因と考えられている．
3. 骨折のリスクは低血糖やチアゾリジン誘導体によっても上昇し，2型糖尿病の治療方針を決める上ではこの点も考慮すべきである．

はじめに

糖尿病は様々な組織の合併症を呈する全身疾患であるが，骨に対しても影響を及ぼすことが，特に最近20年ほどの間に明らかとなってきた．また糖尿病に対する治療自体による影響もあるものと考えられており，本項では臨床データを中心に，基礎的な知見も含めて概説したい．

2型糖尿病における骨折の疫学

2型糖尿病と骨密度，並びに骨折リスクとの関連については，1990年代半ばより注目が集まるようになった．その1つの端緒となったのが，オランダで行なわれたRotterdam研究であったが[1,2]，主にコホート研究における結果としては，概ねいずれも2型糖尿病においては，骨密度は少なくとも低下はしないとの結果であった．一方骨折のリスクについては上昇することが知られており，最近のメタ解析では特に大腿骨近位部の骨折が増加することが示されている[3]．

このような骨密度と骨折リスクの乖離を説明するとされているのが，2001年に提唱された骨質の概念である．骨強度は骨密度に加えて骨質によっても規定される，との考え方である[4]．骨質を規定する要素としては，骨形状や骨微細構造といった構造特性や，骨基質，骨代謝回転，石灰化度，微細骨折といった材質特性などが考えられている．2型糖尿病においては後述するような機序によって骨質が低下しており，これが骨折リスクの上昇に寄与しているものと考えられている[5]．

このように骨折リスクの高い2型糖尿病において，さらにハイリスク群を抽出して治療を行うことが重要であるが，一般には骨粗鬆症の評価方法としてゴールドスタンダードである骨密度は，先述の通り低下しないため，必ずしも参考にならない．FRAXスコアも2型糖尿病においては骨折リスクを過小評価することが報告されており[6]，骨折リスクや骨粗鬆症の治療開始時期をいかに正確に評価するかは，今後の検討課題である．

2型糖尿病における骨質低下の機序

2型糖尿病では様々な機序を介して骨質が低下しているものと想定される．そもそも糖尿病は，膵β細胞から分泌されるインスリンの作用低下によってもたらされるが，特に2型糖尿病においてはインスリン様成長因子(IGF)-1の作用も低下しているものと考えられている．IGF-1はインスリンと同様のシグナル伝達経路を介して，主に栄養素の同化作用や細胞増殖作用を発揮し，骨形成についても促進することが知られているが，その作用は高血糖によって低下し，このことが骨質低下につながる可能性がある[7]．

加えて糖尿病においては，終末糖化産物(advanced glycation end products：AGE)が増加する．AGEは高血糖状態において，蛋白質が糖と結合して生じ，老化との関連もよく知られている．骨粗鬆症の病態形成においては，骨を形成するコラーゲンや骨細胞自体におけるAGEが注目されており，これによって骨の構造や強度が損なわれるものと考えられている．加えてAGEがIGF-1作用を障害することも知られている[8]．

また血糖値が閾値を超えると，尿糖の形でグルコースが体外に排泄されるが，糖尿病では尿糖排泄が亢進し，これに伴う尿中カルシウム排泄の増加も，骨質を低下させる可能性がある．加えて骨形成は自律神経による制御も受けることから，糖尿病性神経障害の関与も想定される．その他2型糖尿病では，炎症やビタミンD不足との関連も知られており，これらの要素も骨質を低下させる可能性がある[3,5]．これらの要素が複数絡み合っ

て骨質低下，ひいては骨粗鬆症を引き起こしているものと考えられている．

2型糖尿病の治療と骨粗鬆症

2型糖尿病と骨折の関連が複雑なのは，これらの想定される機序に加えて，糖尿病に対する治療自体も骨折リスクと相関することが報告されているからである．

低血糖は骨折リスクと相関することがメタ解析にて示されているが[9]，この相関は転倒の頻度で補正しても見られることも報告されている[10]．また血糖コントロール不良例では神経障害が進行するため，これも骨折を増加させる可能性がある．

個々の治療薬の中で，最も骨折との関連が知られているのはチアゾリジン誘導体である[11]．チアゾリジン誘導体は，間葉系幹細胞から脂肪細胞への分化を促進するが，その裏返しとして，同幹細胞から骨芽細胞への分化を抑制し，これが骨形成を低下させるものと考えられている[12]．

その他，スルホニル尿素薬は低血糖を増やすと考えられているものの，骨折リスクについてはメトホルミンと共に，影響を及ぼさないかやや低下させると言われている．インスリンも骨折を増加させるが，これが低血糖や転倒のためなのか，そもそもインスリン療法を要する症例の背景のためなのかは明らかでない[13]．

最近発売となった治療薬では，dipeptidyl peptidase (DPP)-4阻害薬は，腸管から分泌されるインクレチンの一種である glucose-dependent insulinotropic polypeptide (GIP) の作用を増強させることで，骨芽細胞を活性化することから，骨折に対して保護的に作用することが期待されている．一方で sodium-glucose cotransporter (SGLT) 2阻害薬は，尿糖排泄を促し，また全身の異化亢進作用や体重減少と相まって，骨折リスクを高める可能性が懸念されているが，いずれの薬剤についても実際に骨折リスクを上昇させるかどうかについては，意見の一致はまだ見られていない[14]．

このように，高血糖の持続は骨粗鬆症に対して促進的に働くものとされているが，その治療を考える上では良好な血糖コントロールを実現するのみならず，低血糖を避けること，並びに各薬剤の特性をよく把握しながら病態に合ったものを選択する必要もあると考えられる．

おわりに

2型糖尿病は主に骨質の低下を介して骨粗鬆症を進行させ，骨折の頻度を増加させる．その機序としては様々なものが想定されているが，一方で2型糖尿病における骨折のリスクについては評価方法が定まっていない．2型糖尿病の治療を考える上で，骨粗鬆症や骨折リスクの観点からも低血糖の回避は重要であり，加えて薬剤の特性もよく把握して処方する必要がある．

文献

1) van Daele PL, et al.：Bone Density in Non-Insulin-Dependent Diabetes Mellitus：The Rotterdam Study. Ann Intern Med. 1995；**122**：409-414.
2) Bettis T, et al.：Impact of muscle atrophy on bone metabolism and bone strength：implications for muscle-bone crosstalk with aging and disuse. Osteoporos Int. 2018；**29**：1713-1720.
3) Walsh JS, et al.：Obesity, Type 2 Diabetes and Bone in Adults. Calcif Tissue Int. 2017；**100**：528-535.
4) NIH Consensus Development Panel on Osteoporosis Prevention, Diagnosis, and Therapy：Osteoporosis prevention, diagnosis, and therapy. JAMA. 2001；**285**：785-795.
5) Giuseppina TR, et al.：Fracture Risk in Type 2 Diabetes：Current Perspectives and Gender Differences. International Journal of Endocrinology 2016；ID 1615735.
6) Schwartz AV, et al.：Association of BMD and FRAX score with risk of fracture in older adults with type 2 diabetes. JAMA. 2011；**305**：2184-2192.
7) Terada M, et al.：Growth-inhibitory effect of a high glucose concentration on osteoblast-like cells. Bone. 1998；**22**：17-23.
8) McCarthy AD, et al.：Effect of advanced glycation endproducts on the secretion of insulin-like growth factor-I and its binding proteins：role in osteoblast development. Acta Diabetologica 2001；**38**：113-122.
9) Mattishent K, Loke YK：Meta-analysis：Association between hypoglycaemia and serious adverse events in older patients. J Diabetes Complications. 2016；**30**：811-818.
10) Schwartz AV, et al.：Older Women with Diabetes Have an Increased Risk of Fracture：A Prospective Study. J Clin Endocrinol Metab 2001；**86**：32-38.
11) Zhu ZN, et al.：Risk of fracture with thiazolidinediones：an updated meta-analysis of randomized clinical trials. Bone. 2014；**68**：115-123.
12) Gilbert MP, Pratley RE：The impact of diabetes and diabetes medications on bone health. Endocr Rev. 2015；**36**：194-213.
13) Monami M, et al.：Bone fractures and hypoglycemic treatment in type 2 diabetic patients：a case-control study. Diabetes Care. 2008；**31**：199-203.
14) 笹子敬洋, 他：II. 生活習慣病の骨粗鬆症への影響 1. 2型糖尿病. THE BONE 2018；**31**：47-51.

11 癌治療関連骨減少
—乳癌におけるアロマターゼ阻害剤関連骨減少について—

京都府立医科大学大学院内分泌・乳腺外科学　田口哲也

> **》 臨床医のための Point 》》**
>
> 1. 乳癌と前立腺癌では長期のホルモン治療により骨量の減少や骨折の増加が起こり，癌関連骨減少（cancer treatment induced bone loss：CTIBL）として注目されている．
> 2. CTIBLの典型として乳癌のアロマターゼ阻害剤関連骨減少（aromatase inhibitor induced bone loss：AIBL）があり，患者のQOLだけでなく，予後にも関連する．
> 3. AIBL対策には骨修飾薬であるゾレドロン酸とデノスマブが有用と考えられる．

アロマターゼ阻害剤関連骨減少（AIBL）

乳癌の中でもっとも患者数の多いホルモンレセプター陽性閉経後乳癌では複数の大規模臨床試験の結果，術後補助ホルモン療法にはAIが最も再発予防効果があり多用されている．しかし，AIにより血中のエストロゲン値は極度に低下し，骨密度を調べた報告によるとAIBLでは1年あたり2.6%減少し，乳癌でない自然閉経女性の1～2%の減少率を上回る．また，閉経前乳癌でもgonadotropin-releasing hormone agonist（GnRHa）による人工閉経にAIを併用した場合，骨密度は1年間で7.0%も減少するとされている（図1）[1]．そして，代表的なAI補助ホルモン療法の大規模比較試験のすべてで対照群と比較して骨折率が上昇する[2]．

骨修飾薬ゾレドロン酸によるAIBL対策（表1）

AIであるレトロゾール（LET，フェマーラ®）補助療法下の閉経後術後乳癌患者のゾレドロン酸（ZOL）による骨量維持を検証するランダム化比較試験が欧米のZ-FAST/ZO-FAST[3]試験に続いて，同じデザインで日本人乳癌患者（Tスコアが-2.0SD以上）を対象に行われた．術後LET治療にZOLを6か月毎に先行投与する予防投与群と重度の骨量減少症（YAM-2.0SD未満）まで骨量が減少または

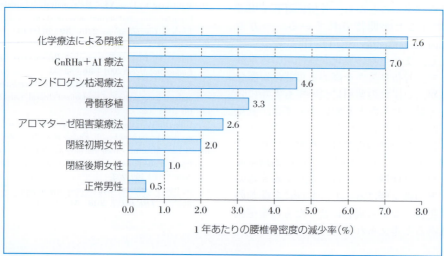

図1　癌治療関連骨減少（CTIBL）における骨密度の減少率
癌治療に伴う骨減少を調べた報告によるとAIによる骨減少は1年あたり2.6%と報告されている．また，GnRH agonistとAIの併用ではより強力に血中エストロゲンが低下し，骨密度は1年間で7.0%も減少する．一方，前立腺癌のアンドロゲン除去療法では4.6%の減少である．
〔Hirbe A, et al.：Skeletal complications of breast cancer therapies. Clin Cancer Res 2006；12（20 Pt 2）：6309s-6314s. より作成〕

表1 乳癌のアロマターゼ阻害剤関連骨減少に対する介入の効果（著者作成）

筆頭著者と文献	アロマターゼ補助療法	介入	観察期間	骨への効果	予後への効果（予定解析のみ）
Eidtmann H. ZO-FAST 欧州 文献[3]	レトロゾール	ゾレドロン酸 4 mg/6 か月	3 年	骨密度変化率の介入と非介入の差：腰椎 3 年 9.3%・大腿骨近位部 3 年 5.4%・有意差あり	再発危険率 0.588 に低下・有意差あり
Takahashi S. Z-FAST 日本 文献[4]	レトロゾール	ゾレドロン酸 4 mg/6 か月	1 年	骨密度変化率の介入と非介入の差：腰椎 1 年 4.9% 増加・大腿骨近位部 1 年 4.4%・有意差あり	—
Gnant M. ABCSG-12 文献[5]	ゴセレリン＋アナストロゾール	ゾレドロン酸 4 mg/6 か月	中央値 62 か月	骨折率 介入あり/なし：1%/2%・有意差なし	無再発生存率介入あり/なし：92%/88%・有意差あり
Ellis GK. 文献[6]	アナストロゾール レトロゾール エキセメスタン	デノスマブ 60 mg/6 か月	2 年	骨密度変化率の介入と非介入の差：腰椎 2 年 7.6%・大腿骨近位部 2 年 4.7%・有意差あり	—
Nakatsukasa K. JBCS-BHSG 文献[7]	アナストロゾール レトロゾール	デノスマブ 60 mg/6 か月	2 年	開始時骨密度に対する増加率：腰椎 7.0%，大腿骨頸部 3.5%	—
Gnant M. ABCSG-18 文献[8,9]	アナストロゾール レトロゾール	デノスマブ 60 mg/6 か月	73 か月	骨折危険率 0.5 に低下・有意差あり	無再発生存率介入あり/なし：86%/83.2%，再発危険率 0.82 に低下・有意差あり

非外傷性骨折が発現してから ZOL を投与する治療群による骨量減少に対する効果が比較検討された．主要評価項目の 12 か月後の骨密度の変化率は，増加した予防群と低下した治療群の差が腰椎 L1-L4 で 4.9%，大腿骨近位部で 4.4% になり，群間には有意差が認められた（$p<0.001$）．この結果は欧米と同様で，AI 補助療法下の術後乳癌患者には ZOL の同時予防投与が骨量低下を有意に防ぐことが示された[4]．

骨折予防については，ABCSG-12 試験では自然な閉経ではなく閉経前乳癌術後に GnRHa で人口閉経状態にして AI かタモキシフェンかを投与する補助ホルモン療法を受ける女性を対象に，ZOL を上乗せするかしないか比較検討され，副次的評価項目ではあったが，骨折率を有意に低下させることはできなかった[5]．しかし，この試験の主要評価項目，無病生存率（DFS）では観察期間中央値 62 か月の時点で ZOL 投与群の DFS が有意に良好である（HR〈ハザードリスク〉0.68，95% CI 0.51–0.91；$p=0.009$）．ZOL の多彩な作用が注目されているが，国内では ZOL の 6 か月毎の投与に保健適用のないところが問題である．

骨修飾薬デノスマブによる AIBL 対策（表1）

AI 補助療法による骨量低下に対するデノスマブ（Dmab，プラリア®）の効果は欧米で 2008 年に無作為化二重盲検プラセボ対照多施設共同比較試験の結果が報告されている．それによると 6 か月に 1 度 Dmab 60 mg の投与が，腰椎骨密度を開始 1 か月時点から 24 か月時点までのすべての測定点でプラセボに比較して有意に増加させた（$p<0.0001$）[6]．

われわれが行った日本人を対象にした臨床試験では，骨量減少症のある AI 補助療法中の術後乳癌女性に対して Dmab 60 mg の 6 か月に 1 度の投与が開始 2 年間にわたって常に骨密度の増加を持続させることがわかった[7]．また，Dmab 投与期間中，歯科による口腔管理を適切に行うことで観察期間が 2 年以上の中，顎骨壊死はまったく発生しなかった．

Dmab の骨折予防効果については 3,425 名の AI 補助療法中の閉経後乳癌術後患者を対象にした ABCSG-18 試験の主要評価項目において，ZOL とは違って，6 か月に一度の 60 mg を併用投与することで初回の骨折時期を有意に遅らせ，骨折リスクを半減させた[8]．しかも興味深いことに，この試験対象に含まれていた試験開始ベースライン骨密度が正常な女性においても Dmab の投与が（AIBL によると思われる）骨折予防により強く有効であったことが判明した．これが偶然でなければ AI 治療時の Dmab による骨折予防が将来推奨されるのかもしれない．また，副次的評価項目である生命予後への効果についても，さらに 3 年後，観察期間中央値 73 か月においてようやく，ITT 解析でも統計学的に予後良好（HR 0.82）と報告された[9]．また，ABCSG-18 では，論文発表された時点で顎骨壊死の診断基準に合致する症例は

認められず，非定型的大腿骨骨折の頻度はDmab群もプラセボ群も2例ずつと同等に少なかった．

ところがASCO2018で発表されたDmabの補助療法による無骨転移再発生存率を主要評価項目とした無作為比較試験D-CARE studyでは有意な差を認めず，臨床試験の主要目的である予後の改善を達成できなかった[10]．しかし，対象の進行度がかなり高い患者に偏っていたことや探索的な副次的評価項目によっては良好な予後を示す結果も認められていて，Dmabの予後改善効果について現時点では議論の余地を残している．

おわりに

米国National Comprehensive Cancer Network（NCCN）のBone Healthに関するTask Forceは早々に「癌治療では骨減少の危険性があり，結果として骨粗鬆症による骨折や骨転移を引き起こす可能性を指摘し，効果的なスクリーニングとタイムリーな介入は，骨関連事象を減少させ，生命予後改善のために不可欠である」と公言し，リスクの高い癌（特に乳癌）治療症例にはZOLやDmabの使用を勧めていて予防策の重要性を提起している[11]．

このようにすでに欧米のガイドラインではCTIBLの予防を推奨していて，国内でもガイドライン作りが始まっている．

文献

1) Hirbe A, et al.：Skeletal complications of breast cancer therapies. Clin Cancer Res 2006；**12**(20 Pt 2)：6309s-6314s.
2) Gaillard and Stearns：Aromatase inhibitor-associated bone and musculoskeletal effects：new evidence defining etiology and strategies for management. Breast Cancer Research 2011；**13**：205-216.
3) Eidtmann H, et al：Efficacy of zoledronic acid in postmenopausal women with early breast cancer receiving adjuvant letrozole：36-month results of the ZO-FAST Study. Ann Oncol. 2010；**21**：2188-2194.
4) Takahashi S, et al.：Efficacy of zoledronic acid in postmenopausal Japanese women with early breast cancer receiving adjuvant letrozole：12-month results. Breast Cancer Res Treat 2012；**133**：685-693.
5) Gnant M, et al.：Zoledronic acid combined with adjuvant endocrine therapy of tamoxifen versus anastrozol plus ovarian function suppression in premenopausal early breast cancer：final analysis of the Austrian Breast and Colorectal Cancer Study Group Trial 12. Ann Oncol 2015；**26**：313-320.
6) Ellis GK, et al.：Randomized trial of denosumab in patients receiving adjuvant aromatase inhibitors for nonmetastatic breast cancer. J Clin Oncol 2008；**26**：4875-4882.
7) Nakatsukasa K, et al.：The effect of denosumab on low bone mineral density (T-score−1.0 to−2.5) in postmenopausal Japanese women receiving adjuvant aromatase inhibitors for non-metastatic breast cancer：24-month results. Breast Cancer 2019；**26**：106-112.
8) Gnant M, et al.：Adjuvant denosumab in breast cancer (ABCSG-18)：a multicentre, randomised, double-blind, placebo-controlled trial. Lancet 2015；**386**：433-443.
9) Gnant M, et al：Adjuvant denosumab in postmenopausal patients with hormone receptor-positive breast cancer (ABCSG-18)：disease-free survival results from a randomised, double-blind, placebo-controlled, phase 3 trial. Lancet Oncol. 2019 Mar；**20**(3)：339-351.
10) Coleman RE, et al.：Adjuvant denosumab in early breast cancer：First results from the international multicenter randomized phase III placebo controlled D-CARE study. J Clin Oncol 2018；36(suppl；abstr 501).
11) Gralow JR, et al.：JNCCN Task Force Report：Bone Health in Cancer Care 2013；11[Suppl 3]：S1〜S50.

12 妊娠後骨粗鬆症

東京医科歯科大学大学院医歯学総合研究科女性健康医学講座　寺内公一

> **臨床医のための Point**
> 1. 妊娠後骨粗鬆症は，若年女性が妊娠期または授乳期に初めて脆弱性骨折を起こす比較的まれな疾患である．
> 2. 分娩直前から産後 6 か月までに腰背部痛を主訴として発症し，主に椎体の脆弱性骨折を伴う．
> 3. 授乳婦では，新生児のカルシウム需要を母乳で満たすために，「脳乳骨相関」により骨吸収が亢進している．
> 4. 骨吸収亢進の機構は，プロラクチンの排卵抑制による卵巣からのエストラジオール分泌低下と，乳腺からの PTHrP 産生による．
> 5. 治療の基本は授乳の中断 (断乳) である．

妊娠後骨粗鬆症とは

妊娠後骨粗鬆症 (pregnancy and lactation-associated osteoporosis：PLOP) は，若年女性が妊娠期または授乳期に初めて脆弱性骨折を起こす比較的まれな疾患である．1955 年に Nordin が初めて報告したとされ[1]，これまでにも多くの症例報告があるが，病態に関しては未だ不明な点も多く，治療法は確立されていない．典型的には，分娩直前から産後 6 か月までに腰背部痛を主訴として発症し，主に椎体の脆弱性骨折を伴う．

妊娠が骨代謝に及ぼす影響

平均的な胎児は満期に達するまでにその骨格中に 30 g のカルシウムを蓄えるが，その 80% は妊娠末期 (妊娠 28 週以降) に獲得される[2]．妊婦は自らの需要を満たすのみならず，妊娠末期には 100〜150 mg/kg/日のカルシウムを，特に分娩直前の 6 週間には 300〜500 mg/日のカルシウムを胎児に供給する必要がある．このカルシウム需要の大部分は，早ければ妊娠 12 週に始まる腸管からのカルシウム吸収増加により賄われる．腸管からのカルシウム吸収効率が倍増することにより，妊娠中期までは多くの妊婦においてカルシウムバランスは正に保たれる．

腸管からのカルシウム吸収が増加する機序は完全には解明されていない．カルシトリオールは明らかに有力な候補の一つである．腎からの産生増加によりカルシトリオールの血中濃度は妊娠初期に 2〜3 倍となり，そのまま分娩まで維持される．ただし生物活性を持つフリー・カルシトリオールの増加は妊娠末期に始まるため，妊娠初期のカルシウム吸収の増加を完全には説明できない．

胎児へのカルシウム供給の一部は妊婦の骨吸収によっても賄われることが，いくつかの研究により明らかにされている．例えば妊娠初期に人工妊娠中絶を受けた女性に関する研究では，非妊婦に比べて骨吸収が亢進していることが組織形態学的に示されている．また妊婦では骨吸収マーカーは非妊婦と比較して妊娠初期から上昇し，一方で骨形成マーカーは妊娠前のレベルより低く抑えられたままである．

X 線被曝への考慮から妊娠前と分娩後の腰椎・大腿骨 BMD を比較した研究は少なく，また様々な交絡因子の存在により必ずしも信頼性の高い結果は得られていない．これらの中で最大のものは 92 人のデンマーク人女性が参加した研究であり，分娩後の BMD は妊娠前に比べて腰椎で 1.8%，大腿骨で 3.2%，全身で 2.4%，橈骨遠位部で 4%，それぞれ減少していた[3]．

十分なカルシウムを摂取している妊婦においては妊娠中の PTH は低いレベルに抑えられており，骨吸収の亢進を説明することができない．一方で PTH と受容体を共有する PTHrP は乳腺と胎盤から分泌され，そのレベルは妊娠末期に最も高くなるため，妊娠中の骨吸収亢進を説明することができる．

授乳が骨代謝に及ぼす影響

正常新生児におけるカルシウム蓄積速度は妊娠末期の胎児よりは小さく，30〜40 mg/kg/日である[2]．母乳中への母親のカルシウム供給は約 210 mg/日に達し，6 か月齢までの新生児の栄養を母乳のみで賄おうとする場合，妊娠全期間 9 か月の約 4 倍のカルシウムを供給しなければならない．

妊娠中の胎児のカルシウム需要を満たすために母体は腸管からのカルシウム吸収を増加させるが，母乳によるカルシウム供給はこの機序にはよ

らない．分娩後には腸管からのカルシウム吸収は非妊時のレベルに戻るが，このことはカルシトリオールのレベルが，多胎児に哺乳する場合を除き急速に非妊時のレベルに戻ることにより説明できる．

母乳中のカルシウムの大半は授乳婦骨格の再吸収により賄われるが，これは「脳乳骨相関」によりプログラムされている（図1）[4]．産褥期には乳汁産生を刺激するためにプロラクチンのレベルがピークに達する．プロラクチンと吸啜刺激により視床下部からのGnRH分泌が抑制され，脳下垂体前葉からのゴナドトロピン分泌が低下するため，卵巣からのエストラジオール分泌が低下する．エストラジオールの低下は骨芽細胞のRANKL発現亢進・OPG産生低下を介して破骨細胞を増加かつ活性化させる．乳腺はまた豊富にPTHrPを産生し，これらが授乳婦の体循環に入ってさらに骨吸収を増加させる．吸啜刺激・高濃度のプロラクチン・低エストラジオール・カルシウム感知受容体からのシグナルのいずれもが乳腺におけるPTHrP産生を刺激する．

授乳中の乳腺組織にはカルシトニンとその受容体が発現しているが，これは上記システムへのカウンターバランスと考えられる．すなわち，カルシトニンは脳下垂体に作用してプロラクチンの合成と分泌を抑制し，さらに乳腺におけるPTHrP産生を抑制する．

「脳乳骨相関」に関連するその他のホルモンとして，オキシトシンとセロトニンが挙げられる．脳下垂体後葉から産生されるオキシトシンは射乳を刺激するが，オキシトシンとその受容体は骨芽細胞と破骨細胞にも発現しており，授乳中の骨代謝を直接的に制御する．セロトニンはPTHrPの骨吸収亢進作用を調節する．

このように，現在の授乳期の骨代謝のモデルはPTHrPの増加とエストラジオールの減少が相加的に骨吸収を増加させるというものであり，このことは授乳中の骨量減少が閉経後のそれよりも多いことを説明している．

授乳中のげっ歯類の組織形態学的および電子顕微鏡を用いた研究により，骨吸収が主に2つの機構により起こることが明らかにされている．第1は主に椎体海綿骨における破骨細胞による骨吸収であり，第2は骨細胞による細胞周囲の骨吸収である．骨細胞のPTH/PTHrP受容体をコンディショナルにノックアウトしたマウスでは授乳中に骨細胞による細胞周囲の骨吸収が抑制されることから，第2の機構がPTHrPによるものであることが明らかにされている[5]．

上記の機序によって，3～6か月の授乳期間中に褥婦は5～10％の海綿骨を失う．閉経後女性が平均して毎年1～2％の骨を失うのに対し授乳

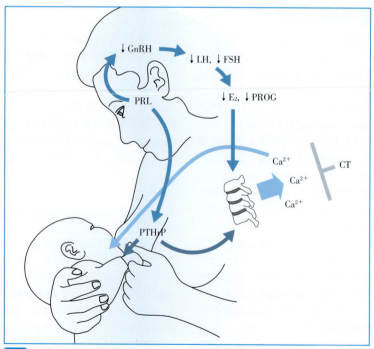

図1 授乳婦における「脳乳骨相関」

〔Kovacs CS：Calcium and bone metabolism during pregnancy and lactation. *J Mammary Gland Biol Neoplasia*. 2005；**10**：105-118. より作成〕

婦は毎月1〜3%の骨を失うことからも，エストロジェン欠乏以上にPTHrPが重要な役割を果たすことは明らかである．血清PTHrP濃度が，エストラジオール・PTH・授乳状態による補正を経てなおBMD減少を予測し得ることが示されている[6]．授乳中には腸管からのカルシウム吸収は非妊時と同等であり，食餌からのカルシウム摂取量を増加させても授乳中の骨減少を抑制できないことが示されている．

離乳と共に急速に骨吸収の抑制と骨形成の促進が起こり，骨密度は6〜12か月かけて妊娠前の値に戻る．大多数の女性は妊娠・授乳期に見られる生理的な骨密度低下を問題なく乗り越えるが，若年女性が低栄養などにより妊娠前に十分な最大骨密度を獲得できなかった場合に，妊娠・授乳による骨粗鬆化が閾値を超え，脆弱性骨折を来すと考えられている．治療法は確立されていないが，発生機序を考慮すると，脆弱性骨折を起こした患者に対しては少なくとも十分な説明の上で授乳の中断（断乳）を指示すべきである．単独または断乳との併用による治療効果が証明された薬物は，現時点では存在しない．

文献

1) NORDIN BE, ROPER A：Post-pregnancy osteoporosis；a syndrome? *Lancet*. 1955；**268**：431-434.
2) Kovacs CS, Ralston SH.：Presentation and management of osteoporosis presenting in association with pregnancy or lactation. *Osteoporos Int*. 2015；**26**：2223-2241.
3) Møller UK, *et al*.：Changes in bone mineral density and body composition during pregnancy and postpartum. A controlled cohort study. *Osteoporos Int*. 2012；**23**：1213-1223.
4) Kovacs CS：Calcium and bone metabolism during pregnancy and lactation. *J Mammary Gland Biol Neoplasia*. 2005；**10**：105-118.
5) Qing H, *et al*.：Demonstration of osteocytic perilacunar/canalicular remodeling in mice during lactation. *J Bone Miner Res*. 2012；**27**：1018-1029.
6) Sowers MF, *et al*.：Elevated parathyroid hormone-related peptide associated with lactation and bone density loss. *JAMA*. 1996；**276**：549-554.

13 FGF23/FGFR/Kloth シグナルの骨・ミネラル代謝への関与

和歌山県立医科大学，須佐病院内科　坂口和成

> **》》臨床医のための Point 》》》**
>
> 1. Klotho の主な機能は FGF23 の共受容体としての作用であり，アミノ酸配列から推測される β-glucuronidase（または総じて β-glycosidase）としての作用は少なくとも腎臓および副甲状腺においては明確でない．
> 2. 副甲状腺では，FGF23/FGFR/Klotho シグナルは短期的には PTH 分泌を抑制するが，長期的には細胞増殖を促しホルモン分泌を亢進する．
> 3. 腎臓では Klotho は近位尿細管および遠位尿細管に発現している．生理的に Pi 再吸収抑制およびビタミン D 活性化抑制に関与するのは近位尿細管に発現する Klotho を介する FGF23/FGFR/Klotho シグナルであり，Ca の再吸収促進に働くのは遠位尿細管に発現する Klotho を介するシグナルである．

はじめに

　FGF23 および Klotho（この場合 α-Klotho）の生理的作用の詳細は前の章（第 7 章および第 9 章）を参照すること．Klotho は抗加齢分子として発見された[1]が，骨細胞由来の FGF23 が FGF 受容体（FGFR）に結合して生理作用を惹起するためには共受容体としてこの分子の存在が必要であることが判明した[2,3]．FGF23/FGFR/Klotho シグナル系の骨・ミネラル代謝疾患に関わる最近の基礎的および臨床的知見について記述する．

Klotho の作用機序

1 膜貫通性 vs. 可溶性 Klotho

　Klotho の主な発現組織は腎臓，副甲状腺および脳脈絡膜であるが，血中にもこの分子の細胞外ドメインを主とする可溶性 Klotho が存在する．蛋白分解によるもの（cKL）と splicing の違いによる分泌型産生物（sKL）である．両者とも膜貫通性 Klotho と同様に FGF23 の FGFR への結合に際し共受容体となりうるとされている[2,4]．

2 Klotho の過剰発現による病態

　Klotho 遺伝子の近傍で染色体転座が起こり，Klotho が過剰発現された病態が人で報告された[5]．この患者は，低リン血症性クル病，副甲状腺過形成を伴った副甲状腺機能亢進症，および正常以下の血清 1,25(OH)$_2$D 値を示していた．大変興味あることに，血中 Klotho および FGF23 値が著明に増加していた．マウスでアデノ随伴ウイルスを用いて Klotho の cKL を過剰発現させた研究でも同様の結果が示されている[4]．可溶性 Klotho が増加することにより FGF23/FGFR/Klotho シグナルが亢進して骨での FGF23 産生が増加し，腎および副甲状腺で同様にこのシグナル系が亢進することにより低リン血症性くる病および副甲状腺過形成を伴った副甲状腺機能亢進症を来したと説明されている．これらの病態での血中 FGF23 高値を支持するものとして，骨での FGFR1 活性化が FGF23 産生を刺激するという positive feedback の報告もある．しかし，最近，当初は骨にはほとんど発現していないとされていた Klotho が骨細胞で発現していることが発見され，マウスにおいて Klotho 遺伝子を骨細胞特異的に conditional KO（cKO）したところ FGF23 の血中濃度に有意な変化は起こらないことが報告された[6,7]．このため，上記症例およびマウスにおける FGF23 産生亢進の機序は現時点では不明である．骨細胞で FGF23/FGFR/Klotho シグナルが過度に亢進したときのみ FGF23 産生が亢進するのかもしれない．また，この Klotho 転座論文と同時期に Silver 等の研究室から FGF23 は PTH 分泌を抑制すると報告された[8]が，この FGF23 の作用が正しいと仮定すると，Klotho 転座症例および cKL 過剰発現マウスでの副甲状腺機能亢進症の原因は不明となる．下記のように，われわれは，FGF23 は長期的には副甲状腺細胞増殖および PTH 分泌を亢進させることを実験的に証明した[9]．

3 Klotho の酵素作用 vs. FGFR 共受容体作用

　Klotho は β-glucuronidase（または総じて β-glycosidase）とアミノ酸配列が似ており，この酵素活性が機能的に重要な役割を果たすことが示唆されてきた[10]．その後，2006 年に Klotho が FGF23 の共受容体として必須であること[2,3]が発見されて以来，その酵素としての重要性がこの分子を高発現する細胞で検討されてきた．腎臓では遠位尿細管で発現が最も強く，近位尿細管でも弱いながらも発現して

いることが複数の研究室で確認されている．遠位尿細管ではCaの再吸収促進に関与しており，この作用を酵素作用により説明する報告もある[11]が，最近ではFGF23の共受容体としての働きにより説明できるという報告がなされた[12]．また，われわれは，KlothoまたはFgfr(1-4)（Fgfr1,-2,-3および-4）を近位尿細管特異的にcKOすると，いずれも同様の表現型を示したことから，近位尿細管に発現するKlothoはFGF23の共受容体として働き，Piの再吸収抑制およびビタミンDの活性化抑制に関与しており，その酵素作用は重要でないことを示した[13]．さらに，われわれは，副甲状腺でも下記の通りKlothoまたはFgfr1-4のいずれをcKOすることによっても同様にFGF23の刺激による効果が抑制されることから，酵素作用は中心的な機能を果たしていない可能性が高いことを示した[9]．

4 Klothoの分子構造解析

Klothoの分子構造解析が，結晶化されたFGF23およびFGFR1との三者結合体で実施され，最近報告された[14]．この報告によると，構造的にはβ-glycosidaseとしての作用を発揮することは否定的で，FGF23がFGFR1に結合するためにはKlothoが必須であることが示された．また，興味あることに，従来からFGF23以外の大部分のFGFがFGFRに結合するために必須であったglycosaminoglycanはFGF23のFGFR1への結合にも必要であることが示された．

骨・ミネラル代謝に関与するFGF23/FGFR/Klothoシグナルの最近の知見

1 副甲状腺に対するFGF23の作用

副甲状腺細胞はKlothoを高発現しており，上記のようにKlothoがFGF23のFGFRへの結合のための共受容体であることが報告されて以来注目を浴びてきた．しかし，これまで副甲状腺に対するFGF23の作用として相反するいくつかの結果が発表されてきた．われわれはFGF23が短期と長期で異なる影響を与える可能性を調べるために，マウス副甲状腺組織の長期培養可能な系を確立し，FGF23の作用を調べた．その結果，短期（1時間）ではPTH分泌が抑制され，長期（4日間）では副甲状腺細胞増殖の促進と共にPTH分泌の亢進を認めた[9]．また，副甲状腺細胞でのFGF23/FGFR/Klothoシグナル伝達系分子であるFGFRまたはKlotho分子のcKOは，これらのFGF23の長期作用をほぼ完全に抑制した．さらに，これらの分子のcKOは通常食での飼育状態でマウス生体内PTH分泌に影響を与えないことを示した[9]．

つまり，個体が定常状態に維持される限り，このシグナル伝達系は生理的PTH分泌調節に大きな作用を発揮しないということになる．慢性腎臓病状態でのFGF23のPTH分泌作用は下記を参照．

一つの研究グループはFGF23によるPTH分泌抑制にKlotho依存性のERKシグナル経路とKlotho非依存性のcalcineurin-NFATシグナル経路の二経路の重要性を指摘している[15]．しかし，この研究においては分単位の短期効果しか調べられておらず，特にcalcineurin-NFATシグナルはごく短期の弱い作用であり，これらの経路によるPTH分泌抑制作用の生理的意義に関しては今後さらなる研究を必要とする．また，別の研究グループはKlothoがNa,K-ATPaseと複合体を形成して細胞外Ca低下によるPTH分泌促進に関わっていると報告した[16]が，その後の研究によりこの結論は否定的である[17]．

2 慢性腎臓病に伴う続発性副甲状腺機能亢進症でのFGF23/FGFR/Klothoシグナルの作用

慢性腎臓病に続発性副甲状腺機能亢進症が伴う頻度は高い．この病態においてはFGF23とPTHの両方が血中で著明に上昇している．FGF23がPTH分泌に対して抑制的に働くというSilver研究室からの論文[8]があまりにも有名であり，この結論に一見反する慢性腎臓病でのPTHおよびFGF23値の著明な上昇という現象を説明するために，これまでの10年間下記のような説が唱えられてきた．血清Ca値が低下していない初期〜中期の慢性腎臓病では尿細管障害およびFGF23値上昇のため腎でのビタミンD活性化障害が随伴し，活性型ビタミンDである$1,25(OH)_2D$の血中濃度が低下している．その結果，この活性型ビタミンDによるPTH産生抑制効果が低下して血中PTHレベルが上昇する．また，慢性腎臓病の進行に伴って副甲状腺細胞におけるFGFRおよびKlothoの発現が減少するため，FGF23のPTH分泌抑制作用が発揮され難くなる．

この説明が果たして正しいかどうかは，慢性腎臓病においてFGF23の共受容体であるKlothoまたはFGFR(1-4)を副甲状腺特異的にcKOし，血中Caおよび$1,25(OH)_2D$値を一定に保つことにより実証されうる．われわれはKlotho-floxまたはFgfr(1-4)-floxマウスとPTH-Creマウスを交配することにより，まずはKlothoまたはFGFR(1-4)の副甲状腺特異的cKOマウスを作製した．これらのマウスは通常食飼育では表現型に全く異常を示さなかった．次に，離乳後のこれらのマウスに片腎摘出と高リン食を与えることにより，初期〜中期の慢性腎臓病モデルマウスを作製し，12週後の血清のミネラルおよびホルモン値を測定し

た．cKOの有無で比べると，KlothoまたはFGFR(1-4)のどちらのcKOマウスにおいても血清Ca，Pi，FGF23および1,25(OH)$_2$D値に有意差は認めなかったが，PTH値は有意に減少していた[9]．副甲状腺の組織染色ではcKOなしのマウスでは細胞増殖指標が強発現されており，cKOによりこの所見が消失した．さらに，上記のように長期副甲状腺組織培養系でFGF23による継続刺激4日目に調べると，cKOマウス由来副甲状腺からのPTH分泌および副甲状腺細胞増殖がcKOなしのコントロール群と比べて有意に減少していた．以上から，続発性副甲状腺機能亢進症発症にはFGF23が積極的に重要な働きをすることが明らかとなった．

3 腎でのミネラル代謝へのFGF23/FGFR/Klothoシグナルの作用機序

Klotho発現は腎では遠位尿細管に最も強く，Pi再吸収およびビタミンD活性化を担う近位尿細管における明確な発現は近年まで報告されなかった．このため，KlothoがFGF23のFGFRへの結合の共受容体であることが発見されて以降，最近までFGF23のPiおよびビタミンD代謝に対する作用機序に関して遠位から近位へのフィードバック機構が提唱されてきた．近年，近位尿細管でも弱いKlotho発現があること，FGF23がこの部位でもシグナルを惹起すること等が明らかとなってきた．しかし，これら遠位または近位尿細管いずれの特異的Klotho cKOでも全身的Klotho KOマウスの表現型を再現できないとの報告[18,19]があり，両尿細管でのKlotho発現が同等に重要であるとされてきた．これを検証するために，われわれは独自に*Klotho*-floxおよび*Fgfr(1-4)*-floxマウスを作製し，京都大学柳田素子教授等が作製した*Ndrg1-CreERT2*マウスというtamoxifen誘導性に近位尿細管特異的にCreを発現するマウスと掛け合わせた．このようにして作製した*Klotho* cKOおよび*Fgfr(1-4)*cKOの両マウス系統は，全身性*Klotho* KOマウスや*Fgf23* KOマウスにおける血液データやその他ほとんど全ての表現型を再現した[13]．これらのマウスでは異所性石灰化により遠位尿細管も続発的に障害されていた．以上から，近位尿細管に発現するKlothoを介したFGF23/FGFR/Klothoシグナルが腎でのPiおよびビタミンD代謝に関与して中心的な働きをしているという結論に達した．これまでの他研究室における研究結果との相違は，Cre発現の効率と特異性の違いにより説明できると考えられる．遠位尿細管においては，FGF23/FGFR/KlothoシグナルはCa再吸収促進に作用することが報告されている[12]．

4 骨内Klothoの作用

骨細胞にKlothoが発現していることから，その機能に関して調べるために骨細胞特異的にKlotho遺伝子をcKOした論文が発表された[6]．血中Ca，Pi，PTH，FGF23および1,25(OH)$_2$D値には全く異常を示さず，骨芽細胞が活性化され，骨形成亢進と骨量増加が認められた．これらは骨粗鬆症を示す全身的*Klotho* KOマウスとは正反対の表現型である．以上の結果から，全身的*Klotho* KOマウスにおける骨粗鬆症は全身的なミネラル代謝異常によるもので，骨におけるKlotho欠損の直接効果ではないと解釈されている．

5 X連鎖性低リン血症性くる病におけるFGF23発現

X連鎖性低リン血症性くる病の原因遺伝子である*phosphate regulating endopeptidase homolog X-linked*(*PHEX*)がいかにこの疾患の病態に関わっているかが解明されつつある．PHEX/dentin matrix protein 1(DMP1)/α5β3-integrinの骨細胞表面での3量体形成がFGF23発現抑制シグナルを骨細胞に送っており，PHEX変異によるこのシグナル低下ないし消失がFGF23の発現を亢進させることにより病態を引き起こすと考えられている[20]．また，この病態で副甲状腺機能が亢進していることも示唆されている[21]．

6 副甲状腺におけるKlotho-CaSR相互作用

*CaSR*と*Klotho*遺伝子を別個または同時に副甲状腺細胞特異的に欠損させた研究から，CaSRの欠損はPTH分泌亢進および副甲状腺過形成を引き起こし，これらの作用をKlothoの欠損が増強すると発表された[22]．つまり，KlothoがPTH分泌抑制および細胞増殖抑制に関与するとされている．副甲状腺細胞内でのCaSRとKlothoの相互作用が考えられているが，その分子機構に関しては不明で，FGF23/FGFR/Klothoシグナルが関与するかどうかも含めて今後の研究課題である．

文献

1) Kuro-o M, et al.：Mutation of the mouse klotho gene leads to a syndrome resembling ageing. *Nature* 1997；**390**：45-51.
2) Kurosu H, et al.：Regulation of fibroblast growth factor-23 signaling by klotho. *J Biol Chem* 2006；**281**：6120-6123.
3) Urakawa I, et al.：Klotho converts canonical FGF receptor into a specific receptor for FGF23. *Nature*, 2006；**444**：770-774.
4) Smith R C, et al.：Circulating alphaKlotho influences phosphate handling by controlling FGF23 production. *J Clin Invest* 2012；**122**：4710-4715.
5) Brownstein C A, et al.：A translocation causing increased alpha-klotho level results in hypophosphatemic rickets and hyperparathyroidism. *Proc Natl Acad Sci U S A*, 2008；**105**：3455-3460.
6) Komaba H, et al.：Klotho expression in osteocytes regulates bone metabolism and controls bone formation. *Kidney Int* 2017；**92**：599-611.

7) Rhee Y, et al. : Parathyroid hormone receptor signaling in osteocytes increases the expression of fibroblast growth factor-23 in vitro and in vivo. *Bone* 2011 ; **49** : 636-643.
8) Ben-Dov I Z, et al. : The parathyroid is a target organ for FGF23 in rats. *J Clin Invest* 2007 ; **117** : 4003-4008.
9) Kawakami K, et al. : Persistent fibroblast growth factor 23 signalling in the parathyroid glands for secondary hyperparathyroidism in mice with chronic kidney disease. *Sci Rep* 2017 ; **7** : 40534.
10) Tohyama O, et al. : Klotho is a novel beta-glucuronidase capable of hydrolyzing steroid beta-glucuronides. *J Biol Chem* 2004 ; **279** : 9777-9784.
11) Chang Q, et al. : The beta-glucuronidase klotho hydrolyzes and activates the TRPV5 channel. *Science* 2005 ; **310** : 490-493.
12) Andrukhova O, et al. : FGF23 promotes renal calcium reabsorption through the TRPV5 channel. *EMBO J* 2014 ; **33** : 229-246.
13) Takeshita A, et al. : Central role of the proximal tubular alphaKlotho/FGF receptor complex in FGF23-regulated phosphate and vitamin D metabolism. *Sci Rep* 2018 ; **8** : 6917.
14) Chen G, et al. : α-Klotho is a non-enzymatic molecular scaffold for FGF23 hormone signalling. *Nature* 2018 ; **553** : 461-466.
15) Olauson H, et al. : Parathyroid-specific deletion of Klotho unravels a novel calcineurin-dependent FGF23 signaling pathway that regulates PTH secretion. *PLoS Genet* 2013 ; **9** : e1003975.
16) Imura A, et al. : alpha-Klotho as a regulator of calcium homeostasis. *Science* 2007 ; **316** : 1615-1618.
17) Martuseviciene G, et al. : The secretory response of parathyroid hormone to acute hypocalcemia in vivo is independent of parathyroid glandular sodium/potassium-ATPase activity. *Kidney Int* 2011 ; **79** : 742-748.
18) Ide N, et al. : In vivo evidence for a limited role of proximal tubular Klotho in renal phosphate handling. *Kidney Int* 2016 ; **90** : 348-362.
19) Olauson H, et al. : Targeted deletion of Klotho in kidney distal tubule disrupts mineral metabolism. *J Am Soc Nephrol* 2012 ; **23** : 1641-1651.
20) Rowe P S : The chicken or the egg : PHEX, FGF23 and SIBLINGs unscrambled. *Cell Biochem Funct* 2012 ; **30** : 355-375.
21) Carpenter T O : Circulating levels of soluble klotho and FGF23 in X-linked hypophosphatemia: circadian variance, effects of treatment, and relationship to parathyroid status. *J Clin Endocrinol Metab* 2010 ; **95** : E352-E357.
22) Fan Y, et al. : Interrelated role of Klotho and calcium-sensing receptor in parathyroid hormone synthesis and parathyroid hyperplasia. *Proc Natl Acad Sci U S A* 2018 ; **115** : E3749-E3758.

14 褐色細胞腫の骨転移

国立病院機構京都医療センター内分泌・代謝内科　**横本真希**

> **≫ 臨床医のための Point ▸▸▸**
>
> 1. 悪性褐色細胞腫・パラガングリオーマでは高率に骨転移を認め，骨転移に伴う合併症（骨関連事象，SREs）によってQOL・ADLの低下をもたらす．
> 2. 骨転移による疼痛に対しては，非ステロイド抗炎症薬（NSAIDs）とオピオイドが第一選択の薬物療法である．SREsの予防を目的として，骨修飾薬（ビスホスホネート，デノスマブ）が適応となる．

はじめに

褐色細胞腫（pheochromocytoma：PHEO）・パラガングリオーマ（paraganglioma：PGL）（PHEO and PGL：PPGL）はクロム親和性細胞から発生するカテコールアミン産生腫瘍である．非クロマフィン組織への転移を呈する場合は，明確に「悪性」と診断される．悪性PPGLは，骨転移を高頻度に認める．骨転移に伴う合併症（骨関連事象，skeletal-related events：SREs）によって，QOL・ADLを大きく損ねる．悪性PPGLは有効な治療が確立されていないが，経過が長期に及ぶことも多い．骨転移においては，SREsを予防することによって，患者のQOL・ADLを維持することが重要である．本項では悪性PPGLの骨転移の臨床像，機序，薬物療法について解説する．

悪性 PPGL における骨転移の臨床像

自験例の検討では，悪性 PPGL 40 例（PHEO 20 例，PGL 20 例）のうち，骨転移は 60%（24/40 例）に認められ，最多の転移臓器であった[1]．大半が溶骨性病変（22/24 例）であり，多発性（21/24 例）

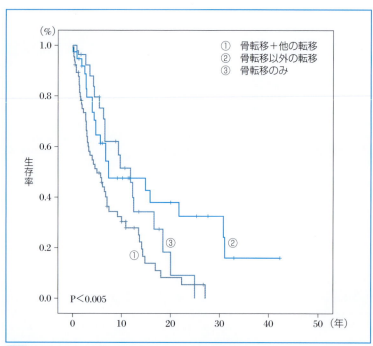

図1 悪性 PPGL の骨転移の有無による全生存率の違い
〔Ayala-Ramirez M, et al.：Bone metastases and skeletal-related events in patients with malignant pheochromocytoma and sympathetic paraganglioma. *J Clin Endocrinol Metab* 2013；**98**：1592-1497. より引用〕

であった．椎体骨，骨盤骨の順に頻度が高かった．SREsは病的骨折，脊髄神経圧迫，高カルシウム血症，骨転移病変への放射線治療や外科治療が挙げられるが，50％（12/24例）に少なくとも1つのSREsを認めた．さらに，骨転移を有する群では，骨転移を有しない群よりもPGLが高率であった（16/24例 v.s 4/16例，p=0.02）．Hamidiらの報告でも，PGLではPHEOよりも骨転移が高率であることが示されている[2]．

また別の報告では，骨転移のみを認めるPPGLの全生存期間中央値は約12年であり，骨転移以外の転移を認める場合は約7.5年，骨転移と遠隔転移の両方を認める場合は約5年とされている（図1）[3]．悪性PPGLの骨転移では経過が長期に及ぶ場合があるが，高率にSREsを認めることから，その予防によってQOL・ADLを維持することが重要である．

悪性PPGLにおける骨転移の機序

悪性PPGLにおける骨転移の機序は不明である．動物実験において，交感神経系刺激は骨吸収を亢進させることが示されている．またPPGL患者では，骨吸収マーカーであるI型コラーゲン架橋CテロペプチドCTX）の有意な上昇と術後の正常化を認めることや，骨塩量の低下をきたすことが報告されている[4,5]．カテコールアミン過剰が骨吸収亢進に影響する可能性が示唆される．

悪性PPGLにおける骨転移の薬物療法

骨転移による疼痛に対しては，非ステロイド抗炎症薬（NSAIDs）とオピオイドが第一選択である．オピオイド抵抗性の疼痛に対して，抗うつ薬や抗けいれん薬などの鎮痛補助薬が使用される場合もあるが，適切な使用方法は確立していない．

また近年，多くの固形癌や多発性骨髄腫などによる骨病変に対して，骨修飾薬（Bone modifying agent：BMA）であるゾレドロン酸（ビスホスホネート）やデノスマブ（抗RANKL抗体）の有用性が示されている．作用機序は破骨細胞の抑制による骨吸収阻害であり，SREsを予防することによりQOLの改善に寄与する．悪性PPGLでも使用可能であるが，適切な投与開始・中止時期や有効性に関するエビデンスは十分でない．

文献

1) Yokomoto-Umakoshi M, et al.：Paraganglioma as a risk factor of bone metastasis. Encocr J 2018；**65**：253-260.
2) Hamidi O, et al.：Malignant pheochromocytoma and paraganglioma：272 patients over 55 years. J Clin Endocrinol Metab 2017；**102**：3296-3305.
3) Ayala-Ramirez M, et al.：Bone metastases and skeletal-related events in patients with malignant pheochromocytoma and sympathetic paraganglioma. J Clin Endocrinol Metab 2013；**98**：1592-1497.
4) Veldhuis-Vlug AG, et al.：Bone resorption is increased in pheochromocytoma patients and normalizes following adrenalectomy. J Clin Endocrinol Metab 2012；**97**：E2093-E2097.
5) Kim BJ, et al.：Lower bone mass and high bone resorption in pheochoromocytoma：importance of sympathetic activity on human bone. J Clin Endocrinol Metab 2017；**102**：2711-2718.

索 引

■ 和文

あ

アスホターゼアルファ　199
アディポカイン　27
アバロパラチド　32
アルファカルシドール　95
アロマターゼ阻害薬(剤)　136, 226

い え お

異所性石灰化　19
異所性副甲状腺腫　68
遺伝性 FGF23 関連低リン血症　186
エストロゲン　130
エテルカルセチド　213
エボカルセト　212
遠位尿細管　234
塩酸セベラマー　82
オステオカルシン　27

か

開眼片脚起立　171
ガイドライン　143
家族性高リン血症性腫瘍状石灰沈着症　15
家族性孤発性副甲状腺機能亢進症　76, 208
家族性低カルシウム(Ca)尿性高カルシウム(Ca)血症　43, 54, 72, 208
顎骨壊死　218
褐色細胞腫　68
活性型ビタミン D_3 製剤　94, 146
活性型ビタミン D 誘導体薬　148
化膿性脊椎炎　114
カルシウム(Ca)感知受容体　17, 72
カルシトニン(製剤)　28, 44
カルシトリオール　95
カルシミメティクス　75
癌関連骨減少　226
関節リウマチ　155
感染対策　220

き

偽関節　116, 163
基準値　106
偽性偽性副甲状腺機能低下症　100
偽性副甲状腺機能低下症　88, 90
　──1a 型　100
　──1b 型　100
既存骨折　112
吸収窩　130
急性膵炎　39
局所性骨融解性高 Ca 血症　43
近位尿細管　234

く

クエン酸第二鉄　83
クリーゼ　54
グルココルチコイド誘発性骨粗鬆症　156
くる病　19, 176, 180, 182

け

形態骨折　112
血清カルシウム　109
血清リン　109
毛羽立ち　176
原発性骨粗鬆症の診断基準 2012 年改訂版　132
原発性骨粗鬆症発性骨粗鬆症　138
原発性副甲状腺機能亢進症　38, 52, 135, 209

こ

抗 RANKL 抗体　219
高解像度末梢骨用定量的 CT　216
高カルシウム血症　39, 42, 52, 54, 71, 147, 209
高カルシウム尿症　147
抗けいれん薬　139
高骨型アルカリホスファターゼ血症　176
好酸性細胞　3
甲状腺 C 細胞　28
甲状腺機能亢進症　135
甲状腺髄様癌　68
抗スクレロスチン抗体　160
合成ステロイド薬　136
構造劣化　215
後天性低カルシウム尿性高カルシウム血症　72
骨 Paget 病　194
骨芽細胞　17, 21
骨幹端の杯状陥凹　176
骨関連事象　236
骨吸収　25, 129
　──マーカー　103
骨吸収抑制薬　221
　──関連顎骨壊死　155, 205
骨形成　129, 158
　──マーカー　103
骨形態計測法　120
骨細胞　17, 234
　──性骨溶解　33
骨質　215, 224
　──劣化　140
骨修飾薬　226, 237
骨髄炎　218
骨折発生率　143
骨折予測　107
骨折リスク評価ツール　123
骨装飾薬　226
骨粗鬆症　53, 123, 182, 202
　──患者数　127
　──の推定有病者数　126
　──の予防と治療ガイドライン　168
　──の予防と治療ガイドライン 2015 年版　123
　──マネージャー　173
　──類縁疾患　134
骨代謝マーカー　103
骨端線の拡大　176
骨転移　236
骨軟化症　19, 114, 202
骨マトリックス(基質)関連マーカー　104
骨密度　118, 123, 130, 170
骨リモデリング　26, 120
骨量減少　107
　──率　107
　──例　148
骨梁パターン　112

239

さ

鰓後腺　30
鰓後体　2
材質劣化　215
最小有意変化　106
サブクリニカルクッシング症候群　135
酸化ストレス　131
三次性副甲状腺機能亢進症　78

し

自己抗体　72
歯性感染　218
シナカルセト　59, 71, 75
終末糖化産物　131, 140, 216
主細胞　3
術中機能診断　61
授乳　229
腫瘍状石灰沈着症　20
腫瘍随伴症候群　184
腫瘍随伴体液性高Ca血症　43
腫瘍性骨軟化症　184
常染色体優性低カルシウム(Ca)血症　87, 89, 90
掌側ロッキングプレート　165
上腕骨近位端骨折　166
新規骨折　113
新規椎体骨折　161
心血管イベント　161
人工股関節全置換術　163
人工骨頭置換術　163
新生児重症副甲状腺機能亢進症　73
心肥大　211
診療支援　172
診療報酬請求書データベース(NDB)　127

す

膵内分泌腫瘍　67
スクレロスチン　23, 26
スクロオキシ水酸化鉄　83
スクワット　171
ステロイド　174
　——性骨粗鬆症　138

せ

生化学検査　109
生活習慣病　140
正カルシウム血症性原発性副甲状腺機能亢進症　63
成人低ホスファターゼ症　187
性腺機能低下症　135
石灰化障害　176
線維芽細胞増殖因子　12
遷延治療　116
先制医療　151
先端異骨症　92

そ

続発性副甲状腺機能亢進症　63, 77, 89, 90, 203, 212, 233
組織非特異型アルカリホスファターゼ　197
ソレドロン酸　44, 226

た

大腿骨壊死　127, 161, 163
大腿骨近位部骨折　
大腿骨頚部骨折　163
大腿骨転子部骨折　164
多職種連携　172
多発性骨髄腫　114
多発性内分泌腫瘍症　60, 67
　——1型　52, 207
　——2A型　207
　——4型　208
炭酸ランタン　83
炭酸リチウム製剤　214
断乳　231

ち

チアゾリジン　136
　——誘導体　225
チーム医療　220
逐次療法　159
遅発性神経麻痺　166
超音波検査　38, 79
超音波伝搬速度　118
超過死亡割合　128
腸骨生検　120

つ

椎体形成術　166
椎体骨折　112, 127, 146, 150, 166
　——評価　116
椎体変形　112

て

低Ca血症　183
低カリウム血症　96
低カルシウム血症　45, 94, 96
低血糖　225
低ホスファターゼ　197
低マグネシウム血症　214
定量的超音波法　217
低リン血症　47, 182
デノスマブ　58, 155, 222, 226
テリパラチド　158
転倒　205
　——抑制　146
　——予防　170
橈骨遠位端骨折　165
糖尿病　135, 140

な に の

軟骨形成　32
二次性副甲状腺機能亢進症 →続発性副甲状腺機能低下症
二重エネルギーX線吸収測定法　117
日本骨粗鬆症学会認定医　173
日本人の食事摂取基準　168
尿中Ca排泄率(FECa%)　43
尿中カルシウム　109
尿路結石　53
　——症　56
妊娠後骨粗鬆症　229
脳乳骨相関　230
囊胞性線維性骨炎　56

は ひ

バセドキシフェン　149
ハーモナイゼーション　108
破骨細胞機能　152
抜歯前後休薬基準　219

ヒールレイズ　171
ビキサロマー　82
ビスホスホネート(BP)　58, 152, 174, 222
ビスホスホネート関連顎骨壊死　154
ビタミン B_{12}　169
ビタミン B_6　169
ビタミン D　17, 37, 54, 180
　——活性化　234
　——欠乏　183
　——欠乏症　64
　——欠乏症骨軟化症　186
　——欠乏性くる病　176
　——受容体　5, 8, 18, 77
ビタミン結合蛋白質　8
非椎体骨折　150, 161
非定型大腿骨骨折　221
ヒドロキシアパタイト　16
ピリドキサール5'リン酸　197
ピロリン酸　197, 198

ふ ほ

副甲状腺　2
　——亜全摘術　61
　——過形成　39, 50
　——癌　39, 70
　——機能亢進症　113
　——機能亢進症顎腫瘍症候群　208
　——機能低下症　45, 86
　——腺腫　38, 50
　——ホルモン　8, 17, 130, 158, 209
　——ホルモン関連ペプチド　31
不顕性骨折　113
プロラクチン　230
ホスホエタノールアミン　197, 198

ま む め

慢性腎臓病　20, 77, 140, 141, 211, 233
慢性閉塞性肺疾患　140, 141
無症候性原発性副甲状腺機能亢進症　58
メカニカルストレス　23

や

薬剤性低リン血症　187
薬物治療開始基準　123

よ

葉酸　169
抑制　146
予後　128

ら り

ラロキシフェン　148
リエゾンサービス　125, 172
離乳　231
リン　12, 36, 180
臨床骨折　113

れ ろ わ

レチノイド X 受容体　9
ロコモティブシンドローム　125
ワルファリン　136

■ 欧文

A

acquired hypocalciuric hypercalcemia → AHH
ACTIVE　161
ACTIVExtend　162
AGEs　140
AGEs 架橋　141
AHH　72
AHO　91, 101
Alcright 遺伝性骨異栄養症　91, 101
ALP　194
ALPL 遺伝子　198
ALP 酵素補充療法　199
antiresorptive-related osteonecrosis of the jaw → ARONJ
AP2S1　74
ARCH　161
ARONJ　155, 205

B

biased allosteric modulator　75

bisphosphonate related osteonecrosis of the jaws → BRONJ
BKP　167
BMD　107, 118
BMP2　21
bone histomorphometry　120
BP(製剤)　219, 222
BRONJ　154

C

Ca　36
calbindin-D_{28k}　9
calbindin-D_{9k}　9
calcium-sensing receptor → CaSR
cancer treatment induced bone loss → CTIBL
CASR　73
CaSR　72, 73, 84, 234
Ca 感知受容体　4, 77
CDC73　51
CKD　81, 140, 141, 211
　——-MBD　188
　——に伴う骨・ミネラル代謝異常　77
cKO　232
clinical fracture　113
conditional KO　232
COPD　140, 141
CTIBL　226
cupping　176
Cushing 症候群　135
CYP24A1　8
CYP27A1　7
CYP27B1　8
CYP2R1　7

D E

DAMPs　23
dual-energy X-ray absorptiometry → DXA
DXA　117
Ellsworth-Howard 試験　90

F

familial hypocalciuric hypercalcemia → FHH

familial isolated hyperparathyroidism
　　→ FIHP
Fanconi 症候群　187
FECa(%)　76
FEP　47
FGF23　4, 12, 19, 110, 181,
　　183, 188, 211, 232
　　――関連低リン血症　49
　　――関連低リン血症性くる病・骨
　　　軟化症　14
FGFR　232
FGF 受容体　232
FHH　54, 72, 208
fibroblast growth factor　→ FGF23
FIHP　76, 208
flaring　176
fracture risk assessment tool
　　→ FRAX®
FRAME　160
FRAX®　123, 143, 150
fraying　176

G H I

GNA11　74
HDR 症候群　86
hip structure analysis　→ HSA
HPT-JT　70, 208
hyperparathyroidsm jaw tumor syndrome
　　→ HPT-JT
incident fracture　113
HSA　119
intact PTH　109

K L

KDIGO　190
Klotho　5, 13, 189, 232
kyphoplasty　167
legacy effect　151
looser's zone　182

M

MEN　39
MEN1　52, 207
MEN2A　207
MEN4　208
Mg(マグネシウム)　96

MIBI シンチグラフィ　38, 79
microindentation　216
MIM ♯ 146255　86
MORE 試験　148
MRI 検査　116
multiple endocrine neoplasia　→ MEN

N

Na 依存性リン共輸送体　189
negative allosteric modulator　75
neonatal severe primary hyperparathyroidism
　　→ NSHPT
normal rim　50
NSHPT　73

O

occult fracture　113
ODF/RANKL　9
osteoclast differentiation factor/receptor
　　activator of nuclear factor-κB ligand
　　→ ODF/RANKL

P

parafibromin　51
PEIT　191
phosphate regulating endopeptidase homolog
　　X-linked　→ PHEX
PHEX　234
Pi 再吸収　234
PKA　30
PKC　30
PLOP　229
PLP　197, 198
POCT　108
positive allosteric modulator　75
pregnancy and lactation-associated
　　osteoporosis　→ PLOP
prevalent fracture　112
PTH　3, 8, 19, 36, 52, 63, 83,
　　97, 204, 232
　　――不応症　90
　　――分泌不全性副甲状腺機能低下
　　　症　89
PTH/PTHrP　28
PTH1R　5
PTH-Ca シグモイド曲線　78

PTHR1　18
PTHrP　109, 229
PTHrP/indian hedgehog(IHH)ネガティ
　　ブループ機構　32
PTHrP の核小体移行　33
PTHrP 誘導体　160
PTX　84

Q R

QM 法　116
RANKL　24, 26, 155
RANKL 抗体　193
RANK リガント　130
receptor activator of nuclear factor-κb
　　ligand　→ RANKL
retinoid X recepter　→ RXR
ROD　188
rugger-jersey pattern　112
Runx2　21
RXR　9

S

SCAP　9
SERM(製剤)　148, 193
SHPT　81
SOS　118
SQ 法　112, 115
SREBP　9
　　――cleavage activating protein
　　　→ SCAP
SREs　236
SSRI　136
sterol regulatory element-binding protein
　　→ SREBP
STRUCTURE　161

T

TBS　119, 216
TIO　184
Tmp/GFR　47
TNSALP　197
trabecular bone score　→ TBS
transient receptor potential cation channel,
　　subfamily V　→ TRPV
TRPV　18
tumor induced osteomalacia　→ TIO

V

VDR　5, 8, 83
vitamin D recepter　→ VDR
VTE　149

W　X

whole PTH　109
X-linked hypophosphatemic rickets
　→ XLM
XLH　184
X染色体優性低リン血症性くる病　184
X連鎖性低リン血症性くる病　234

■ 数字

1,25(OH)$_2$D　19, 110, 183, 232
1,25(OH)$_2$D$_3$　8
1,25水酸化ビタミン　19, 183
25水酸化（ヒドロキシ）ビタミンD
　7, 124, 183, 202
1α,25水酸化（ジヒドロキシ）ビタミンD　8, 202
1α水酸化酵素　18
^{201}Tl/^{99m}TcO4 サブトラクションシンチグラフィ　41
22q11.2欠失症候群　86

24,25(OH)$_2$D　8
24,25ジヒドロキシビタミンD　8
25(OH)D　7, 110, 183
2型糖尿病　140, 144, 224
^{99m}Tc MIBI　41

■ 記号

βアレスチン　5
%YAM　130

- JCOPY 〈(社)出版者著作権管理機構 委託出版物〉
  本書の無断複写は著作権法上での例外を除き禁じられています．複写される場合は，そのつど事前に，(社)出版者著作権管理機構（電話 03-5244-5088，FAX03-5244-5089，e-mail：info@jcopy.or.jp）の許諾を得てください．
- 本書を無断で複製（複写・スキャン・デジタルデータ化を含みます）する行為は，著作権法上での限られた例外（「私的使用のための複製」など）を除き禁じられています．大学・病院・企業などにおいて内部的に業務上使用する目的で上記行為を行うことも，私的使用には該当せず違法です．また，私的使用のためであっても，代行業者等の第三者に依頼して上記行為を行うことは違法です．

副甲状腺・骨代謝疾患診療マニュアル　改訂第2版　ISBN978-4-7878-2374-8

2019年 5 月 25 日　改訂第 2 版第 1 刷発行
2021年 9 月 17 日　改訂第 2 版第 2 刷発行

2013年 4 月 20 日　初版第 1 刷発行
2015年 1 月 5 日　初版第 2 刷発行

監 修 者	平田結喜緒（ひらたゆきお）
編 集 者	竹内靖博，杉本利嗣，成瀬光栄
発 行 者	藤実彰一
発 行 所	株式会社　診断と治療社
	〒100-0014　東京都千代田区永田町2-14-2　山王グランドビル4階
	TEL：03-3580-2750（編集）　03-3580-2770（営業）
	FAX：03-3580-2776
	E-mail：hen@shindan.co.jp（編集）
	eigyobu@shindan.co.jp（営業）
	URL：http://www.shindan.co.jp/
表紙デザイン	株式会社　ジェイアイ
印刷・製本	広研印刷 株式会社

©Yukio HIRATA, Yasuhiro TAKEUCHI, Toshitsugu SUGIMOTO, Mitsuhide NARUSE, 2019.　　［検印省略］
Printed in Japan.
乱丁・落丁の場合はお取り替えいたします．